JN021921

新・社会福祉士シリーズ **3**

# 社会学と社会システム

福祉臨床シリーズ編集委員会編

責任編集＝杉座秀親・石川雅典・菊池真弓

弘文堂

# はじめに

　本書、『社会学と社会システム』は、「新・社会福祉士シリーズ」を構成する1冊として、基本的に社会福祉士や精神保健福祉士を目指す人たちのための社会学の教科書として編まれました。

　昨今の「社会が大きく変わっている」というフレーズは、聞きなじんでいます。しかし社会の何が、どのように変動しているのか、その変動にまとまりを持たせる方法にはどのようなものがあるか。問いを深く発すれば発するほど、答えはもつれてしまいがちです。社会学はそれに対して、人間関係という視点からこの問いに答える分野です。目次を見ると、社会の変容の有り様がわかるように組み立てられています。

　また「新・社会福祉士シリーズ」の1冊という原則をもち続けながらも、それぞれの執筆者が取り組んだテーマは興味深いものであり、教科書としてだけではなく、読み物としても関心を持ってもらえるものと思います。読者の皆さんには、「現代社会はこういう社会だ」と決めてかかることなく、それをいったんカッコに入れて、本書に接していただきたいと思います。

　本書の利用法として、まず各章で紹介する先行の研究者たちが、彼らの時代を説明するために考えぬいた学説や用語を理解することが大切です。学説の歴史をたどることで、社会がどう変わってきたかという問いに見通しを与えてくれるからです。これまでの学説は過去のものですから、われわれはそれを記憶することで、これからの社会の変化を認識することができます。

　もう1つは、高度情報化社会を生きる私たちにとって、コンピュータを駆使して作成されたさまざまな統計の図表を解読する練習を積むことは必須です。1つの図表が、何を説明しようとしているのかを理解し、図表に並んでいる数字を文章に起こす能力は、これからの社会で生きていく強みになります。皆さんがそれらを心に留めて本書を活用されることにより、社会福祉士国家試験や精神保健福祉士国家試験という目標をクリアできたとしたら、それに過ぎる幸せはありません。

　最後になりましたが、ご多忙な中にもかかわらず、執筆を快諾していただいた先生方には厚くお礼申し上げます。また、先生方が快く執筆できるよう常に環境にご配慮いただき、編集の業務にも終始一貫してお力添えをいただいた弘文堂編集部の世古宏氏には深く感謝申し上げます。

2021年1月

執筆者を代表して

杉座秀親　石川雅典　菊池真弓

# 目次

# 社会学と社会システム （30 時間）〈2021 年度からのシラバスと本書との対応表〉

| シラバスの内容　ねらい |
| :--- |
| ①現代社会の特性を理解する。<br>②生活の多様性について理解する。<br>③人と社会の関係について理解する。<br>④社会問題とその背景について理解する。 |

| 含まれるべき事項 | 想定される教育内容の例 | | 本書との対応 |
| :--- | :--- | :--- | :--- |
| 大項目 | 中項目 | 小項目　（例示） | |
| ①社会学の視点 | 1 社会学の歴史と対象 | ●社会学の発展と対象 | 第1章 |
| ②社会構造と変動 | 1 社会システム | ●社会システムの概念<br>●文化・規範、社会意識、産業と職業、社会階級と社会階層、社会指標 | 第1章 |
| | 2 組織と集団 | ●社会集団の概念<br>●第一次集団、第二次集団<br>●組織の概念、官僚制<br>●企業、学校、病院、施設（全制的施設）、NPO | 第1章、第3章 |
| | 3 人口 | ●人口の概念<br>●人口構造、人口動態、人口減少、人口問題、少子高齢化、超高齢社会 | 第5章、第12章 |
| | 4 グローバリゼーション | ●国境を超える移動（人・モノ・資本・情報等）<br>●エスニシティ、移民、多文化、国籍<br>●グローバル・エイジング | 第5章、第15章 |
| | 5 社会変動 | ●社会変動の概念<br>●近代化、産業化、情報化 | 第4章 |
| | 6 地域 | ●地域の概念、コミュニティの概念<br>●コミュニティの再生、ソーシャルキャピタル<br>●都市化と地域社会、過疎化と地域社会、中山間地域の課題<br>●地域社会の集団・組織 | 第6章 |
| | 7 環境 | ●気候変動<br>●環境破壊<br>●持続可能性 | 第13章 |
| ③市民社会と公共性 | 1 社会的格差 | ●所得、教育、健康 | 第8章 |
| | 2 社会政策と社会問題 | ●福祉国家と福祉社会<br>●社会運動<br>●公共空間 | 第9章 |
| | 3 差別と偏見 | ●ラベリング理論、逸脱<br>●マイノリティ（LGBT 等を含む）<br>●社会的排除、排斥 | 第10章 |
| | 4 災害と復興 | ●避難計画、生活破壊、生活再建<br>●災害時要援護者<br>●ボランティア | 第13章、第14章 |

| 含まれるべき事項 | | 想定される教育内容の例 | | 本書との対応 |
|---|---|---|---|---|
| 大項目 | 中項目 | 小項目（例示） | | |
| ④生活と人生 | 1 家族とジェンダー | ●家族の概念、家族の変容<br>●世帯の概念<br>●男女共同参画<br>●ひとり親、子育て、介護、8050問題<br>●虐待、DV | | 第5章、第12章 |
| | 2 健康 | ●心身の障害、慢性疾患<br>●治療と仕事の両立<br>●依存症<br>●自殺 | | 第8章、第11章 |
| | 3 労働 | ●ワークライフバランス<br>●女性の活躍推進<br>●正規雇用、非正規雇用<br>●失業<br>●過労死 | | 第5章、第11章 |
| | 4 世代 | ●ライフステージ、ライフコース<br>●世代間交流<br>●個人化<br>●いじめ、ハラスメント<br>●社会的孤立と孤独 | | 第7章、第5章 |
| ⑤自己と他者 | 1 自己と他者 | ●相互作用、間主観性<br>●社会的自我 | | 第2章 |
| | 2 社会化 | ●役割取得、アイデンティティ<br>●生涯発達 | | 第2章 |
| | 3 相互行為 | ●シンボリック相互作用論<br>●親密性<br>●コミュニケーション（SNS を含む）<br>●ひきこもり | | 第2章 |

注）この対応表は、厚生労働省が発表したシラバスの内容が、本書のどの章で扱われているかを示しています。
全体にかかわる項目については、「本書との対応」欄には挙げていません。
「想定される教育内容の例」で挙げられていない重要項目については、独自の視点で盛り込んであります。目次や索引でご確認ください。

# 第1章 社会学の対象と社会システムの概念

社会学の始まりにコントが主張を貫いたことは、社会を観察することであった。そこで、何を観察するのか＝対象、どのように観察するのか＝方法が、社会学を学ぶ最初となる。コント以来の社会学説史から、主だった学説を取り上げ、それを学ぶことが本章の目的である。

## 1

社会学は、観察によって人びとの共同生活を多面的に学ぶ。どんな共同生活を対象として、どのような方法でそれを分析するかが社会学の重要な課題であることを学ぶ。

## 2

19世紀前半から後半にかけて、産業革命とフランス革命により変貌した社会を、進歩の思想から観察したコントとマルクスの方法を理解する。

## 3

19世紀後半から20世紀前半にかけてヨーロッパでは、大企業による生産の集中が進んだ。その中でデュルケーム、ジンメル、ヴェーバーらが、社会学を専門科学として築き上げた基本概念を把握する。

## 4

第2次世界大戦後に興隆したアメリカ社会学のうち、パーソンズやマートンを中心とする構造 − 機能主義理論の特徴と、のちにそれを発展させたルーマンの方法を学ぶ。

## 5

1960年代後半から、構造 − 機能主義理論のゆらぎが見え始め、新たな社会理論が並立するようになる。なかでもフーコーが言説という概念を用いて社会学に与えた影響を学ぶ。それとともにブルデュー、ギデンズの理論を学ぶ。

# 1. 社会学の対象と歴史

　人びとの日常は、ありきたりに繰り返される生活様式で成り立っている
ように見える。このありきたりな生活の中にいる個人を起点とすれば、個
人は家族や学校や企業や国家など、社会集団の一員として他者と関係して
いる。関係はそれだけにとどまらず、商品や貨幣、資本や言語などのモノ
やコトにも及ぶ。その背後には、人と人の関係があるからだ。たとえば、
商品というモノは販売を目的として生産された財、と定義される。人が時
間をかけて作った有用な財が、人びとの欲望を満たすので、商品としての
価値がある。これらの関係の集積が、**社会的共同生活**である。社会的共同
生活は人間関係と言い換えることもできる。こうした社会的共同生活を研
究する分野が社会学である。そしてこれらの多様な人間関係の観察の方法
と、観察の対象が社会学に踏み出す一歩となる。ここでは、これまでの社
会学者が社会的共同生活のどの点に目を凝らし、そして科学的に取り扱っ
たのか。その基本概念をたどってみることにする。

## A. 第一世代と進歩の思想

### [1] 実証主義：コント

コント
Comte, Auguste
1798〜1857
フランスの実証主義哲学
者。

精神的無政府状態
anarchie intellectuelle
（仏）

実証主義
コントによれば、精神
は、虚構の段階である神
学的段階から、本質を追
及する抽象の段階すなわ
ち形而上的段階を経て、
科学的方法に基づく実証
的段階へと進歩する。こ
れらの進歩の段階を三段
階の法則という。

　フランスの実証主義哲学者コントは、社会学（sociology）という名称
を作り出した人として知られている。フランス革命後の社会の混乱、崩壊
状態にあって、社会生活の原理や目標についての合意に欠けている**精神的
無政府状態**が、新しい社会秩序の確立と進歩を妨げているとコントはみた。
こうした社会を再組織化するために、コントは自然科学の方法を手本にし
て、人間の経験で社会現象を捉えようとした。その方法は、事実の確認を
通して、事実を本質から切り離すことであった。これが**観察**であり、観察
は直接経験できるもの、知性が事実を追跡する過程を扱うのである。すな
わち観察者はこれまで規定できなかったことが事実の中にあるからこそ、
確実性を求めるために仮説を再構成するのである。コントがいう「予見せ
んがために見る」とは、まだ起こらないことを、観察によって先に知ると
いうことなのである。コントは自然科学の方法のように社会を取り扱い、
自身の哲学に取り入れた。それが**実証主義**である。コントは、産業革命を
支える科学や技術が自然を征服するように、社会現象の全体を統合する社

会科学を構想した。そして科学技術と産業の発展がひきおこした混乱を、科学の方法で解消しようとしたのである。

## [2] 商品と労働：マルクス

### (1) 史的唯物論

マルクスの目的は、資本主義的生産様式の仕組みを解明することであった。マルクスによれば、**生産様式**は、財貨を生産するために労働者と生産用具が結合した生産手段と、生産の過程で結ばれる人間関係すなわち**生産関係**によって成り立っている。このように生産力、生産関係、生産様式といった現実の物質的生活のあり方が、広義の文化を決めるという歴史観を**史的唯物論**という。生産様式は歴史的な発展段階に応じて、原始共同制から古代奴隷制を経て中世封建制、そして近代資本制へと進歩してきたとする。この進歩の要因をマルクスは、人間の労働は自然や社会に働きかけて、歴史を変えてきたからだと指摘する。

### (2) 商品の性質

資本主義社会の生産様式は、商品として販売される財貨の生産を意図している。したがって商品 A は有用性をもった**使用価値**として生産される。同時に使用価値は、量的に商品 B と交換可能性をもったときに**交換価値**としても表現される。2 つの価値を決めるものは、それらに費やした労働量（労働時間）である。現実的に交換価値は、商品 A と B に等しく内在する**貨幣**という商品の数量によって測られる。

資本主義社会では資本家と労働者という特定の社会関係のもとで商品が生産される。しかし商品生産の社会関係を離れて、商品の価値は商品そのものにあるとすることや、労働時間に規定されている貨幣を購買手段や価値の尺度として判断するように、商品や貨幣が社会関係とは無関係にモノとモノの関係として運動し、社会関係をおおい隠す。マルクスはこれを**商品の物神性**といった。

### (3) 労働力

貨幣は資本のもとで増殖する。商品流通は、商品を売り、貨幣を受け取り、その貨幣で別の商品を買う。この過程を W → G → W と表す。しかし、貨幣が資本という蓄積手段となるためには、商品流通とは区別され、資本の定式として、貨幣量 G →商品 W →より大きな貨幣量 G´（＝G＋⊿G）と表記される。⊿G は儲け＝資本（貨幣）の増殖のことであり、これを**剰余価値**とよぶ。さて、資本主義生産ではあらゆるものが商品となる。労働力も例外ではない。労働者は自分の労働力を再生産するために、1 日の必要労働時間に支払われる労働賃金を超えて、剰余価値を作り出す不払いの剰

マルクス
Marx, Karl
1818〜1883
ドイツの社会主義者。

商品
販売を目的として生産される財のこと。

使用価値
労働生産物の有用性、または有用性をもつもの。

交換価値
ある使用価値が他の使用価値と交換される際の両者の量的関係。

貨幣
その機能は①購買手段、②支払い手段、③富の蓄蔵手段、④価値尺度である。

商品の物神性
commodity fetishism
物神崇拝ともいう。

労働力
labor power（force）
人間が在野サービスを生産するために支出できる肉体的・精神的な能力。

剰余価値
surplus-value

潜在的過剰人口
農村にとどまって半失業
状態にある流動性に乏し
い相対的過剰人口のこ
と。

停滞的過剰人口
相対的過剰人口のうち、
現役労働者の一部をなし
ているが、低賃金で劣悪
な労働条件のもとにあ
り、資本により自由に利
用され、搾取される人口
のこと。

産業予備軍
reserve army of labor
相対的過剰人口の別の呼
び方。

貧困
マルクスの時代の貧困に
ついては、盟友エンゲル
スが『イギリスにおける
労働者階級の状態』
（1845）で、労働者の貧
困生活を活写している。

フランクフルト学派
Frankfurt School
この学派は、西欧におけ
るマルクスの歴史観が実
現しなかったことと、フ
ァシズムの支配が可能に
なった原因を追求した。
ホルクハイマー.M、ア
ドルノ.T.Wが著名であ
る。本稿で取り上げてい
るハーバーマス.Jはこ
の学派の第二世代であ
る。

デュルケーム
Durkheim, Émile
1858〜1917
フランスの社会学者。

機械的連帯から有機的連
帯へ

中間集団
intermediate group
個人および第一次集団と
国家ないし全体社会との
間にあって、両者を媒介
している自発的結社や職
業集団のこと。

余労働にも従事する。剰余価値は、労働力と等価の賃金を短時間のうちに生産する方法によって得られるので、**相対的剰余価値**といわれる。

こうして労働者は不安定な労働形態に組み込まれている。生産手段に対する資本投下が、労働力へのそれをはるかに上回る状態になる資本の有機的構成の高度化は、労働人口を正規の労働者に対して失業者や半失業者という、**相対的過剰人口**をつくり出す。第1に工場の労働人口は、資本の平均的な増殖にとって過剰な人口として、また追加的な人口を生み出す。第2に当時の農村労働者の都市流入と彼らの最低賃金は、**潜在的過剰人口**をつくり出した。それは労働者階級の平均生活状態よりも低く、不規則な就業形態にある**停滞的過剰人口**である。このように、相対的過剰人口は労働人口の増加と関係なく、**産業予備軍**として貧困と隣り合わせにあるのだ。

なお、マルクスの動機を受け継いだ**フランクフルト学派**が、今日の社会学に影響している。

## B. 現代社会学の始点：デュルケーム、ジンメル、ヴェーバー

### [1]「社会は物である」とデュルケーム

デュルケームはコントの実証主義を発展させながら、社会学の方法を確立した。その方法の第1は、「社会現象は物であり、したがって物のように取り扱わなければならない」という命題に表れている。物とは社会的事実のことであり、観察によって自然物のように強制されるすべての事実のことである。社会的事実は法の規則、道徳、宗教の教義、金融の制度など、すでに客観的に組織化され、提示されている制度を指す。それだけでなく、集会で生じる熱狂や激憤、同情などの感情は**社会的潮流**として個人の外に発生し、個人を拘束する。デュルケームは個人から独立しているこれらの表象を**集合表象**といった。

デュルケームによれば法と道徳は、人びとにとって連帯の条件であるという。それらは分業化によって**機械的連帯から有機的連帯**へと変化する。これに伴い法は、刑法にみられる抑止的法律から民法や商法のような原状回復を目的とする復原的法律に軸を移す。復原的法律を準則として機能する連帯は、均衡状態にある。しかし分業が過度に発達すると、過剰生産とともに市場は拡大し、生産は大規模化し、生産には抑制や規制が欠落する。それに伴い恐慌と企業の倒産、雇用主と労働者の対立、**中間集団**からの隔離などにより、孤立した労働者の欲求は増大する。分業において、法が均衡の機能を維持することのできない状態をデュルケームは**無規制的分業**といった。そこでは**アノミー**（無法状態）が発生する。

　これと関連して、デュルケームは自殺の原因について社会的拘束の度合いと社会に対する個人の愛着の程度から、**アノミー的自殺**という類型を導いた。好景気の継続に応じて発生する個人の欲望は肥大化するものの、欲望は無限であるから、常に欲求不満の状態に置かれる。好況にのって急激に経済力をもった人は、不況とともに欲望を捨てざるを得なくなり、焦燥感にかられ、自殺に追い込まれるのである。こうして集団の凝集力が弱まり、無規制状態におちいったときに発生する自殺がアノミー的自殺である。

　デュルケームの方法の第2は、社会的事実は観察者の価値判断を離れた「物」であるから、「正常的」と「病理的」な現象を区別してはならないとした。自殺や犯罪は正常的現象としたが、アノミーのような社会危機を連想させる現象は病理的とみなされた。

　第3の方法は社会的事実を説明する際に、**共変法**を用いたことである。共変法は社会的事実を証明する方法である。条件Aと結果Bにおいて、条件Aの数量の増減にBが対応して変化するとすれば、AはBの原因となる。またAとBの相関から推論が可能になる。デュルケームは主著『自殺論』においてこの方法を用いた。

## ［2］形式社会学とジンメル

　ジンメルに学的影響を与えた**カント**によれば、個人の感覚に表れた現象はばらばらである。この散逸している現象を理解し、統一体にする能力が、現象を秩序づけ、それに形式を与える。カントは、この能力が先天的（ア・プリオリ）に人に備わっているという。こうして認識された世界が自然である。したがって個人にとって自然に対する結合は、主観によってのみ成立する。そしてこの認識能力をもって現実を観察する私の経験は、他者も同じく経験しているのである。

　ジンメルの用語である**心的相互作用**は、人びとの無数の衝動や目的が推進力となって彼らを集合させ、互助、共存、対立しあいながら行為することである。この**社会化**を通してできる統一体が社会＝形式であり、これを**社会学的先天性**という。このとき私は他者を個人としてみるだけではなく、同僚や仲間のように同じ世界に住む者として類型化してみている。それにより、個人は社会的でも個人的でもない存在となる。これは社会や集団を関係主義に還元したところに、社会学の固有性を見出す**社会名目論**の立場である。あらゆる集団や社会の人間関係にみられる**結合と分離、支配と従属**といった形式は、それを明示している。人間関係に共通してみられる社会化の形式を重視するジンメルの方法は、**形式社会学**といわれる。

　また集団の人数と形式においても、結合は拘束であるという観点にたて

ジンメル
Simmel, Georg
1858～1918
ドイツの哲学者、社会学者。

カント
Kant, Immanuel
1724～1804
ドイツの哲学者。

能力
物事を理解する能力という意味で、悟性を指す。

社会化
Vergesellschaftung（独）
形式社会学の中心概念。諸個人の相互作用により、集団や社会が形成され可能となる過程。

ば、**社会的孤独**は個人の中に表象された社会が否定された状態を指す。**二人関係**は親密性を強める関係（結合）であるが、関係を結ぶと同時に終焉に象徴される別離（分離）を内包している。**三人関係**における第三者は、二人が対立している状態を和解させる仲裁の他に、仲裁を放棄して「漁夫の利」を得るというような距離をつくるのである。

　ジンメルの関係を重視する立場は、観察者と当事者にも及ぶ。相互作用している個人は他者を観察しており、また他者から観察されている。観察者としての第三者の可能性は、相互作用している諸個人と同一の空間で観察するところにある。心的相互作用は、当事者と観察者の関係を客観的な統一体とするのである。

## [3] 合理性のパラドックスとヴェーバー

### (1) 社会科学の方法

ヴェーバー
Weber, Max
1864〜1920
ドイツの経済学者、社会学者。

　日常生活は、無限に多様な現実の出来事が生まれては通例となり、そして消えていく世界である。人はそれを理解しながら生きる。ヴェーバーは、こうした個人の行為から社会を読み解いていく。個人の行為は、社会的事実として、また原因と結果の関係として外部から記述できるだけではない。個人には、自らを省みて自身の行為の意図を理解し、あるいは理解しようと努力する能力がある。また他の人びとが何かをしようとして自分の考えを示し、順を追ってそれを述べることを通して、私はその行為のさまざまな動機を解釈することができる。このように行為が他者に向かい、関わることを**社会的行為**という。こうして社会的行為を理解し説明する方法が、**理解社会学**といわれる。

　それでは、個々人の行為はどのようにして理解可能になるのであろうか。そのためには、多様な個性を備えた生活の現実の中から、特定の個別的関係の意義が基礎となる。「その際いかなる意味で、またどんな関係で生活の現実がわれわれの関心を引き、意義をもつかは、われわれの＜価値理念＞によって決定される」とヴェーバーはいう。人が社会現象を尊敬や軽蔑として見ることの中に、すでに**価値理念**が前提とされている。思考のうちにのみ存在する思考内容とは独立に事物、事象として存立している中から、観察者は特定の諸要素を抽出し、それらの純粋化を目指して思考を深め、矛盾のない連関にまとめ上げる。そうして現実から余計なものを取り除いて純粋化した思考方法が**理念型**である。この方法により、観察される側が「主観的合目的的に意識していない意味連関も、観察者には当事者の物質的また観念的な利害状況から、客観的には一定の整合性を備えたものとして解明できる」のである。したがって経験科学的認識は主観を前提

価値理念
Wertidee（独）
実践的価値判断と理論的価値関係の根底にあって、これらを方向づけるところの理念。

連関
Zusammenhang（独）
個々の事物が結合して、必然的統一を形づくっているとき、その統一をそれらの連関という。連関は統一性そのものであって、実体ではないから、関係に近い意味をもつ。

として成立する。客観性とは観察者が解明すべき義務であり、観察者が創りだすものなのである。

ヴェーバーは行為の類型の最初に、経済人の得失関係にみられる「目的」と「手段」という明証性をもって**目的合理的行為**を置いた。しかし、生活に表れる行為の中には、価値合理的行為、感情的行為、伝統的行為など非合理的な行為もある。理念型は合理的なもののみを対象として発したが、その方法に従えば、非合理的な行為も社会的行為とするのである。

### (2)『プロテスタンティズムの倫理と資本主義の精神』

ヴェーバーによれば、資本主義の精神とプロテスタントの倫理は類似している。神からの称賛は、個人の独立性や習慣化していた道徳に先駆的な意味をもった。資本主義の精神はプロテスタントの倫理から生まれたのである。

宗教改革の中心人物であるルターは、それまでの世間一般の労働に、神から与えられた使命という意味をもつ**天職**という道徳的職業観を与え、これがプロテスタントのすべての教派の中心的教義となった。ヴェーバーは使命としての職業観を追求するために、**カルヴァン**の**予定説**を規範として世俗内禁欲を強調する**カルヴィニズム**を理念型とした。予定説は、誰が救済されるかはあらかじめ神の主権にゆだねられている、という非合理的で矛盾する教説である。しかしこれがヨーロッパの都市市民階級を捉えた。神の全権の前で、人は洗礼と聖餐をもらい受け、神から予定されていた仕事にはげみ、それを成功させることが救済を確かなものにするのである。そのためには仕事に対する勤勉さ、誠実さ、節約と貯蓄という世俗内禁欲が必要条件となる。この禁欲という行為の繰り返しが、資本主義の精神を確立したのである。宗教という非合理的行為が、「意図されなかった」資本主義のダイナミックな合理的メカニズムを導き出したのである。

# 2. 社会システムの考え方

## A. 行為ならびに AGIL 図式とパーソンズ

### [1] 行為システム

パーソンズは社会諸科学の基底となる行為の分析から始め、社会を解明する総合的理論の構築を目指した。その起点となるのが行為の準拠枠であ

**行為の類型**
目的合理的行為の他に、それ以上に合理的に解明できない究極的な目標をもち、結果を省みることのない価値合理的行為、喜怒哀楽のように一時的な情動として現れる感情的行為、身についた習慣に規定される伝統的行為がある。

**天職**
ドイツ語で Beruf、英語で calling と表現する。

**カルヴァン**
Calvin, Jean
1509～1564
フランスの宗教改革者。

**カルヴィニズム**
Calvinism

**パーソンズ**
Parsons, Talcott
1902～1979
アメリカの社会学者。

**有機体**
ここでは広く生物を指す。人間の行動に置き換えてもよい。

**状況**
時間が経過するにしたがって変化していくものとして捉えられる、その場や地域の様子や、それによって影響される、そこに身を置く人の条件。

**動機づけ**
有機体の内面状態のことであり、有機体の行動の方向とその強さを規定する内部的要因のこと。たとえば人体は内部の状態を恒常的に維持することが生命過程の目的であるが、これをホメオスタシス（恒常性）という。

**社会化**
socialization
個人が他者との相互作用を通して、諸資質を獲得し、その社会に適切な行動のパターンを発達させる過程。

**言い値**
売り手の言う通りの値段のこと。

**二重の条件依存性**
ダブル・コンティンジェンシー（double contingency）ともいう。相互行為が、自我の条件と他我の条件という二重の条件に依存していることを指す。

**均衡の方向**
パーソンズのシステム論は、環境が変化しても身体の状態を一定に保とうとする恒常維持機能（ホメオスタシス）や、環境の変化に抵抗して制御値に合わせる自動制御の理論であるサイバネティクスに依拠している。両者は目的をもち、制御機能をもつという点で共通する。

る。パーソンズによれば、有機体の行動は、目的や目標、予期された事態を達成するよう向けられており、それは**状況**のなかで起こるのである。さらに行動は規範によって統制されており、エネルギーや努力、**動機づける力**の消費を含むのである。行動がこのように分析されるとき、これを**行為の準拠枠**と呼ぶ。

　行為は**社会化**を通して規範を内面化したものであり、前もって形成されている目的的かつ再現的な性質をもつ**役割**に個人を当てはめたものである。また行為は行為システムであるために、人びとの相互作用からなる**社会システム**、個人が行為者として行為の志向と動機が組織化された**パーソナリティシステム**、型（パターン）と統合の働きをもつ**文化体系**によって組織化されている必要がある。こうして、社会秩序が成立する。

## [2] 社会システム

　社会システムは、2人以上の行為者の相互作用の過程である。たとえば「言い値」の売買において、行為者Aを買い手、行為者Bを売り手としよう。売買は自分の選択だけで実現が保証されるわけではなく、相手にとってもふさわしい選択が必要である。買い手Aからみれば、自己がめざす状況は、相手の行為を含む。この時、できるだけ安い値段でモノを入手したい自分の欲求を満たす相手は、**カセクシス**の客体である。「言い値」を崩したくない売り手Bの行為は、与えられたものとしてAが認識する際に考慮に入れられる。Bの志向は、Bが到達しようとする「目標」ないしは目標達成の「手段」のどちらかである。このようにBの志向は、Aにとって評価的判断の客体となりうる。このように社会システムの中で行為者は依存し合っており、部分的には協調し合っている。協調は目標への志向の集合性の質と価値のコンセンサスの程度、規範的かつ認識的な期待の一致の程度である。行為者AとBがそれぞれにもつ売買に対する個別の欲求の最適化を実現するために、お互いがどのような行為にでるかに依存して自分の行為を決める。このように行為者の行為が相手の行為者に相応し、判断を決めかねているという行為の不確定状況を**二重の条件依存性**という。売買が成立するためには、AもBも自分の欲求を協調に変えなければならない。つまり行為者がお互いの期待に同調することが要請される。両者は売り手と買い手という役割を通して行為するからである。役割は地位にふさわしい行動であるから、**役割期待**として相互行為に秩序をもたらす。したがって二重の条件依存性は、行為者が規範に志向することによって、均衡の方向に解決策を見出すことになる。このように行為者Aの安い値段で入手したいという主観的要因は、規範志向という客観的条件

を通して実現される。こうして規範に従いながらも相手に働きかけを惜しまない行為の選択的過程は**主意主義的行為的理論**といわれる。

このような行為システムが存続維持されるための必要な機能、すなわち**機能要件**としてパーソンズが提示したのが AGIL 図式である。行為システムは A（適応）、G（目標）、I（統合）、L（潜在性）の4つの機能要件を充足してはじめて維持されるのである。また社会システムは AGIL の順に、経済（資源）、政治（目標）、統合の部分システム（規範＝法）、構造維持のシステム（価値＝文化）となる。機能要件は外環境と内のシステムを区別し、システムの恒常性（構造）を維持するので、**境界維持システム**として機能する。このように**構造−機能主義**は、行為過程を制御する構造的な枠組みを示し、構造の維持のために果たす機能が決定される。

# B. 機能分析および中範囲の理論とマートン

## [1] 顕在機能と潜在機能

マートンによれば、機能は観察者の拠点となることはあっても、当事者の視点を含むものとはいえないという。つまり社会的機能とは、当事者の考えや動機、目的を示すものではなく、観察が可能な客観的結果を指すものである。

客観的結果が社会システムの活動や維持、存続に役に立つ働きを**順機能**という。これに対して結果が社会システムの存続を脅かす働きを**逆機能**という。さらに客観的結果と行為者の動機が一致する局面と相異する場合の区別を取り入れる必要がある。社会システムに果たしている機能が客観的結果であり、そこに参加している社会成員に意図され、認知されている場合を**顕在的機能**という。参加している社会成員に意図されず、認知されていないが、個人や集団の調整や適応に役立つ客観的結果を**潜在的機能**という。これら4つの機能は、顕在的順機能、顕在的逆機能、潜在的順機能、潜在的逆機能に区分され、社会統合の機能をもつ。

所得の再配分の顕在的順機能が予測される結果として、貧富の差を緩和し、階層の固定化を防ぐことで社会移動をうながし、継続的に社会的公平さに目配りすることにより、社会に活力をもたらす。しかし生計を立てるに足りない所得者や年金受給者、子どもの貧困などは意図されておらず、潜在的逆機能として働いている。

## [2] 中範囲の理論

マートンが提唱した中範囲の理論は、パーソンズが提示したような抽象

マートン
Merton, Robert King
1910～2003
アメリカの社会学者。

性の高い一般体系理論と、経験的調査との隔たりを橋渡しする理論である。日々の豊富な経験的調査において展開される**作業仮説**と、観察された社会行動や社会組織および社会変動などのすべてにわたって展開するための概念を、統一的に説明しようとする体系理論との間に中範囲理論は成り立つ。マートンによれば、経験的調査は理論を「創始し、作り直し、方向を変え、明確化する」という機能を果たす。したがってこの理論は社会現象の限られた局面に成立する。

　マートンは中範囲の理論を洗練することにより、先に述べた逆機能をはじめ、社会学的分析に影響を与えている。たとえば金銭的成功が文化的目標として浸透しているアメリカの社会では、そのために承認された制度的手段が対応している。しかし誰もが富を手にすることはできないから、目標や手段から逸脱した適応様式をとる。このギャップが**アノミー**である。また人びとの態度や意見が、所属集団や非所属集団にかかわらず、思考や判断に影響している**準拠集団論**、それと関連する**相対的剥奪**、さらには**予言の自己成就**など、その方法論から導かれる分野は多岐にわたっている。

## C. 社会システム論と社会計画

### [1] 文化と規範

　文化とは大まかにいうと「生活のやり方」と規定できる。パーソンズは、人類学の文化概念に共通する要因を、文化は伝達され、学習され、共有されるものであるとみた。これらは秩序の維持に関連する。すでに述べた文化のパターンは、統合の様式をもっているので芸術や理念の論理性、規範といったシンボル体系は文化システムである。なかでも習慣や規則と類似している規範は慣習と**モーレス**と法を含むので、これらに同調させる**社会的サンクション**を伴っている。したがって規範は社会秩序を混乱させる問題と、秩序維持の機能を果たす社会的規制や社会統制に関連している。

　文化システムは社会化によってパーソナリティに内面化され、社会システムを制度化する。行為者は役割期待と**役割規範**に規定されて相互作用をする。これが構造であり、環境との境界を決定する。役割期待は社会システムを維持する機能を果たすことになる。パーソンズの文化システム論は、均衡と統合を強調する。

**役割規範**
role norm
人が役割を遂行する際に基準とされ、また従うべきものとされる規範。

### [2] 社会意識

　マルクスの項で述べたように、近代社会においては労働力が交換価値となる。現代社会においてもこの制約から自由であることはできない。近代

社会において労働者は市民社会の一員であり、経済的にみれば商品生産の市場に拘束された存在である。これは現代を生きる人びとの意識をおおもとのところで決定している。「社会意識とは、さまざまな階級・階層・民族その他の社会集団が、それぞれの存在条件に規定されつつ形成し、それぞれの存在諸条件を維持し、あるいは変革するための力として作用するものとしての、精神的な諸過程と諸形象である[1]」という定義となる。「生活のやり方」は、時間や歴史の推移によって変化を観察できる反面、変化するまでの固定した構造としてみることができる。社会が変動すれば、生活のやり方も変化し、それにつれて社会意識の構造も変化する。経験的調査で得られたデータは、「より良い生活のやり方」の指針のためにある。

## [3] 産業と職業

　**産業構造**変動は、**クラークの法則**にならえば、産業化とともに第一次産業の比率が低減し、第二次産業、第三次産業の比率が増加することを指す。現在では産業構造は工業化の段階を指すようになっており、とりわけ第三次産業が著しく分化し経済構造を変動させている。この現象は1930（昭和5）年の第3回国勢調査で作成されて以降の、モノやサービスを生産する経済活動である産業分類の改定と職業分類の改訂に表れている。2002（平成14）年の産業分類の改定で、情報通信業、医療福祉及び教育・学習支援事業、飲食店・宿泊業、複合サービス業が新設されたことは、産業構造が激動していることを物語っている。産業構造の変動によって分類の新設項目と廃止項目が選択され、経済活動の現状に適合した分類表が作成されている。日本の産業分類は、1948（昭和23）年には**国際標準産業分類（ISIC）**を承認し、経済統計の国際比較を可能にするために分類もISICにならい、**日本標準産業分類**という名称で統計がとられている。産業分類は全国の事業所が対象となるので、階級および階層分析とともに地域社会の基礎変動分析として意味をもつ。

　職業は個人の側からすれば、家計の維持、個性の発揮、社会的貢献という活動といえる。しかし社会的側面からすれば、社会的分業の一端に位置づけられる個人は、報酬の量や労働条件、職務につきまとう権限や威信、学歴などと関連している。職業分類は産業分類と同様に、1953（昭和28）年に作成され、やはり社会経済の変化等により、職業構造の変化を職業分類に反映させてきた。1958（昭和33）年にILOの国際標準職業分類が設定され、それを受けて1960（昭和35）年に日本標準職業分類が作成され、2011（平成23）年の**改訂職業分類**に至る[2]。

**クラーク**
Clark, Colin Grant
1905～1989
イギリスの経済学者、統計学者。産業構造の分類はクラークに依るが、産業構造の変動は「ペティ＝クラークの法則」といわれる。「クラークの法則」ともいう。

**産業分類**
最新の改定は2013（平成25）年。大分類から順に、中分類、小分類、細分類へ分類されている。

**改訂職業分類**
大分類、中分類、小分類、代表職名に分類されて現在に至る。

## [4] 階級と社会階層

　この2つの用語は、社会的平等と社会的不平等を扱うときに欠くことができない。マルクスによれば、階級は生産手段と生産物の私的所有によって、資本家と賃労働者に分けられ、労働者は資本家から排他的支配をうける。日本では高度経済成長によって完全雇用状態を生みだし、1970～80年代にかけて自分が所属している階級を、国民の90%以上が中流階級として選択した。ただしこれは主観的な意識である。1990年代あたりから始まる**グローバリゼーション**は、主として製造業の海外生産移転をうながし、国内では生産や雇用の減少に反映された。また産業の技術水準が停滞、低下する事態となった。これによって終身雇用や年功賃金制度はゆらぎ、労働者は賃金の減少、失業、労働条件の悪化に立たされた。不平等と同義に用いられる**格差**の固定化が進み、これを階級社会とする考え方もある。階級に対して社会階層は、下から上に堆積していく地層と類比される。職業は社会的地位として評価される。職業は社会的側面からすれば、尊敬や賞賛という感情的な側面の他に高い収入や技能、権力の大きさなど多面的に評価される。これを点数化したものが**職業的威信スコア**である。このように職業は経済資本だけではなく、文化資本、人的資本、社会関係資本も含めて評価される。日本では、1955（昭和30）年から10年ごとに**社会階層と社会移動全国調査（SSM調査）**が行われている。

## [5] 社会指標

　戦後の日本の立て直しは、経済計画から始まった。その計画の推移は、1955（昭和30）年からの「経済自立5ヵ年計画」で経済自立を、1957（昭和32）年からの「新長期経済計画」で極大成長を、1960（昭和35）年からの「国民所得倍増計画」では極大成長を目的としながら、どの計画でも完全雇用がめざされた。こうした高度経済成長のように社会変動が加速化した過程では、その逆機能として「ひずみ」が起きる。都市への人口集中がもたらす住宅不足や公害に象徴される社会問題がそれである。1973（昭和48）年の「経済社会基本計画」において、「活力ある社会福祉の実現」が目標として掲げられた。このような社会的緊張を制御し、望ましい社会を構築するため、体系的に社会的諸資源を配分することが望まれた。こうして社会システムを維持し、かつ刷新することを**社会計画**という。社会計画は、社会システムを利用して公共政策の科学化をめざす政治的要請と隣り合っている。観察者は健康、教育、労働、環境、余暇、雇用、社会福祉政策、食料などを項目として社会を俯瞰する。これらの項目はこの社会の状態を表すものであり、それを**社会統計**に体系化したものが**社会指標**であ

**「職業評価」について**
evaluation of
occupations
職業の格付けや序列づけを職業評価という。評価要因は所得や資産などの経済資本だけではなく、学歴や教養、趣味などの文化資本、獲得された知識、経験、技能、健康といった人的資本、その人のネットワークの質を指す社会関係資本などによる。

**社会移動の性質**
資本の達成度によって、個人や集団がある社会的地位から別の社会的地位へ移動する社会移動ないし階層移動の可能性が高くなる傾向にあるといわれる。地層と類比すると、移動は下層から上層へ社会的地位を移動させる垂直移動、同一の層を移動する水平移動に区分される。

る。社会指標が登場した背景には、経済成長では測れない福祉達成水準を測ることにあった。

# 3. パーソンズ以降の社会理論

## A. 複雑性の縮減とルーマン

ルーマンは、パーソンズの社会システム論を、生物体のシステムである**オートポイエーシス**の概念との類比で再編成した。**マトゥラーナ**と**ヴァレラ**が表明したオートポイエーシスとは、システムがそれ自身の働きで構成要素を産出し、自己同一性を維持することをいう。このことは、システムが自立性をもつからできることであり、これにより環境との境界を自己決定する。しかもシステムが自己同一性を維持するので、出力と入力には無関係である。

パーソンズの行為論は、行為者が合意を見込むことにより成立するのであり、与えられた規範的秩序と AGIL 図式という、システムの存立基盤を維持することである。これに対して、ルーマンは、近代社会を生活構造が空間的、時間的、また規範的に多様性をもち、変化に富んだ、非固定的な流動社会とみる。統一的な価値秩序は認めがたくなっているのである。

ルーマンによれば、社会システムとは 2 人以上の人が互いに指示し合う社会的行為の関わり合いである。しかし社会システムは、なぜ他ではなくそのように形成されたのか、という他のさまざまな可能性からの選択の過程において構成される。したがってシステムが新たに作られるということは、同時にシステムの構造となるのである。ルーマンの立場が、**機能‐構造主義**といわれるのはそのためである。このシステムは、システムを取り巻く**環境**（surroundings）から区別される。有意味に指示し合う行為は社会システムに属し、意味連関を欠いたすべての行為や非‐社会的な存在や出来事はシステムの環境に属する。両者の間には内と外の分化、すなわち差異化を可能にする**境界**が形成される。したがって社会システムがその働きをやめて消滅するという問題が発生しても、自身の同一性を維持するためにそれに代わる働きが社会システム内部で再産出される可能性がある。その可能性の中から、特定の働きに代わってどの機能が等価な可能性として問題解決を成し遂げるか、というオートポイエーシス的機能が生まれる。

ルーマン
Luhmann, Niklas
1927～1998
ドイツの理論社会学者。

マトゥラーナ
Maturana, Humberto R.
1928～
チリ出身の生物学者、神経生理学者。

ヴァレラ
Varela, Francisco J.
1946～2001
チリの生物学者。

この機能は**等価機能主義**といわれる。パーソンズは行為者の行為によって二重の条件依存性を説明したが、ルーマンは行為者に先立って社会的コミュニケーションを強調した。

さて、社会システムと環境の間には**差異化**がある。差異化は両者を分離するものではない。環境もまたシステムの選択可能性によって、選択される可能性を内部に残している。それらを取り巻いているのが世界の複雑性である。システムの盛衰は世界の複雑性の中で行われる。この複雑性は無限定であるから、人間は複雑性を処理し情報量を取り込む能力に欠けている。そこで社会システムが世界の複雑性に対して、選択の戦略をもって複雑性を縮減し、境界を維持することにより、当事者たちの方向を決定する際の助けとなる。これが**複雑性の縮減**である。このシステムの機能を可能にしているのが**意味**である。複雑性の縮減は可能性の中から限られたものを選択するということで意味をもち、また新たな可能性を選択するよりどころとして複雑性を維持するために意味が必要とされる。したがって意味は、事象次元、時間次元、社会的次元の諸形式を保存しているのである。意味は常にシステムの危機に備えているのである。

# B. 合理的討議への期待とハーバーマス

ハーバーマス
Habermas, Jürgen
1929〜
ドイツの思想家、社会学者。

コミュニケーション的行為
communicative action
（英）
Kommunikatives
Handeln（独）

ハーバーマスは合理性を2つに分ける。1つは**道具的合理性**に基づく目的合理的行為すなわち労働であり、もう1つは**コミュニケーション的合理性**に基づく**コミュニケーション的行為**、すなわち言語能力と行為能力をもつ主体の間で、合意を目指した了解の過程を基盤とする相互行為である。この他にもハーバーマスは規範に規制される行為概念と演劇的行為を行為として挙げている。

なかでもコミュニケーション的行為と対極にある目的合理的行為は、**戦略的行為**にまで広げると、**功利主義**的な解釈に行きつく。行為者は効用を最大化するために手段と目的を選択し、計量する。また言語は、自分の利益をめざす1つのメディアとして位置づけられる。そして目的合理的行為に優位性が与えられてきた結果、道徳的意味は失われ、自由の領域は縮小した。すなわち資本主義的経済の枠組みの中の労働に対する合理化は、自由競争を極限まで推進する。それによって労働は、貨幣を制御メディアとする経済システムのもとで、生産力の増強と技術的処理能力の拡張の中におかれる。支配や服従からの解放をめざす相互行為は、市場原理の合理化の中に組み込まれてしまう。しかし市場は自由競争を極限まで前進させるものの、自己調整能力に欠けるので、権力を制御メディアとする政治（国

家）システムに依存せざるを得ない。このようなシステム制御作用を、ハーバーマスは**システム統合**といった。

　システム統合によって分断された労働の中のコミュニケーション的行為は、選挙を通じて形式的に国民の意思決定への参加を促す形式民主制である。実質的には政治（行政）システムが形式民主主義を引き受け、それが管理技術の意思決定に変容していく。このように道具的理性の強化が生活を支える事態を**生活世界の植民地化**という。これに対してコミュニケーションの前提となる規範の要求が妥当であることを、コミュニケーション参加者に理解させることを妥当性要求といい、疑問に思われる妥当性要求について、参加者が十分な議論をよりどころとして議論を尽くす討議を**合理的討議**という。ハーバーマスのコミュニケーション的行為の基底をなしているものは、ヨーロッパの啓蒙運動とモダニティを取り巻く哲学的問題への関心である。

# C. 言説ならびに権力とフーコー

## ［1］言説

　**言説**とは、日常の中で人が時代の規則に従って話したり書いたりするしきたりでのことである。規則は社会的、歴史的に決められたものであり、人びとの共通の考え方や感情を表すのに役に立つ。このことから言説は**稀少性**をもつように産出されたものであり、次の手続きをとる。1つは排除の原理である。排除の対象となる言説は、その社会で禁止されている言説であり、たとえば理性と狂気を区別して狂気を排除することである。ヨーロッパ社会においては、真なる言説は偽なる現象を排除することである。真なる言説は欲望と権力を内在しているからである。次に言説は制限されているということである。それは、語られる内容の新しさ、制御しようとする注釈の原理である。この原理は日常で取り交わされる会話の中で発生し、発話行為とともに消えていく言説とテクストのようにくりかえし語られる言説に区分する。意味作用の統一性や整合性の源をもつ言説ともたない言説を区別する作者の原理である。ある研究に要請され生産される言説はどれも制約されており、その状態のもとで言説は産出される。

　第3は教説の原理である。これは語る主体を選別することであり、特定の集団を形成して知を占有することによって、誰もが自由に言説を扱うことができないようにすることである。このように日常の中で使われる会話や記述すなわち言説は、真理を基準とする排除の原理、制約という思想や行動の拘束、知の占有という権力のしきたりからなっている。人が自由に

フーコー
Foucault, Michel
1926〜1984
フランスの歴史家、哲学者。

**言説**
discourse（英）
discours（仏）

**稀少性**
欲望される量に比べて利用可能な量が少ない状態をいう。

15

使用している言語で、世界のすべてを知ることはできないのである。

## [2] 生 − 権力

　言説の稀少性は、フーコーの『監獄の誕生―監視と処罰』で展開される。産出された排除の言説の中の真なる言説が、禁止を正当化する。真なる言説を絶対王権が独占していれば、王権がすべての人びとの中で「話す」という正統性をもつことができ、それを信じる人に分割される。次に権力は自分の利害関係の問題に限定し、自分の観点から、自分の専門の問題について語るのである。他者との関係の中で固定化した真なる言説を解体しなければ、この関係は変わらない。

　フーコーによれば、人の身体は政治と権力関係の所産である。すなわち身体は政治と権力による**規律訓練**によって従順な身体となる。それは受刑者を起床から刑務作業をはさみ、就寝まで規則正しい時間の中に置くことである。決められた刑期で「自分の財産・名誉・時間・身体を自由に行使できなくなるとはどんなことであるかを彼（受刑者）に感じとらせる」ことにより、受刑者の身体は服従するように、また役立つように作り変えられることで完成した従順な身体となる。19世紀の初等教育に時間割が導入され、また賃金労働制の普及に伴って遅刻と授業中の私語が禁止された。こうした時間割や禁止された行動を決めることにより、教師が全児童を規格化、および可視化できるのである。権力が、従順な身体と統計的手法で健康と人口を管理することを**生 − 権力**という。また学校と工場の規律と訓練が地続きになっており、権力の目的は、身体を生産装置とすることである。ベンサムが刑務所を設計する際に、1人の看守がすべての受刑者を可視化することはできても、彼らからは看守の行動は見ることができない**監視**のシステムを作りあげた。この**一望監視装置（パノプティコン）**というシステムは、受刑者が自発的に従順な身体を作る装置である。今日でも、学校、刑務所、工場などの公的空間では、このような生 − 権力が生きているのである。

# D. 記号消費とボードリヤール

　記号は記号表現と記号内容から成り立っている。たとえば「山」は文字や音声で表現でき、それは山のイメージや概念という意味内容を表す。そして山は海でもなく、川でもなくというように、論理的に必然性のない差異の関係で成り立っている。

　ボードリヤールは、この方法を用いて**消費社会**を解読する。消費は必要

**規律訓練**
discipline（英）
discipline（仏）

**生−権力**
bio-power（英）
bio-pouvoir（仏）

**ベンサム**
Bentham, Jeremy
1748～1832
イギリスの法学者。

**監視**
surveillance（英）
今日の社会環境の激変は、監視技術の飛躍的変化と監視装置の累加にみられる。監視社会論はフーコーの著作が出発になっている。

**ボードリヤール**
Baudrillard, Jean
1929～2007
フランスの社会学者。

**記号**
ここの記号概念は、ソシュール, F. d.に依っている。記号表現＝意味するもの、記号内容＝意味されるもの、で構成される。

の充足を前提とするが、生産の限界を超えると、モノは使用価値としてではなく、記号として消費される。しかも有名ブランドの香水は稀少性があれば価値をもつが、大量生産されて誰もが入手可能となれば、モノを所有することで発生する権威は衰退する。さらに世界中の高級香水が大量生産されれば、香水の消費はコミュニケーションと交換のシステムとして、記号の**コード**に媒介されて、言語活動として定義される。言語は差異から成り立つので、モノも言語のように差異から生まれる。個人がモノを選択するのではなく、モノとモノの間にはすでに関係があり、それだけではなく記号と記号の差異（意味）システムが、さらにそれらに先行しているのである。

コード
記号のもつ規則体系のこと。

　記号消費は、生産と消費が企業によって統制され、生産力の拡大再生産を維持する過程を共有している。消費は享受ではなく、生産の機能に変わるのである。しかも生産の合理性という秩序を乱さないために、広告は「より多く」を欲望する消費者に対して**差異化**をメッセージにすることで、流行をつくり出し、限度をはるかに超えた「不在の現実」を演出しながら、現実との矛盾を麻痺させるように機能する。つまり「消費には限界がない」「消費を抑えられない」という、消費が欠如しているという「不在の現実」をあり余るほどの情報でつくり出しているのである。過剰生産されたモノを消費で「破壊」しない限り、拡大再生産はありえないからだ。このようにして記号消費とは消費による社会の統合と管理がいきわたり、平準化をもたらすことをいう。消費は記号の体系的操作の活動により、われわれの文化体系の地盤となる。ただしモノやコトは平等な分配にたどり着くことはない。

## E. ハビトゥスおよび文化資本とブルデュー

ブルデュー
Bourdieu, Pierre
1930～2002
フランスの社会学者。

　人びとの毎日の食事や会話、趣味などは、明確な目標として設定し達成するものではなく、また客観的な規則に強制されたものでもなく、ほとんど習慣化している。しかし習慣は、不可逆的な時間の中で循環し堆積しながら、特定の集合（集団）に結びついて慣習化されている。これを前提にして、『実践感覚』においてブルデューは、**ハビトゥス**を「持続性をもち、移調が可能な心的諸傾向のシステムであり、構造化する構造として、つまり実践と表象の産出・組織の原理として機能する素性をもった構造化された構造である」と規定する。ハビトゥスは心的諸傾向のシステムであり、実践と表象を産出する。しかも持続性をもち、移調できるのである。移調はある楽曲全体＝構造をそのままにして、一定の音程を上下させることで

ハビトゥス
habitus

ある。構造の原型は変わらず、行為者の実践なり表象を方向づけ拘束できるのである。行為者の意識は、過去から持続する時間の中で身体に刷り込まれているので、自分の行為をわかり切っていると思っている。

　ブルデューは、ハビトゥスの生産される場が、階級・階層に規定された家庭にあるという。家庭は職業によって経済資本が築かれ、社会資本および文化資本が配列される場である。とりわけ文化資本の形成には消費的側面が強く働くので、階級・階層間の差異化に影響する。言葉遣いやしぐさ、所有する書物や絵画の種類、学歴や資格などは経済資本をも前提としている。**文化資本**の差異は、客観的な力の支配を押し隠しながら、差異がある現実をメッセージとして送りこれを再生産する。こうした差異の表現をブルデューは**象徴的暴力**といった。

## F. 構造化理論とギデンズ

ギデンズ
Giddens, Anthony
1938〜
イギリスの社会学者。

構造化理論
theory of structuration

再帰性
reflexivity

　ギデンズの**構造化理論**は個人に影響を及ぼす構造と、行為によって社会を形成する個人の自由との統合を目指した。パーソンズやマートンの構造機能主義と**象徴的相互作用論**、**現象学的社会学**、**エスノメソドロジー**などの統合を目指したのである。ギデンズは構造と行為に**再帰性**という視点を取り込む。再帰性は反省という時間性のことであり、反省は反復と変化を表す。これにより行為は常に同一性を保つことができる。また個人の反省性は、自己意識としてだけではなく、継続的に変化するその時々の社会の特性を観察することも含む。さらに行為は構造に制約されてシステムとして慣習化されながらも、その流れに対して差異化する力をもっている。

　ギデンズのいう構造は、行為の生産と再生産で利用される規則と資源が、同時にシステムの再生産の手段であり、行為を制約しつつ行為の介入によって構造を維持する二重性によって成り立っている。構造は行為者の外部にあって固定した建造物のようなものをイメージするのではなく、行為や相互作用を媒介することによって、構造として確定されるのである。つまり構造は、行為の媒介であると同時に結果でもある規則や手段をもとにした仮想的実在である。しかしギデンズは、構造に再帰性をもたせながら、再帰性を通していかに社会が変化するかということについては、明確にしていない。

注）

(1) 見田宗介「現代社会の社会意識」見田宗介編『社会意識論』講座社会学 12，東京大学出版会，1976．p.1.

(2) 「産業と職業」については，厚生労働省のウェブサイトおよび総務省のウェブサイトを随時利用した。

## 引用参考文献

● 今村仁司・三島憲一・鷲田清一・野家啓一『現代思想の源流—マルクス・ニーチェ・フロイト・フッサール』現代思想の冒険者たち第 0 巻，講談社，1996.

● ヴェーバー，M. 著／清水幾太郎訳『社会学の根本概念』岩波書店，1972.

● ヴェーバー，M. 著／大塚久雄訳『プロテスタンティズムの倫理と資本主義の精神』岩波書店，1989.

● ヴェーバー，M. 著／富永祐治・立野保男訳／折原浩補訳『社会科学と社会政策にかかわる認識の「客観性」』岩波書店，1998.

● ギデンズ，A. 著／松尾精文ほか訳『社会学』改訂第 3 版，而立書房，1998.

● ギデンズ，A. 著／門田健一訳『社会の構成』勁草書房，2015.

● クニール，G.・ナセヒ，A. 著／舘野受男・池田貞夫・野﨑和義訳『ルーマン社会システム理論—「知」の扉をひらく』新泉社，1995.

● 『職業分類表—厚生労働省編職業分類—平成 23 年改定』厚生労働省職業安定局，2011.

● 佐藤俊樹『社会学の方法—その歴史と構造』叢書現代社会学 5，ミネルヴァ書房，2011.

● 清水幾太郎編『コント・スペンサー』世界の名著 36，中央公論社，1975.

● ジンメル，G. 著／居安正訳『社会学—社会化の諸形式についての研究　上・下』白水社，1994.

● スメルサー，N. J. 著／中山弘訳『社会科学における比較の方法—比較文化論の基礎』玉川大学出版部，1996.

● 政策科学研究所『社会計画と社会指標』政策科学研究所，1974.

● デュルケム，É. 著／宮島喬訳『社会学的方法の規準』岩波書店，1978.

● デュルケム，É. 著／田原音和訳『社会分業論』筑摩書房，2017.

● デュルケム，É. 著／宮島喬訳『自殺論』改版，中央公論新社，2018.

● パーソンズ，T.・シルス，E. A. 著／永井道雄・作田啓一・橋本真訳『行為の総合理論をめざして』日本評論新社，1960.

● パーソンズ，T. 著／佐藤勉訳『社会体系論』現代社会学体系 14，青木書店，1974.

● ハーバーマス，J. 著／川上倫逸・藤原賢一郎・丸山高司訳『コミュニケイション的行為の構造』上・中・下，未来社，1985-1987.

● 原純輔・盛山和夫『社会階層—豊かさのなかの不平等』東京大学出版会，1999.

● ヒューズ，S. 著／生松敬三・荒川幾男訳『意識と社会—ヨーロッパ社会思想 1890-1930』改訂版，みすず書房，1970.

● フーコー，M. 著／田村俶訳『監獄の誕生—監視と処罰』新潮社，1977.

● フーコー，M. 著／慎改康之訳『言説の領界』河出書房新社，2014.

● ブルデュー，P. 著／今村仁司・港道隆訳『実践感覚』Ⅰ・Ⅱ，みすず書房，1989-1990.

● ブルデュー，P. 著／石井洋二郎訳『ディスタンクシオン—社会的判断力批判』Ⅰ・Ⅱ，藤原書店，1990.

● ボードリヤール，J. 著／今村仁・塚原史訳『消費社会の神話と構造』紀伊国屋書店，1979（新装版 2015）.

● マトゥラーナ，H. R.・ヴァレラ，F. J. 著／河本英夫訳『オートポイエーシス—生命システムとは何か』国文社，1991.

● マートン，R. K. 著／森東吾・森好夫・金沢実・中島竜太郎訳『社会理論と社会構造』みすず書房，1961.

● マルクス，K. 著／マルクス＝エンゲルス全集刊行委員会訳『資本論』第 1 巻，大月書店，1968.（『資本論』は岡崎次郎訳 国民文庫 大月書店 1972 もあり）.

● マルクス，K. 著／杉本俊朗訳『経済学批判』国民文庫，大月書店，1974.

● 見田宗介編『社会意識論』講座社会学 12，東京大学出版会，1976.

● ミード，G. H. 著／河村望訳『現在の哲学・過去の本性』デューイ＝ミード著作集 14，人間の科学新社，2001.

● 安田尚『ブルデュー社会学を読む—社会的行為とリアリティと主体性の復権』青木書店，1998.

● ルーマン，N. 著／佐藤勉監訳『社会システム理論』上・下，恒星社厚生閣，1993-1995.

■ **理解を深めるための参考文献**

● ミルズ，C. W. 著／伊奈正人・中村好孝訳『社会学的想像力』筑摩書房，2017.

社会は目に見えないが、個人が直面している私的な問題と社会の重大な争点が結びついていることに社会学的洞察（想像力）を働かせ、知ることができることを教えてくれる。本章の「社会学の対象」の理解をさらに進める。社会学を始めるときに読んでおきたい 1 冊である。

● 中山元『フーコー入門』ちくま新書，1996.

本章でみた通り、フーコーの人口の政治学によれば国家が人口を生産の塊として捉え、国家の利益を最大にすることにある。同時に国家は福祉国家という制度で国民の生命装置を握っている。本書は類書としては初期のものであるが、フーコーの全体像を理解できるように配慮されている。

● ベック，U. 著／島村健一訳『世界リスク社会論―テロ、戦争、自然破壊』筑摩書房，2010.

ギデンズと本章で取り上げなかったベックは、再帰的近代化に関心を持つことで共通している。また現代社会論で注目されるリスク論の入門書でもある。現代社会のリスクは、世界的規模で市民を制御や保障のできない危険にさらしている。

# 第2章 日常生活と相互行為

この章で扱う主題は「意味の社会学」である。ヴェーバーが行為を、行為者の主観的意味が含まれている人間の行動と規定した通り、ここでは行為者の意味現象に着目する。「意味の社会学」はパーソンズとその流れをくむ機能学派の方法と比較されてきた。

## 1

ミードは、相互作用の中に意味が発生することを強調した。この流れに目をやりながら演劇モデルを構築したゴフマン、またミードの継承者であるブルーマーによって定式化された象徴的相互作用論に受け継がれていることを学ぶ。

## 2

シュッツはフッサールの生活世界をもとにして、日常の生活世界の構成を主要なテーマにした。またエスノメソドロジーはシュッツの現象学的社会学から出発していることを理解する。

## 3

ミードやシュッツの潮流は、アイデンティティに関連している。この用語が社会学で自在に用いられるようになったのは、エリクソンの貢献である。それを理解し、また後期近代において個人化がアイデンティティを変容させていく過程を学習する。

# 1. 相互作用と自己

## A. 役割取得と社会的自我

### ［1］ 役割取得と自我

　**役割**は、リントンに始まる制度化された規範と義務の関係とする役割期待と、個人の自発性に焦点を絞って捉える役割演技、役割取得など、相互作用の過程として捉える2つの考え方がある。**役割取得**の発想はミードに見ることができる。役割取得とは、個人が集団生活において、すでに存在している共通の言語を中心とした**有意味シンボル**を用いて、他者の立場から自分を省みて自分の行為を形成することをいう。役割取得は、子どもの「鬼ごっこ」の鬼と子という役割を想定した遊びにみられる。鬼は子の立場からみて、子の役割を想像し、それをもち続けるときに**自我**が現れる。鬼は子の役割にたち、鬼の役割を自分の中に自覚的に対象化することによって鬼となる。これによって鬼の役割をする子どもは、自分の役割を演ずる意味を学び取るのである。さらにゲームの段階になると、**役割遂行**は状況に合わせて集団全体の役割の関係を取得しながら進行する。野球であれば打者は出塁することを、投手はそれを防御することをチーム全員が期待している。この事実が、打者や投手に**自己意識**を与えるのである。つまり打者も投手もチームという複数の他者の期待を組織した**一般化された他者**を通して、自己意識が形成されるのである。このプロセスを**社会化**といい、その過程で他者の中に自己を認識して作られる自我が**社会的自我**である。

### ［2］ 役割取得と個性化

　役割取得という社会過程の中で形成される**自我**の内省のメカニズムは、他者の期待を取り入れることによって形成される「me」と、それに反応する「I」とに区分される。役割取得は日常生活の中で絶えず生じては過ぎ去っていく。ミードは**ベルクソン**の**持続**から着想を得て、独特の時間論を展開する。持続は切れ目のない過程であるから、現在はつねに進行中であり、その中で経験は過ぎ去っていき、それより前の経験に加わることにより堆積される。いま起きたこと、いま起きていること、これから起きつつあることが、個々人の経験に特有の持ち味を与えているのである。進行中の現在の中に過去があり、未来がある。ベルクソンの時間概念は、点と

---

**リントン**
Linton, Ralph
1893〜1953
アメリカの文化人類学者。

**役割取得**
role-taking

**ミード**
Mead, George Herbert
1863〜1931
アメリカの社会哲学者。

**自我**
self

**役割と演技**
役割の語源は、役割の台詞を書いた巻物にある。役割は演ずることを前提としている。役割演技（role-playing）のこと。

**役割遂行**
role performance

**自己意識**
self-consciousness
人や事物を認知し、またはそれらに反応している自分自身を他者の観点から対象化して認識する心的作用。

**ベルクソン**
Bergson, Henri
1859〜1941
フランスの哲学者。

**持続**
durée（仏）
duration（英）
異質な多様性が互いになじみあい、内面的に連続して事物がある状態から他の状態になること。

いう空間や瞬間というとっさのことではなく、進行中の現在に過去と未来がコミュニケーションに応じて融合し、現在を確立しているのである。

　「私」は他者との関係において、自分に話しかけている自分を見ることはできないが、対話を記憶することはできる。自分に話しかけたその時に「I」は「me」の中に記憶される。「me」は未来の時間の中で、他者の期待を組織した通りに完璧に成し遂げることは不可能であるから、予測できない状況については「I」が反応し、「me」として記憶される。これが自我の中で反復されているのである。反復されるたびに「I」と「me」はその都度新しい局面に入るので、「I」は創発的内省性を担い、記憶された「me」は基本的にそれ以前との差異として現れる。「I」が「me」として記憶されるということは、記憶という過去が進行中の現在において再構成されることである。現在は進行形であるから、過去は、未来の中で改めて再創造され、再選択され、再解釈され、そして再保存される。役割取得という実践によって加えられ堆積した「私」の過去と未来は、他者から自律的存在としてみなされる。それだけではなく他者とのコミュニケーションの中で独自に個性化され、なおかつ他者から代替不可能な存在として承認されるとき、私は生活史を個性の根拠とすることができる。

「I」（主我）と「me」（客我）
I and me

## B. 日常生活と相互行為

### [1] 日常の生活世界と間主観性

　シュッツはフッサールの現象学に影響されている。実証的科学的世界に根拠を与える日常の自然的な態度を、フッサールは**生活世界**といった。シュッツはこれを**日常の生活世界**という呼び方をし、人びとがわかり切っている世界を指した。この世界は自明のこととして常識の枠に収まっており、人びとは他者とともにそれをもとに毎日の習慣を遂行している。これが**至高の現実**であり、われわれが「現実」と呼んでいる世界のことである。またシュッツによれば、この世界は、「私」が誕生するはるか以前から在り、「先行者である他者たちによってすでに組織された世界として経験され解釈された**相互主観**的な世界」である。つまりこの世界は「私」個人の世界ではなく、人びとに共通する間主観的世界である。したがってこの世界は人びとの行為や相互作用を通して構成されている。人はすでにあるシンボルを用い、労働を最重要視しながら、しかも生活が有限であることを知っている。こうした日々の暮らしが営まれている疑いようのない世界のあり方を、**自然的態度**という。日常の生活世界は私にとって主観的な意味連関として私の前に現れている。ここでいう意味とは、今ここから確かな

シュッツ
Schutz, Alfred
1899～1959
ウィーンからアメリカへ移住し、現象学的社会学、エスノメソドロジーの基礎を作る。

フッサール
Husserl, Edmund
1859～1938
現象学を初めて唱えたドイツの哲学者。

**生活世界**
Lebenswelt（独）
life-world（英）
日常の生活世界は every-day life-world。

**相互主観**
Intersubjektivität（独）
intersubjective（英）
間主観性あるいは共同主観性ともいう。

23

**準拠枠**
frame of reference
ものごとを判断したり行動したりする際の規準となる枠組み。人の判断や行動は、その対象が同じであっても、態度、情動、動機、過去の経験などの内的要因や、対象が置かれている状況などの外的条件によって異なる。

**関連性**
有意性、レリバンス（relevance）とも訳されている。

準拠枠によって反省的に捉えられた、過去の生きられた経験を私が解釈した結果である。

　われわれが「現実」と考えている日常の生活世界の他にも、人には夢、想像、芸術、宗教、科学、遊び、狂気などの世界がある。このように世界は、それぞれに固有の認知様式をもち、認知様式に従えば矛盾なく併存しており、「現実」として独自のめりはりを与えられている。これらの限定された意味領域は、現実性をもつという点で日常の生活世界と対等とみなされる。これをシュッツは**多元的現実**といった。

　多元的現実は、**関連性**の関心の強さに応じて区分される。関連性の強さには、われわれの計画が実現され達成される、手のとどく範囲で支配できる領域がある。次に計画の実現と達成に必要な準備をしながら、関心を向けた対象の実現可能性、チャンスの作り方、危険の程度を知っている領域がある。さらに、さしあたっては関係ない領域がある。最後に関連性と関係のない領域がある。このように関連性は選択的といえる。われわれは類型化された世界を、関心の程度に応じて分けている。関連性は、日常の生活世界が、真偽という科学的世界をこえた、妥当性によって支えられていることを明らかにしている。こうしてシュッツは日常の生活世界における、他者理解の手がかりを提供したのである。

## ［2］ 劇場のパフォーマンス

　われわれが日常生活の中でそれとなく交わす挨拶も、社会秩序に従っている。**ゴフマン**はさまざまな対面的相互行為の秩序を、**演劇モデル**の視角から分析する。相互行為が行われる場を舞台とし、そこで演ずる人を**パフォーマー**、パフォーマーが影響を及ぼす振る舞いを**パフォーマンス**、それに寄与する参加者を観察者ないしは観客すなわちオーディエンスと設定する。パフォーマーと**オーディエンス**は、その場に適切な役割を認知し、それを演ずることで相互行為を成立させる。

　就職面接の際に、応募者が適切な服装や髪型、敬語の使い方などに注意を払うのは、面接という相互行為の場面で規範的秩序が働いているからである。たとえ圧迫面接であっても、応募者は自分のパーソナリティをその場にふさわしく呈示しながら、面接官の面目を保つように**儀礼的相互行為**に始終しなければならない。なぜなら応募者は面接官に与える印象を統制しなければならないからである。応募者が立ち居振る舞いを相手に呈示するとき、さまざまな情報をもとに周到な演出を用意しており、それに従い状況の中で応募者という役割を演ずる。ただ演ずるのではなく、面接官とのやり取りに応じた状況を判断し、パフォーマンスすなわち**印象操作**がよ

**ゴフマン**
Goffman, Erving Manual
1922〜1982
アメリカの社会学者。

**演劇モデル**
dramaturgical model
社会的相互行為を演劇の要素から捉える立場のこと。

りよく評価されるように演ずるのである。このように相互行為において役割を演ずることを**ドラマツルギー**という。ある場面で、役割を成立させている相互行為秩序に準拠し、抑制をもって外面を演ずる場を**表‐局域**といい、抑制された事実が現れる場が**裏‐局域**である。これは舞台と舞台裏の関係でもある。舞台から降りたとき、パフォーマーは、あらかじめ決められていた演技から解放される。

## [3] エスノメソドロジー

**エスノメソドロジー**という用語は、シュッツの現象学的社会学や言語哲学、ゴフマンの対面的行為理論に触発されて、**ガーフィンケル**が作った相互行為を表す言葉である。彼は「エスノ」とは「ある社会のメンバーが彼の属する社会の常識的知識をあらゆることについて常識的知識として、なんらかの仕方で利用できる」ことを指し、「メソドロジ」とは成員が用いる方法論であると規定した。この方法論の中では、日常の会話分析が重要とされる。

ガーフィンケルは、この方法を陪審員が交わす会話の分析に応用した。アメリカの陪審制は刑事裁判を裁判官にまかせるのではなく、さまざまな職業や階層から抽出された法律を職業としていない国民が刑事裁判に参加し、起訴された事実が有罪か無罪かについて、裁判官から独立して陪審員だけで議論して決める制度である。このとき無作為で選出された陪審員は、その「出来事」を通して、それぞれの常識的知識を使って、陪審員として罪の軽重の程度を判断するという目標を共有し、実践するのである。この出来事と会話の中でメンバーは、その場＝審議のために適切な行動をとる。これに対して研究者はこの状況のもとで、集団には秩序があると解釈できる。それは**説明可能性**といわれる。さて、集団に秩序がみられるということは、話すことが秩序を作っているからである。日常会話は、まとまりのない言葉のやり取りではなく、その場の適切な文脈に沿っている。これ、それ、あれ、といった代名詞はそれだけを見ると何を指しているか理解できないが、日常会話の中で何度も使われている。こうした日常で使用されている**自然言語**は、あいまいではあるが、文脈に応じて理解され、変化する。これを**インデックス性＝文脈状況表示性**という。**会話分析**は特定の場面の発話を可能な限りそのまま記述する。記述はその場面を再現し、場面の中にあることで記述の意味も示される。記述と場面は、陪審員たちが常識的知識を資源として利用し、審理するという一連の場面において、活動を記述できることをいう。会話は、状況について、また状況の構成について、固有の秩序を作る。ある集団の成員たちが常識的知識を用い、実践を

ガーフィンケル
Garfinkel, Harold
1917〜2011
アメリカの社会学者。

会話分析
conversation analysis

通して秩序を構築する方法をガーフィンケルはエスノメソドロジーといった。

# C. 象徴的相互作用

## [1] 象徴的相互作用

　象徴的相互作用の始まりは、プラグマティズム、シカゴ学派の都市社会学、ミードの哲学にあり、これらが合流し、ブルーマーが定式化した学説である。ブルーマーによれば、象徴的相互作用は相互作用を通して発生する意味に注視し、3つの前提からなる。第1に、個人にとって意味はヒト、モノ、コトが個人に対してもつ意味に従って、それらに対して行為する。第2に、意味は人びとの相互作用によって生じた社会的産物である。第3は、行為の指示と解釈である。解釈は意味をもつ物事を自分に対して指示する。自分に指示するとは、自分が物事を意識することであり、解釈とは意識したものを修正することである。相互作用とは、自己と他者が相互に指示と解釈を繰り返すことによって成り立つのである。すなわちミードがいう、自己との相互作用という行為を通して役割を果たすと考えるのである。

　この3つの前提に立って、象徴的相互作用は次の6つの根本イメージに特徴づけられる。第1に、集団はそれに参加している人によって構成されていること。第2に、集団ないし社会は相互作用－他者への指示と他者の行為の解釈をしている個人から成り立っていること。第3に、あらゆる対象は、個人に対してもつ意味から成り立つこと。それにより、あらゆる対象を個人が独自に選択し、自分の世界を構成できる。第4に、個人は自己（self）をもつ生命体であることによって、自分を対象とすることができ、相手の立場から自分を見ることができるということ。第5に、自分を意識できる能力をもつことは、自分が解釈する他者の世界を推測し、それに対応した自分の行為ができるということ。第6に、集団は参加者の個別の行為が連結されたものであること。連結された行為は、指示と解釈の過程を通して生じるとするのである。このように、象徴的相互作用は指示と解釈を基礎として成立する。

## [2] 象徴的相互作用と生活史

　ブルーマーはトマスとズナニエツキの『ヨーロッパとアメリカにおけるポーランド農民』を、象徴的相互作用の立場からする社会調査方法論として高く評価した。彼らはヒューマンドキュメントとして、数多くの手紙や

ブルーマー
Blumer, Herbert George
1900〜1987
アメリカの社会学者。

トマス
Thomas, William Isaac
1863〜1947
アメリカの社会学者。

ズナニエツキ
Znaniecki, Florian
1882〜1958
ポーランド生まれのアメリカの社会学者。

伝記、ポーランドの新聞記事、ポーランド教会の教区の記録、裁判記録といったいわゆるシンボルを用いて、社会生活の客観的要因とともに主観的要因の存在を明らかにした。この方法は、現今、**ライフヒストリー（生活史）調査**といわれる社会調査法に復活している。ついでに大まかにいえば、この社会調査の手法は、**量的調査**に対して**質的調査**という。

　トマスらの業績は**移民**研究の第一歩であった。またジンメルの潜在的放浪者としての「余所者」から示唆をえて、当時のシカゴの人種のるつぼの中で、ある人種が２つの社会に所属してその文化に敵対性をもち葛藤を経験する**マージナル・マン**を描いた**パーク**を挙げることができる。

　なお、すでにジンメルが述べたように（第１章）、またミードが役割取得の外延に位置づけたように、相互作用の論理は観察者と当事者を明確に区別して捉える社会ではなく、観察者もまた当事者（行為者）の一員として相互作用を通して社会を観察することが、今日の社会調査法に貢献している。

移民
migrants：immigration
新しい生活や仕事を求めて故郷（故国）を離れて移住する人。

パーク
Park, Robert Ezra
1864〜1944
アメリカの社会学者。

# 2. アイデンティティの形成と変容

## A. エリクソンのアイデンティティ

　精神分析家の**エリクソン**によれば、**アイデンティティ**は個人の「はつらつとした同一性と連続性の主観的感覚」である。その感覚は、自分が同一性を保っていることと、他者がそれを共有し承認していることに依拠している。エリクソンは**ライフサイクル**を８つの段階に区分した。各段階には肯定的側面と否定的側面の相反する課題があり、それを克服することをモデルとした。**生涯発達（ライフサイクル）**のモデルは健康なパーソナリティを前提としており、各時期に個人の内外に葛藤が現れる。とりわけ葛藤は青年期に強く現れる。

　青年期の危機は、それまでの成長の跡をふり返り、「自分とはどういう人間か」と自己定義する期間であり、また前成人期以降に社会圏を拡大していく見習い期間である。パークのマージナル・マンを下敷きにした境界人として生きる期間は、心理・社会的**モラトリアム**とみることができる。青年期は、この同一性の中に変わらぬものを希求しようとする姿勢、すなわち自己の存在証明を固めることが要求される。しかしこの時期に同一性

エリクソン
Erikson, Erik Homburger
1902〜1994
ドイツ生まれで、渡米し発達理論研究者として名高い。

エリクソンの８つの発達段階
①乳児期の基本的信頼と基本的不信
②幼児期初期の自律性と恥・疑惑
③遊戯期の自主性と罪悪感
④学童期の勤勉と劣等感
⑤青年期の同一性と同一性の混乱
⑥前成人期の親密と孤立
⑦成人期の生殖性と停滞性
⑧老人期の統合と絶望

をおびやかす多様な考え方の中から、同一性の形成に役立つ価値を選択するための基本的な考え方を求めようとするとき、同一性は混乱する。混乱はイデオロギーに現れ、境界性が拡散する時代には反乱や逸脱、非行や自己破壊のような形で現れることがある。したがって混乱の解決は、モラトリアムを保留することと、逆に衝動的にその期間を終わらせようと繰り返される行動に現れる。青年期には、親に代わって自分を導いてくれる助言者や指導者に向けられる忠誠が、アイデンティティの拡散を防ぎ、同一性を維持する契機となる。

　青年期を経て、職業につき、結婚し子育てをし、政治に参加することが、エリクソンのいう健康なアイデンティティに移行する条件となる。次の前成人期において、親密性に対する孤立性がアイデンティティの危機をもたらす。この時期の課題は他者との「ほんものの関係」を結び、自己を確立することにある。孤立性の危機は、あらゆる他者との融合の不可能性を反映しており、個人は出会う人に対する適否を学習しなければならない。これに持ちこたえたその後に、アイデンティティは、標準的な家族や職場、地域社会につなぎとめられて成立するのである。

## B. 他人指向型人間というアイデンティティ

　エリクソンと同時代に、人口成長から3つの**社会的性格**を提唱した**リースマン**がいる。彼によれば、西欧社会の歴史的変動において、多産多死型には前近代的社会の**伝統指向型**が、多産少死型には近代社会の**内部指向型**が、少産少死型には大衆社会の**他人指向型人間**がそれぞれ対応する。伝統指向型の人は、所属する集団の文化を無難に守ることを行動の基準にするタイプである。内部指向型の人は両親に刷り込まれた内的な確信や良心を、成人した後も両親に代わる権威（者）に従って行動する。他人指向型の人は消費社会に対応するタイプであり、周りの人びとやマス・メディアの中の同時代人を行動の規準としているので、**社会化過剰人間観**をもつ傾向がある。たとえば趣味でピアノが上達したいと思う子どもは、プロのピアニストのタッチをモデルとしてそのレベルに挑む。彼の仲間や指導するピアノ教師は、プロのピアニストの立場から彼のタッチを評価する。子どもは自分の成果を彼らに受容させ、承認を得るために、彼らの評価に気を配り、それに自分を合わせていこうと**役割演技**に徹する。それとともに消費を促す社会のさまざまな流行に乗ることは、他者が認める生活水準に、自分が深く根を下ろしていることの証拠となるのである。

　エリクソンは統合されたアイデンティティを理想としたが、リースマン

**社会的性格**
social character
1つの集団や階層のほとんどの成員が分かち合っている性格構造。その集団や階層に共通する基本的経験と生活様式の結果として形成されたもの。

**リースマン**
Riesman, David
1909〜2002
アメリカの社会学者。

**社会化過剰人間観**
oversocialized
conception of man
他者からの受容と社会的地位への動機を自明視し、役割演技への指向性を強調する。

**役割演技**
role-playing
与えられた役割をその内容に従って演ずること。役割内容が自分の気持ちや欲求と一致しなくても、あえてそれを演ずるという微妙な意味合いを含む。

は、他者の同調圧力に歩調を合わせ「うまくやるために」、多元的なアイデンティティを認めるのである。消費社会を生きる人には、知らなくても生活に不都合のない流行語を無理に覚えて仲間と歩調を合わせるというような、「無目標の願望」が生まれる。内部指向型のように長い時間をかけて自己実現するというよりも、他人指向型は他者と似たような差異を大切にする。ゲーム機が自分に必要か否かを判断し、その結果を受け入れるタイプが内部指向型とするなら、ゲーム機の所有を前提として、お互いにどのようなゲームをしているか（差異）を競うことが他人指向型といえよう。

　リースマンは他人指向型人間という社会的性格を見いだすことにより、1950 年代のアメリカの大衆社会におけるアイデンティティのあり方を最初に指摘することとなった。これを継承するかのように 1960 年代には画一的で均質的な財とサービスを大量生産し大量消費する**大衆消費社会**が成立する。**ガルブレイスの依存効果**が広く知れ渡った。そして 1970 年以降は、ボードリヤールの消費社会論が、他者との差異化への欲望をアイデンティティの手がかりにしたことはすでにみた通りである。

# C. 流動化する社会とアイデンティティ

## [1] アイデンティティの変容

　1980 年代以降のアイデンティティに対する考え方は、個人化の変容に現れる。その過程をたどっていくと、1973 年のブレトンウッズ体制の崩壊と、その克服のために欧米で導入された**新自由主義**政策、それに伴う**グローバル化**が、アイデンティティの解釈を変えたのである。

　第 1 に、日本では、1985（昭和 60）年の**プラザ合意**をきっかけとして 1986（昭和 61）年から 1991（平成 3）年にかけて、**バブル経済**に踏み入り、円高と低金利政策によって株式や地価の異常な高騰がみられた。そして政府の**総量規制**により、好況を維持したバブル経済はしぼんだ。その後の経済は低迷期に入る。新自由主義経済政策を採用した国家では、低迷期に移行すると、失業者が増加する。

　これは国民生活に次のような社会現象として現われた。日本の場合、1998（平成 10）年には、企業の倒産や失業によって**ホームレス**が激増した。2004（平成 16）年には、全労働者に占める非正規雇用の割合が 3 割を超え、しかも漸増しつづけている。これはバブル経済の終息とともに、中高齢者の雇用を優先することで、若者の就職率の伸びを抑えたことに 1 つの原因がある。そのうえ、産業構造の**ポスト・フォーディズム化**などの参戦により、若者の雇用は不安定なまま放置されてしまった。これにより職場は経

**大衆消費社会**
mass consumption society

**ガルブレイス**
Galbraith, John Kenneth
1908～2006
アメリカの制度経済学者。

**依存効果**
dependence effect
広告などの手段により、生産者が消費者の購入判断を支配する効果のことで、欲望が大企業の宣伝や販売活動に依存して操作されていることをさす。

**プラザ合意**
Plaza Accord

**バブル経済**
bubble economy

**ホームレス**
厚生労働省の「ホームレスの自立の支援等に関する特別措置法」は、ホームレスを「都市公園、河川、道路、駅舎その他の施設を故なく起居の場所とし、日常生活を営んでいる者」と定義している。

済的補償のみならず、アイデンティティ形成の要因の1つを失った。

　第2に、労働者を取り巻く環境は激変し、これに対応する法律も変わってきた。**労働基準法**や**労働者派遣法**はたびたび改正され、さらに2001（平成13）年には労働組合がかかわらない**個別労働紛争解決法**が制定されている。政治への参加は、集団的労使関係から個別的労使関係へ移行することとなり、こうして労働は個人化されるのである。

**個別労働紛争解決法**
個々の労働者と事業主との間の労働条件や職場環境などをめぐるトラブルを未然に防止し、早期に解決を図るための制度。

　第3は、1992（平成4）年に、平均世帯人員は3人を切り、減少傾向にある。これと連動して「女親と子ども」、「単身世帯」は増加している（第5章参照）。これらのことから一概に家族の個人化を指摘することはできないが、その要因として挙げることはできる。また同じ年に、「共働き世帯数」が「片働き世帯数」を超えている。以降、両者の数値の開きは拡大している。これらの傾向は、脱ジェンダー化あるいは脱家族化が当たり前となりつつあることを示しているといえよう。ただし、正規雇用の女性は第1子出産後に離職する傾向にあり、職場復帰後は非正規社員として働くことを選択しがちである。これまで見てきたアイデンティティは、男性のライフサイクルをモデルとしてみなされてきた。したがって脱ジェンダー化は、アイデンティティの再構成を迫るのである。

　こうした個人化の傾向は、さまざまな社会現象として現れる。1950年代のアメリカのように、高度経済成長期における他人指向型人間の親の世代は、何かしら内部指向型の残存を身に付けていた。子は親から受験勉強やスポーツという目標を与えられ、それを達成するために競争を乗り切ることを動機づけられるが、仲間からは協調することを要求される。子は親から要求された達成意欲を、仲間からの承認欲求に変形させていく。仲間からの承認欲求を目標達成として「うまくやっていく」子どもは、役割演技に終始するので自分の立場に固執しない。一方で親の要求に忠実であろうとする子どもは、自分の目標を手放すまいとする力が勝ち、仲間への適応が不十分となる。どちらを選択しても自己が確立しにくいのである。消費社会においては、このようなアイデンティティの拡散がしばしば起きる。エリクソンのいうモラトリアムは、グローバル化と個人化に対応できなくなっているといえる[1]。

**ひきこもり**
social withdrawal
厚生労働省は「仕事や学校に行かず、かつ家族以外の人との交流をほとんどせずに、6ヵ月以上続けて自宅にひきこもっている状態にある人」といっている。

　**不登校**や**ひきこもり**が社会的関心を集め始めたのは、1990年代後半である。ひきこもりの定義は一定していないが、就労に限定すれば、収入を目的とした仕事をしていない人がそれに含まれる。そこで国や地方自治体は就労支援を促しているが、バブル崩壊後に就労が思うに任せず、壮年に達しても自宅で生活を続けなければならない人がでてくる。これは終身雇用制が崩壊したとはいえ、いまも新卒一括採用は残っており、これに乗り

遅れると人生のプランが立てにくいことを証明している。また日本の解雇や退職の規制は欧米に比して緩く、離転職の自由がある反面、中途採用者がそのまま正規採用者となり、なおかつ生計を満たす収入を得る可能性が問われている。ひきこもりを防止するために「ストレスの量とそれを処理する力のバランス」の重要さを政府は説くが、ひきこもりの原因の1つとなっているグローバル化は、企業の最上の価値を優勝劣敗に置く。それは企業の経済活動も個人の自由も、自己責任を強調する点で密接に関係していることを示している。

## [2] 再帰的近代化とアイデンティティ

　**個人化**は、伝統的社会から解放された産業社会を形成する**第一の近代**の過程で現れる。ここでいう個人化は、規範に着目すると「よく生きること」について、個人が自律性をもち、社会から自己決定権を承認されることを条件として成立する。しかし**社会分化**が急速に進むにしたがい、一方で個人化は個人の選択に適否の規準が存在しないとする観点と、他方で選択の適否について多元的な情報を交換し合い、合意し、共同性の範囲内で個人の自由を認める立場に別れる。選択の基準を否定する個人化は、個人の自由と経済至上主義を組み合わせた**リバタリアニズム**にいきつく。

　**ベック**は、**リスク**をはらみ高度に産業化していく段階を「**第二の近代**」、換言すれば再帰的近代と規定した。この段階では、家族や地域社会は安定した集団ではなくなり、性別に関係なく、個人は再生産の単位となる。個人は市場に媒介されて、アイデンティティを作らなければならないのである。しかも個々人が自分を基準にして行動するとはいえ、それは産業社会までであり、**リスク社会**では、労働市場、教育、消費、社会保障や扶助制度に、また医学や教育の助言に依存しなければならない。この状況で、消費生活を順調に進めるために、個人は労働を強制されるだけではなく、消費においても他者の行動の標準に合わせるために管理される。教育や労働、年金受給資格などへの参加や脱退は個人の自由であるとはいえ、それに伴うリスクは個人の負担とされる。このように制度が個人の生活史を決定するので、自立化する余地は狭められる。また人生のどの時期にどのような制度が変更されるかは予測できないので、アイデンティティは年齢に相応した人生の各時期に確立されるだけでは解決されない。制度に対する同調と脱退は個人の責任に、あるいは他者の強制に任せられているからである。「第二の近代」において、たとえば労働は年齢の境界を問わず、不安定な状況の中で継続されなければならない。個人化は外部による制御と標準化を個人に押し付けることにより、「自分とは何者か」という問いを発しに

**再帰的近代化**
reflective modernization

**個人化**
individualization

**社会分化**
social differentiation
社会が単純で同質の状態から複雑で異質な状態に変化する過程。

**リバタリアニズム**
libertarianism
自由尊重主義、自由至上主義などの訳語があてられる。

**ベック**
Beck, Ulrich
1944～2015
ドイツの社会学者。

**リスク**
risk
われわれが望まない事象の発生可能性。

**リスク社会**
risk society

くい状態に置く。個人化による失敗は制度によるものだが、それでも個人は「与えられた人生」を自分で作っていかなければならないという矛盾に直面する。

## [3] 変更される親密性

モダニティ
modanity

脱埋め込み
disembedding

制度的再帰性
Institutional reflexivity
再帰性は反省することであるが、ギデンズらは個人だけでなく、この考え方を社会にまで広げた。

　ギデンズは、18世紀半ばから1980年代半ばまでの近代社会の時期を**モダニティ**と位置づけ、この範囲の社会の変化を、**時間と空間の分離、脱埋め込み、制度的再帰性**で説明した。近代社会とは、伝統的社会において拘束されていた時間と空間が分離することである。共同体からの脱埋め込み化によって、時間は無限となり、空間的距離は拡大し、社会は再編成される。時空が分離すると人びとの間接的接触が常態化する。マス・メディアの発達や、IT技術の進展によるインターネットの利用にみられるように、制度的再帰性は、抽象的システムにより新しい知識や情報を行為の環境に組み込むことで、行為の環境を再編成し、再組織しながら社会を変えていく。社会制度は設定されてから、これまでのいきさつを反省しつつ、修正されていく再帰的過程において運営されるのである。

　このモダニティの条件の中で、形成される自己アイデンティティの要因を、ギデンズは次のように整理する。第1は、人は反省に先立って存在し、現実に存在する世界を各自が引き受け、世界を理解しながら存在しているということである。また、言語を習得する手順により、対象や出来事の同一性を認識できる。第2は、人間が自然の中で生きる有機体でありながら、再帰的な生物として自然から区別される。つまり人間は自分の生の有限性を認識している。第3は、他者の特性や行動を相互主観的に解釈することは、子どもが親との関係において移ろうことのない安心を得るような感覚を人に与える。第4に、自己アイデンティティは同一性を保つために、特定の物語を構築する。そのために物語は、自分の外で起きる出来事から同一性を破壊するような障害を選り分けながら紡がれる。自分を取り巻いている世界は変化し続けるので、物語は一貫性をもつとは限らない。だからこそ再帰性によって、つねに物語は手を加えられなければならないのである。個人と社会は、世界が1つの単位になる環境のもとで相互に関連している。したがってモダニティという環境下にあって、自己アイデンティティは、他者との差異を識別したり、青年期というような集合的な特性を示したりするものではない。アイデンティティは行為主体によって再帰的に継続性をもって解釈される。したがって「私」は、生活史という観点から「自分で再帰的に理解した自己」なのである。

　再帰的に解釈され続ける自己は、他者との関係のあり方を休みなく問い

直していこうとする。そのモデルは**純粋な関係性**にみられる。純粋な関係は、①社会的・経済的条件という外的条件と関係が切れていること、②関係は相互に利益を与えあうときにのみ維持されること、③関係は不安定なので、再帰的に形成を繰り返すこと、④関係を継続するために**コミットメント**が優先すること、⑤**親密性**を築くためには、自立と他者との感情経験の共有とのバランスが達成されていること、⑥関係は構築され続ける信頼関係に基づいていること、⑦他者と「共有された歴史」が自己アイデンティティを形成すること、である。純粋な関係は、婚姻関係や友人関係にみられる二人関係を基本としている。この関係は直接的な関係だけではなく、オンライン上で擬似的な親密な関係を作ることも可能である。防ぎようのないリスクを保留すれば、再帰的近代において、**SNS**は親密な関係に似た機能をはたしているといえる。

　こうして自由と引き換えに伝統的共同体を失っても、人は新たな共同体を求め続ける。現代社会を**リキッド・モダニティ**と規定した**バウマン**によれば、消費社会の生活は人を顧客とし、さらに商品とする。しかも購入から廃棄まで他者がとる消費行動に歩調を合わせなければならない。しかもその過程の時間的距離は短い。権威や有名人、アイドルや権力などは、流動的な消費の対象となる。それでも人は「自分とは何者か」を定義するために、自分と引き比べて参考にするための他者をつねに必要としているのである。

**純粋な関係性**
pure relation

**コミットメント**
commitment
献身や深い関与、破れない約束のこと。

**親密性**
intimacy

**SNS**
Social Networking Service の略。

**リキッド・モダニティ**
liquid modernity
液状化社会、流動化社会と訳される。

**バウマン**
Bauman, Zygmunt
1925〜2017
ポーランド出身の社会学者。

注)
(1)　厚生労働省のウェブサイトを随時参照.

## 引用参考文献

● 井上俊「日常生活における解釈の問題」『遊びの社会学』世界思想社，1977.
● 上野千鶴子編『脱アイデンティティ』勁草書房，2005.
● エリクソン，E. H. 著／中島由恵訳『アイデンティティ―青年と危機』新曜社，2017.
● エリクソン，E. H. 著／小此木啓吾訳編『自我同一性』人間科学叢書 4，誠信書房，1973.
● エリクソン，E. H. 編／栗原彬監訳『自我の冒険―脱工業化社会の青年たち』金沢文庫，1973.
● 荻野達史・川北稔・工藤宏司・高山竜太郎編著『「ひきこもり」への社会学的アプローチ』ミネルヴァ書房，2008.
● 小此木啓吾『モラトリアム人間の時代』改版，中央公論新社，2010.
● 片桐雅隆『自己の発見―社会学史のフロンティア』世界思想社，2011.
● ガーフィンケル，H. 著／山田冨秋・吉井裕明・山崎敬一編訳『エスノメソドロジー』せりか書房，1987.
● ギデンズ，A. 著／秋吉美都・安藤太郎・筒井淳也訳『モダニティと自己アイデンティティ 後期近代における自己と社会』ハーベスト社，2005.
● 栗原彬項目執筆「アイデンティティ」『【縮刷版】社会学事典』弘文堂，1994.
● ゴッフマン，E. 著／石黒毅訳『行為と演技』誠信書房，1974.
● 作田啓一『個人主義の運命―近代小説と社会学』岩波書店，1981.
● 桜井厚『インタビューの社会学―ライフストーリーの聞き方』せりか書房，2002.

- シュッツ, A. 著／桜井厚訳『現象学的社会学の応用』新装版，御茶の水書房，1997.
- シュッツ, A. 著／渡部光・那須壽・西原和久訳『社会的現実の問題Ⅱ』アルフレッド・シュッツ著作集 2，マルジュ社，1985.
- スチュアート, H・ポール, ド.G 著／宇波彰監訳・柿沼敏江・林完枝・松畑強・佐復秀樹訳『カルチュラル・アイデンティティの諸問題—誰がアイデンティティを必要とするか』木村書店，2001.
- 武川正吾「グローバル化と個人化」盛山和夫・上野千鶴子・武川正吾編『公共社会学 [2] 少子高齢社会の公共性』東京大学出版会，2012.
- トマス, W.I.・ズナニエツキ, F. 著／桜井厚抄訳『生活史の社会学—ヨーロッパとアメリカにおけるポーランド農民』御茶の水書房，1983.
- バウマン, Z. 著／伊藤茂訳『新しい貧困』青土社，2008.
- バウマン, Z. 著／伊藤茂訳『アイデンティティ』日本経済評論社，2007.
- バーバラ, A. 著／伊藤誓・磯山甚一訳『時間と社会理論』叢書ウニベルシタス，法政大学出版局，1997.
- ハーベイ, D 著／本橋哲也訳『ネオリベラリズムとは何か』青土社，2007.
- プラマー, K. 著／原田勝弘・川合隆男・下田平裕身監訳『生活記録の社会学—方法としての生活史研究案内』光生館，1991.
- ブルーマー, H.G. 著／後藤将之訳『シンボリック相互作用論』勁草書房，1991.
- ベック, U 著／東廉・伊藤美登里訳『危険社会』法政大学出版，1998.
- ベック, U・ギデンズ, A・ラッシュ.S 著／松尾清文・小畑正敏・叶堂隆三訳『再帰的近代化 近現代における政治、伝統、美的原理』而立書房，1997.
- 前田泰樹・水川喜文・岡田博光編『エスノメソドロジー』新曜社，2007.
- ミード, G.H. 著／河村望訳『精神・自我・社会』デューイ＝ミード著作集 15，人間の科学社，1995.
- ミード, G.H. 著／河村望訳『現在の哲学・過去の本性』デューイ＝ミード著作集 14，人間の科学新社，2001.
- リースマン, D 著／加藤秀俊訳『孤独な群衆』みすず書房，1964.

## ■ 理解を深めるための参考文献

- 見田宗介『現代日本の感覚と思想』講談社学術文庫，1995.
  戦後から 1990 年代まで、われわれの感覚が「理想」「夢」「虚構」と推移してきたことを跡づける。現代社会は情報化と消費化がもたらす虚構の延長線にいることを暗示する。これからのアイデンティティの考察に手がかりとなる 1 冊である。
- 山本周五郎『青べか物語』新潮社，1961.
  昭和初頭、漁師町だった千葉県の浦安町（現在の浦安市）に「よそ者」として住み、住民と送る日常経験をもとに執筆された小説（フィクション）である。「よそ者」が親密な信頼関係を築くことの困難について参考になる。
- ジンメル, G. 著／北川東子編訳／鈴木直訳『ジンメル・コレクション』筑摩書房，1999.
  ジンメルのエッセイ集となっているが、相互作用の「結合と分離」が、所収の「橋と扉」に展開されている。また「よそ者についての補論」は、のちにパークの「マージナル・マン」やシュッツの「他所者」に影響している。

# 第3章 社会集団と組織

本章では、社会集団が社会学のテーマとして取り上げられるようになった経緯とその代表的な類型を解説して、さらにその現代的展開についても触れることにする。

## 1

社会集団の基本類型として最も有名な3つのあり方を学ぶ。その中で、最初に考案された類型はテンニースの「ゲマインシャフトとゲゼルシャフト」である。次に、クーリーは、われわれ意識が一要素であるという「第一次集団」を論じた。最後に、アソシエーションと対比して「コミュニティ」を地域社会と定義づけたのは、マッキーヴァーである。

## 2

「綜合社会学」から「形式社会学」へ転換する中で社会集団が社会学のテーマとなってきたことを社会学史の流れの中で理解する。

## 3

現代における社会集団には官僚制がつきものである。その諸相として企業組織、学校、病院、全制的施設、NPOについてそのプラス面とマイナス面について考える。

# 1. 社会集団の定義と概要

## A. 社会集団の定義と概要

　本章の内容に関係して、身近なことから考えることにする。たとえば、渋谷駅に向かってスクランブル交差点を渡ると、大勢の人とぶつかることなく駅に着く。すれ違った人たちは、バラバラの人間の集まりで、これは社会集団とは考えられない。仮にすれ違った人びとの多くが渋谷公会堂で開催されるある音楽グループの公演に向かっていたとしても、それだけではまだ社会集団とはいえない。しかし、その音楽グループのファンクラブが結成されていて、ファン同士でお互いに交流がなされているならばこれは集団とみなすことができる。

　すなわち社会集団とは、共通の属性、共通の目標、共通の利害などをもっており、その集団に属していることでそのメンバーが、「われわれ」という感情をもっている集団のことである。加えて、その集団内でメンバーがお互いに何らかの働きかけ、すなわち相互作用を行っていると考えられる。

　言い換えれば、「集団はメンバーの相互作用の体系」[1]なのである。その相互作用のプロセスで、メンバーの行動パターンが分化していったものが「役割」であり、それによってメンバー間のコミュニケーションの内容、方向、量が定まっていき、相対的に個人を位置づけたものが「地位」である。こうした「地位と役割」は、集団の中におけるメンバーの相互作用のプロセスで創られることに加えて、社会的な価値基準によって規範的に望ましいとされる行動パターンが構造化されたものでもある。

　こうした社会集団が社会学のテーマとなってきた経緯を振り返ってみる。社会学の草創期である第一世代の社会学者は、「**綜合社会学**」として、天文学や数学といった自然科学も含めて百科全書的に社会全体の変動を解明しようとした。**コント**は「神学的段階、形而上学的段階、実証的段階」の3段階で、宗教的だった人間の知識が、過渡的段階の哲学を経て科学へ進歩していくと考えた。また**スペンサー**は社会を生物有機体のように、自ら律しあるいは矯正する力をもつ存在と把握して、「軍事型社会から産業型社会へ」進化していくと考えた。そして、このように進歩していくヨーロッパの将来はバラ色と考えられたのである。

**綜合社会学**
社会現象の一切を含む人間社会の全体を対象とし、これを綜合的に把握し、歴史的発展や進化の過程の中で捉えようとする考え方。

**コント**
Comte, Auguste
1798〜1857
社会学の父と呼ばれる。主著『実証哲学講義』（1830-1842)、『実証政治学体系』(1851-54) など。

**スペンサー**
Spencer, Herbert
1820〜1903
主著『社会学原理』(1876-96) など。

しかし、**清水幾太郎**が述べるように、このような社会学の古典的形態に対する疑問や反省は19世紀末に始まり、やがて第1次世界大戦の経験によって決定的なものになった[2]。それは、進歩の先駆者であるヨーロッパの諸国民が、自ら帝国主義という形で世界的戦争を起こしたからである。先に述べたバラ色の未来をもたらすはずの「科学」は、第1次世界大戦においては大量破壊・大量殺人のための兵器を開発し、「産業」もまたその大量生産に奉仕したことは周知の事実である。

そこで、続く社会学の確立期である第二世代の社会学者は、「**形式社会学**」と呼ばれる考え方に、その発想方法を大きく転換させた。その代表である**ジンメル**は社会学の課題について、「人間の集合の諸形式」を記述して、1つの集団の成員である限りにおける個人と諸集団間の関係にしたがう諸法則を見出すことにあるとした。

ここでジンメルのいう「集団の量的規定」[3]を例にしてみよう。たとえば、2人集団では、一方の退場は集団全体を壊すことになり、彼らをこえた存在は残らない。それに対して、3人の集団の場合は、ある個人が離脱しても集団は存続し続ける。さらに第3番目の者には、仲裁や漁夫の利といった2人の関係ではあり得ないことが可能となる。このように形式社会学は具体的内容を捨象した、いわば「社会の幾何学」ということができる。その形式社会学は、いわば形式に抽象化して人間の内面に迫ろうとしたことでも「綜合社会学」とは大きく異なっている。

このように社会学が、「綜合社会学」への批判から「形式社会学」に転換する時期に、社会全体ではなく、集団を社会学の対象として考えるという発想方法が考案された。言い換えれば、社会学で対象を見る道具が望遠鏡から顕微鏡に変わったことを示している。

## B. 社会集団の機能

社会集団には3つの機能がある。**大橋幸**によると、①個々の集団が全体社会の中で果たす機能、②集団が個人に及ぼす影響、③ある集団を構成しているメンバー相互がどのような人間関係を結ぶかによって、集団そのものの構造や活動の性格がいかに変化するかである[4]。

こうした機能は、たとえば政治に関わる集団であれば①が、学校や教育機関ならば②が、家族の関係ならば③が重視される。個々の集団によって、3つの機能に関する比重の置き方は異なっている。しかし、現実の集団では、この3つの機能は不可分に関連しあって成り立っている。

**清水幾太郎**
1907〜1988
社会集団の重要性を論じた社会学者。学習院大学教授。主著『社会心理学』(1951)、『社会学講義』(1951)、『現代思想』(1966) など。

**形式社会学**
狭義にはジンメルに代表される。現実の社会全体の中から、具体的内容を捨象した「社会の幾何学」として社会の純粋形式を取り扱おうとする考え方をいう。広義には、ジンメルと同時代人で社会学に固有の対象を見つけようと努力した社会学者たちも含む。両者とも、社会学を独立した科学として確立させることに貢献した。

**ジンメル**
**Simmel, Georg**
1858〜1918
社会学者かつ哲学者。コント死亡の翌年に生まれた。デュルケームも同年生まれである。ジンメルはベルリン大学の私講師を長くつとめ、晩年になってシュトラスブルク大学で教授となった。

**大橋幸**
1929〜
社会学者、社会心理学者。東京学芸大学教授、日本大学教授。

# 2. 集団の基本類型

## A. ゲマインシャフトとゲゼルシャフト

テンニース
Tönnies, Ferdinand
1855〜1936
ドイツ西北部シュレスヴッヒ-ホルシュタイン州に生まれ、キール大学の私講師を経て教授をつとめた。

ゲゼルシャフト
Gesellschaft

ドイツの社会学者**テンニース**は、1887年に『ゲマインシャフトとゲゼルシャフト』を著した。テンニースの処女作であり代表作である。

まず日本人には聞きなれないこの言葉の意味を考えることにしよう。そこで、現在ドイツで発行されている総合雑誌『シュピーゲル』を見ると、経済、文化、スポーツと並んで社会を意味する**ゲゼルシャフト**という欄があることに気づく。ゲゼルシャフトとは、英語のソサエティに近い意味をもっている。さらに、ゲゼルシャフトはドイツ語で「会社」も意味している。メルセデス・ベンツを製造しているダイムラー社のことを、ドイツではダイムラーAG（アクツィエン・ゲゼルシャフト）と表記する。意味は株式会社である。このようにドイツ語のゲゼルシャフトとは、社会や会社を示す言葉として一般に親しまれている。

ゲマインシャフト
Gemeinschaft

それに対して、ドイツ語の**ゲマインシャフト**は共同生活を意味する。この両者はもともと近い意味をもつ言葉だったが、それを組み合わせて、対になる概念として考案したのがテンニースなのである。

より厳密に考えていくことにしよう。テンニースによると、ゲマインシャフトとゲゼルシャフトとは、両者ともに人間と人間との間で相互に取り交わされる関係のうち、肯定的な関係によって形成される集団の2つのあり方を示す概念のことである。テンニースに倣って表現するならば、信頼に満ちた親密で水入らずの関係はゲマインシャフトであり、社会生活における公の関係はゲゼルシャフトである。

別の言い方で、ゲマインシャフトとは、統一されて一体となっている状態のことで、切り離そうとしても切り離すことができない人間の神経と筋肉と骨格との関係にたとえられる。それに対して、ゲゼルシャフトとは、経済学者**スミス**がいう「万人が商人である」状態のことである。まず商人というものは、自己の利益を追求することを至上の目的と考える職業とする。それならば、商人は利益によって他人と結びつき、自分の利益を促進しうる限りにおいてのみその人間関係を維持すると考えられる。

スミス
Smith, Adam
1723〜1790
イギリスの経済学者。『諸国民の富』（1776）で有名。グラスゴー大学教授。

これによって、「あらゆる分離にもかかわらず、結合しつづけているのがゲマインシャフトで、あらゆる結合にもかかわらず依然として分離しつ

づけるのがゲマインシャフトである」(5)という、しばしば引用されるテンニースの言葉の意味が納得できる。これらの意味を踏まえて、「ゲマインシャフトとゲゼルシャフト」には、「共同社会と利益社会」(6)という訳語をあてる場合がある。

　そしてテンニースは、ゲマインシャフトとゲゼルシャフトの相違の根本には、人間の**意志**の2つのあり方が横たわっているという。人間はその胸の内に感情や衝動や欲望を複雑に秘めているが、それも現実的で自然のままのものと、観念的で人として分をわきまえている場合がある。前者を、思考が含まれている意志である「**本質意志**」として、後者の意志が含まれている思考である「**選択意志**」と区別した。

　テンニースは、この2つの意志に並行するものとしてゲマインシャフトとゲゼルシャフトのあり方を説明した。こうした考え方が、テンニース社会学の柱であり「たて糸」である。この内容を理解することが、テンニースの集団論で最も重要である。

　さらにテンニースは、ゲマインシャフトは古く、ゲゼルシャフトは新しいと述べている。しかし、テンニースは、「ゲマインシャフトからゲゼルシャフトへ」の移り変わりを進化や発展と単純には考えていない。ドイツ語では協同組合を意味する**ゲノッセンシャフト**は、中小零細企業が原材料の仕入れと製品の販売を共同で行う仕組みである。実のところ、テンニースはこのゲノッセンシャフトこそゲマインシャフト的な経済原理が、ゲゼルシャフト的な生活条件に適合して新しい発展能力を有する形態であると述べているのである。また第1次世界大戦後にベルリン大学で社会学を講義した**フィーアカント**は、ゲマインシャフト的関係がゲゼルシャフト的関係の中に存在するだけでなく、前者が優越することを「**ガリレオ的発見**」と名づけたこともある。

　そして、テンニースは「よこ糸」とでも呼ぶべき概念を『ゲマインシャフトとゲゼルシャフト』で明らかにしたことも知るべきである。それは、比喩的に考えて動物の器官や機能には、まず植物的生命と動物的生命があり、それらは人間特有の人間的生命と区別されるという「生命進化の三段階」と呼ばれるものである。

　まず植物的生命とは、新陳代謝のことであり生命力の保存・蓄積・再生産のことである。次に動物的生命とは、植物的生命を維持するために他の物体または生物に対して力を出すことであり、手足や全身を動かすことである。最後に、人間的生命は言語によって仲間に伝達することである。人間は、そこから自分自身に対する会話として思考力が発達すると考える。

　たて糸とよこ糸の織りなすテンニースの考えは、**表3-1**に示したように、

**意志**
Wille
テンニースは『心理社会学における哲学的用語集』(Philosophische Terminologie in Psychologisch-Soziologischer Ansicht, 1906)で意志に関する学問が最も重要であると述べた。
それによると、人間は、肉体の中の大脳皮質のように、心の中に精神的組織をもつ。そこに言語という記号システムが加わり、その精神的組織は判断するようになり、そこに意志が成立するという。

**ゲノッセンシャフト**
Genossenschaft

**フィーアカント**
Vierkandt, Alfred
1867〜1953
テンニースの議論を発展させ、「肯定的な関係」だけでなく「闘争的な関係」をも重視したドイツの社会学者。ベルリン大学で初代の社会学教授をつとめた。

**ガリレオ的発見**
Galileische Entdeckungen
ゲマインシャフト的関係がゲゼルシャフト的関係に優越することを、コペルニクスが考えた地動説を実際に望遠鏡で観察したガリレオ・ガリレイの発見になぞらえた。フィーアカントが『社会学』(Gesellschaftslehre, 1923)で主張した。

表 3-1　テンニースの集団類型

| 生命進化の段階 | ①ゲマインシャフト | | ②ゲゼルシャフト | |
| --- | --- | --- | --- | --- |
| | 本質意志 | | 選択意志 | |
| | 現実の生活 | 主な職業 | 現実の生活 | 主な職業 |
| a) 植物的 | 家族 | 家内経済 | 大都市 | 商業 |
| b) 動物的 | 村落 | 農業 | 国家 | 工業 |
| c) 人間的 | 町 | 芸術 | 世界 | 学問 |

出典）テンニエス，F. 著／杉之原寿一訳『ゲマインシャフトとゲゼルシャフト―純粋社会学の基本概念』岩波書店，1957，上巻末の「概念一覧表」から一部を抜粋.

6つの類型に分けることができる。

　ゲマインシャフトの植物的形態である家族は、それを基本として村落を経て、より高度な町に進化する。さらにゲゼルシャフトの植物的形態である大都市は、同様に国家、世界となっていく。これらの各段階における主要な職業は、ゲマインシャフトでは、家内経済、農業、芸術であるのに対して、ゲゼルシャフトにおいては、商業、工業、学問となっている。

　こうしたところに「形式社会学」が隆盛する時代において、意志を基本に社会集団の本質をゲマインシャフトとゲゼルシャフトに分けて見極めようとするテンニースの姿勢が表れている。しかし「生命進化の段階」という考え方は先にふれた「綜合社会学」の見方にも通じていることから、テンニースは社会学史では「綜合社会学」から「形式社会学」に移行する過渡期の社会学者に位置づけることができる。

# B. 第一次集団と第二次集団

クーリー
Cooley, Charles Horton
1864〜1929
『社 会 と 我』（1902）、
『社会組織論』（1909）、
『社 会 過 程』（Social Process, 1918）が三部作である。『社会組織論』は「第一次集団」を論じたことで、クーリーが執筆した三部作の中で最も有名である。

第一次集団
primary group

フェイストゥフェイス
face to face

　アメリカの社会学者クーリーは、母校ミシガン大学教授として1909年に『社会組織論』[7] を出版した。

　まず「第一次集団」とは、顔と顔とをつきあわせている（フェイストゥフェイスな）親しい結びつきと、協力とによって特徴づけられる集団のことである。人間の発達段階に対応して具体例を考えると、家族、子どもたちの遊び仲間、もしくは大人たちの近隣や地域における集団などが考えられる。人間は、こうした身近な集団の中で、「人間性」を形成して成長するのが基本的であるという意味で「第一次」的と表現されるのである。

　ここでいう「人間性」とは、人間の性のことであって、人間の尊厳を基調とする博愛主義のことではない。それは、情緒や衝動のことで、愛だけでなく怒り、野心、虚栄なども含んでいる。クーリーは、人間は人間性を生まれながらにして備えているわけでなく、人間は仲間同士のつながりを

通す以外にそれを獲得するすべはないし、孤立状態に置かれればそれを朽ちさせてしまうともいっている。

さらに、クーリーは、人間は親しい結びつきの結果、1つの共通した全体と融合するにいたるという。それは、個人の自我そのものが、その目的に関する限り、集団に共通する生活や目的と同じものになることである。その統一体のことを、相互の同一視を意味する「われわれ」と表現する。社会集団の要素として、共通の属性だけでなく、集団に所属していることが一体感を生むと指摘したのはクーリーである。

加えて、クーリーは、第一次集団とは、調和だけでなく、通常は競争しあって統一されているといっている。第一次集団の中には、自己主張やさまざまな情熱も存在するが、そうしたことが互いの共感や思いやりを意味する「**シンパシー**」によって社会化されて、全体の統一にいたるというのである。

以上の「第一次集団論」を、少年グループを例に考えてみる。人間は少年になると、家族よりも仲間づきあいの中でシンパシーや野望、名誉をもつようになる。少年は、遊びを通して討論と協力と自発性を学ぶのである。スポーツのチームを例にしてみると、少年は、チームに対する奉仕とフェア・プレーという共通の基準の中でプレーをする。そのうち少年は、仲間と同じチームの一員として、あるポジションを争うことにいたるだろう。しかし、次第にそういった些細な争いよりも、自分のチームや学校が栄光をつかむことを大事にしていくように成長していくのである。

「**第二次集団**」としてクーリーは論じていないが、後に**ヤング**は、第一次集団と対照して、第二次集団は、意図的・意識的に選択された集団であること、特別な利益やニーズに基づく一部分を代表すること、フェイストゥフェイスな接触を必ずしも必要としないこと、企業をその典型とする「組織」は全体として第二次集団とみなされること、そして他にも、国家、政党、労働組合、企業内サークル、宗教団体、秘密結社の支部、学会、哲学や思想の学派などがそれにあたるとした[8]。

なお、クーリーは「**鏡に映った自我**」という、人間の自己に対する意識のあり方についても考察している。人間は他人からの評価を、他人が自分をどう見て評価しているかから想像する。それは自分の顔を鏡に映して自意識をもつのに似ていると考えられる[9]。それを「第一次集団」と関連づけると、子どもや若者の自我の形成に「第一次集団」である家族や近隣集団が「鏡」としての役割を果たすことになる。自我形成に家族や近隣集団の重要性が再認識される今日、クーリーの議論はなお光を失っていない。

**シンパシー**
Sympathy
悲しみや苦しみに対する同情や共感、思いやりのこと。

**第二次集団**
secondary group

**ヤング**
Young, Kimball
1893〜1972
アメリカの社会心理学者。ノースウェスタン大学教授。著名な宗教指導者ブリガム・ヤングを父にもつことでも知られる。

**鏡に映った自我**
looking-glass self

# C. コミュニティとアソシエーション

マッキーヴァー
MacIver, Robert
Morrison
1882〜1970
スコットランド生まれの
イギリス人。スコットラ
ンドのアバディーン大学
とカナダのトロント大学
を経てニューヨークのコ
ロンビア大学教授をつと
めた。『コミュニティ』
が実際に執筆されたのは
1914年とされるので、
マッキーヴァーが30歳
代前半の若き日に執筆し
た代表作である。

コミュニティ
community

アソシエーション
association

　マッキーヴァーは、1917年に『コミュニティ』を出版した。今日では日常的に使われる「コミュニティ」に「地域」や「地域社会」という意味を込めたことで、社会学の上で不朽の名著である。それも「アソシエーション」と対にして理解するという考え方は、社会学を学ぶ者にとっては、いかなる国や時代をも越えて共通認識である。

　マッキーヴァーは、社会という語を、人と人との間の意志されたすべての関係を含む一般的で包括的な意味に用いた。この意志を概念の中心に置くということはテンニースと共通しているが、マッキーヴァーの場合、意志の有りようで集団の分類をしようとはしていない。

　そこで、まず「コミュニティ」とは、村、町、地方、国、それよりもっと広い範囲の場合もあるが、その共同生活のいずれかの地域を意味すると述べている。ある地域がコミュニティの名に値するには、それより広いエリアから区別されていないとならないし、人間がともに生活するところには常に、ある種の独自な共通の特徴が発達するともいっている(10)。このようにマッキーヴァーは、コミュニティとは、ある共通性をもった人間が生活する、ある範囲の地域であると定義した。つまり、この概念は相対的なものであって、行政上の市区町村と一致する場合もあれば一致しないこともある。

　次に、「アソシエーション」とは、人間がある共同の関心や利害を追求するための組織のことである。マッキーヴァーは、人間が求める目的や目標というものは、関心をもつものがそれを求めて結合し、それを得ようとして協働するときにこそ達成されると考えている。そのために、人間がもつどの関心にも、すべて対応するアソシエーションがあるともいっている。以上の内容を踏まえてコミュニティとアソシエーションを日本語にするならば、コミュニティを「基礎社会」、アソシエーションを「機能社会」と訳される場合もある(11)。

　さらに、両者の関係についてマッキーヴァーは、アソシエーションは部分的であるのに対して、コミュニティは統合的であるいう。1つのアソシエーションの成員は、いわば掛け持ちして他のアソシエーションの成員にもなることができる。またコミュニティの中にはたくさんのアソシエーションが存在しうる。しかし、コミュニティは最大のアソシエーションより広いもので、それはアソシエーションでは完全に充足されないもっと重大な共同生活であるともいっている。

　ここまでのマッキーヴァーの議論をテンニースと比較して整理すること

にする。テンニースの述べるゲマインシャフトとマッキーヴァーのコミュニティは統一的と統合的、あるいは人間の原初的欲求を包括的に満たす集団ということで内容に重なりのある概念である。しかし、ゲゼルシャフトは、利益によって結びつく集団であり、それは結合していても本質的には分離している。それに対して、アソシエーションは共通の目的・利害をもつ集団であるので、この両者は大きく異なっている。さらに**高田保馬**が図**3-1**に整理したように、テンニースの集団論は二者の区別であるのに対して、マッキーヴァーのそれは包含関係にある[12]。したがって、この2人の概念は質的に異なっている。「コミュニティとアソシエーション」は「ゲマインシャフトとゲゼルシャフト」の単なる英語版ではないことに留意すべきである。

**高田保馬**
1883～1972
社会学者かつ経済学者。九州大学教授、京都大学教授、大阪大学教授などを歴任した。主著に『社会学原理』(1919)、『社会関係の研究』(1926)などがある。

### 図3-1　テンニースとマッキーヴァーによる集団類型の違い

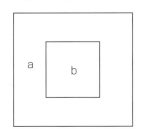

テンニース　　　　　　マッキーヴァー

A: ゲマインシャフト　　a: コミュニティ
B: ゲゼルシャフト　　　b: アソシエーション

出典）高田保馬『社会と国家』岩波書店，1922，p.72 から引用.

　ところで、マッキーヴァーは社会から、国家とコミュニティとアソシエーションを区別することを重視した。決して、国家という枠組みの中で、社会、コミュニティ、アソシエーションの位置づけを考えようとしているわけではない。このことは、マッキーヴァーが活躍した1910年代には**ラスキ、コール、バーカー、高田保馬**といった世界的な学者の間で多元的国家論が論じられていたことが背景にある。**多元的国家論**とは、国家もその社会を構成する他の集団と同列であって、国家の絶対性を否定するものである。こうした考え方は、第2次世界大戦前のわが国の国家観とは相いれなかったものである。次に、現代における具体的社会集団はどのような構造をもっているのか検討することにする。

**ラスキ**
Laski, Harold Joseph
1893～1950
イギリスの政治学者。ロンドン・スクール・オブ・エコノミクス（LSE）教授。

**コール**
Cole, George Douglas Howard
1889～1959
イギリスの社会主義思想家。

**バーカー**
Barker, Ernest
1874～1960
イギリスの政治学者。

# 3. 組織とNPO

## A. 企業組織

　組織の概念を企業の例として示すことにする。近年、株主と企業経営のあり方を通じて、企業は誰のものであるかを考える「**コーポレート・ガバナンス（企業統治）**」が重視されてきている。この考え方は、1990年代の平成期以後、欧米から取り入れられたもので、企業は株主の所有物であって、企業の目標は株主の利益を最大化することであると考える。

　具体的には、業務を担う執行役とそれを監督する取締役を分離すること、経営者に対してインセンティブをもたらすために**ストックオプション**を取り入れること、取締役にも独立性のある社外取締役を入れて権力の集中を防ぐこと、さらに株主、消費者、従業員に積極的に経営に関する情報開示を行っていくことが考えられる。

　それに対して、高度経済成長時代の昭和期には、企業は従業員のものであり、その企業生え抜きの取締役が経営にあたっていたことが多く見られた。すなわち、大企業の組織のあり方は、従業員主権から株主重視経営に移り変わってきたということができる。こうした組織のあり方は、かねてから社会学では官僚制の研究として行われてきている。

## B. 官僚制

　まずヴェーバーは『**支配の諸類型**』で、官僚制的行政の成立が、近代的な西洋国家の胚芽をなしているとする。その上で、**官僚制**とは、精確性・恒常性・規律・厳格性・信頼性の点で計算可能性を備えているということ、さらにあらゆる任務に対して普遍的に適用できる。それは支配の行使に関して、形式的には最も合理的な形態であると述べ、その優越性は専門知識に根拠をもつ(13)。官僚というと、国や地方自治体の公務員をイメージするが、近代的な大きな組織にはすべて存在するといってよい。

　言い換えれば、近代的な組織というものは、すべての人間を質でなく量で扱うという意味で「計算可能」になること、それに加えて「非人格化」すること、すなわち余人をもって代えがたい人間に依存するのではなく、他の人をもって代えられるようにすることが官僚制なのである。そこで次

コーポレート・ガバナンス
corporate governance
企業が望ましいパフォーマンスを発揮し続けるため、企業の主権を誰がもち、誰が経営者のチェックを行うかを考えること。

ストックオプション
stock option
取締役に対して、その会社の株式をあらかじめ定めた価格で取得する権利を付与すること。経営努力によって、その会社の業績が上がり株価に反映すると、その取締役の利益にもつながる。

ヴェーバー
Weber, Max
1864〜1920
行為者が主観的意味付与した行動を「社会的行為」として重視したドイツの社会学者。ハイデルベルク大学教授、ウィーン大学教授などをつとめた。

に官僚制が絡むさまざまな組織について述べることにする。

# C. 現代の組織

## [1] 学校

　選別という機能をもつ学校と官僚制の関連について考えることにする。ヴェーバーは『支配の社会学』の中で、「教養と教育との『合理化』」を論じている[14]。それによると、そもそも教育の目標は「教養ある人」を養成することにある。しかし官僚制は、ヨーロッパに存在する芸術や音楽に通じたジェントルマンや中国における文人としての「教養ある人」よりも、たとえば法学的専門能力を身につけた「専門人」を求める。したがって、官僚制は専門的な試験制度の不断の発展をもたらすともいうことができる。

　またヴェーバーは、近代社会における民主制とは、そもそも**名望家支配**に代えてあらゆる社会層から適格者を選抜する制度を意味するから、試験の社会的意義も大きい。そこの中で、社会的に整然とした教育課程と専門試験の導入を求める声が高まっているのは、教育熱が高まったのではなく、免許や資格所持者のための地位の供給を制限したいがためである。その地位を独占するための普遍的な手段が「試験」なのである。ヴェーバーは、専門試験によって獲得される社会的威信によって特権的な「**カースト**」が成立することを懸念している[13]。

　日本の受験競争について**竹内洋**は、学校の総序列化が特異であると指摘している。それは入学定員の不足ではなく、学校のランクによって起こっていること、しかも、合格可能性を知るための模擬試験が日常化しており、いわば「事前選抜」が制度化しているのである[15]。

## [2] 病院

　**イリイチ**は『脱病院化社会』[16]で、現代の医療制度は許容し得る限界を超えて成長し、医療制度そのものが人間の健康に対する主要な脅威になってきているという。それは臨床的、社会的、文化的の3つのレベルにおいて「医原病（イアトロゲネシス）」が不可逆となっている様相を示している。

　第1に、臨床的医原病とは、医師が患者を治そうとして患者に加える損害や、医師が医療過誤から訴えられないようにするための不作為のことである。第2に、社会的医原病とは、人びとを治療的、予防的、工業的な医学の消費者にすることで病的な社会を強化して、医療が病気の後押しをすることである。イリイチは、このような過医療化現象を「健康の収奪」と

---

**名望家支配**
名望家とは財産・教養・生活様式の点で隣人たちの間で傑出した人のこと。名望家支配とは、その社会的名誉・威信が支配的地位の基礎となること。

**カースト**
ヴェーバーのいう伝統的・身分制的な諸規範に基づくカリスマの日常化の一例。インドには、厳格な婚姻規定と、身分の世襲によるカーストが存在する。

**竹内洋**
1942〜
教育社会学者。京都大学教授をつとめた。

**イリイチ**
Illich, Ivan
1926〜2002
『脱学校の社会』(1971)の著者としても知られる。

第3章●社会集団と組織｜3・組織とNPO

呼んでいる。すべての苦悩・悲しみ・治癒が患者の外側のものになり「入院させられる」ときに社会的医原病は働き始めるのである。第3に、文化的医原病とは、健康に関する専門的職業が、自分なりに自然の方法で処理しようとする人びとの能力を破壊することである。

　イリイチはこうした現代の医原病から脱するには、人間の自律的処理と他律的保持・統御を区別して、保健専門家による管理を制限することが、人びと自身の健康ケアのための力を取り戻させ得ることを主張している。

## ［3］全制的施設

　ゴフマンは、アメリカの精神障害者の施設を意味する「アサイラム」に収容された人びとの研究を行った。そこは多数の類似の境遇にある個々人が、一緒に、相当期間にわたって包括社会から遮断されて、閉鎖的で形式的に管理された日常生活を送る居住と仕事の場所と定義される「**全制的施設（トータル・インスティテューション）**」である[17]。

　全制的施設とは、ある種の**スティグマ**を共有した人びとが住む施設である。ゴフマンは、スティグマを考えるのに本当に必要なことは属性ではなく関係を表現することであるという[18]。そこから相手に対してこちらが付与している性格を意味する「対他的な社会的アイデンティティ」と、相手が事実もっている「即自的な社会的アイデンティティ」の乖離からスティグマを考えようとする。

　この考え方によると、ある者がもつとスティグマとなる属性も、別の人間に対しては正常性を保証することがある。たとえば、ある種の仕事に就くには大学を卒業していることが必要とされるので、必要とされる大学教育を受けていない者はその事実を隠そうとする。それに対して、ある別の仕事では、その仕事に従事している高等教育を受けた人は失敗者というレッテルを貼られる場合もある。

　先に述べた「対他的アイデンティティ」と「即自的アイデンティティ」の間の乖離が他者に知られたり、顕（あらわ）になったりすると、その人の社会的アイデンティティは傷つけられる。ここにスティグマの本質がある。

　しかし、多くの場合はその人も本質的には正常であるという感情を積極的に共有して同情してくれる人物を見つけることができる。そのような同情的な人は、同じスティグマのある人びとである。そこでゴフマンは、特定のスティグマの成員たちは、メンバーのすべてが同一カテゴリーに属する人から成り立つ小社会集団を形成する傾向があることを指摘している。それがアサイラムなのである。

ゴフマン
Goffman, Erving Manual
1922～1982
主著に『行為と演技―日常生活における自己呈示』(1959) などがある。

アサイラム
asylums

トータル・インスティテューション
total institution

スティグマ
stigma
その徴（しるし）をつけられた者が、奴隷、犯罪者、謀反人といった公の場所で避けられるべき者であることを、他の人びとに告知するために考案されたもの。

# ［4］NPO

NPOとは、さまざまな非営利活動を行う民間の組織であり、利益を関係者に分配することを制度的に禁止された組織のことである。内容はnonprofitというよりも、not for profitを意味する。わが国では、1995（平成7）年に起こった阪神・淡路大震災をきっかけに、ボランティアの活動の重要性が再認識され、1998（平成10）年に「特定非営利活動促進法」、通称「NPO法」が成立した。

その定義についてさらに、**サラモン**は以下の5つの要素を挙げている。

①正式に組織されていること。その場限りの正式に組織されていない一時的な人びとの集合体はNPOとみなさない。

②非政府・民間であること。NPOは、政府機構の一部ではない。しかし、政府の支援を受けてはいけないわけではない。

③利益配分をしないこと。NPOは利益を得ることもあり得るが、その利益はその組織の基本的使命に対して投資されるべきであって、その組織の所有者あるいは理事会に分配されることはない。

④自己統治を行っていること。NPOは、外部の組織によってコントロールされてはならない。

⑤自発的であること。その組織活動の実行や業務の管理に、ある程度の自発的な参加があること。しかし、組織の収入のほとんどが寄付であるとか、組織のスタッフ全員がボランティアであることを意味しない[19]。

アメリカにおけるNPOの活発な活動が有名であるが、その理由はアメリカの税法である「内国歳入法」**501条（c）項3号**によって、税制上の優遇が認められたことがまず挙げられる。そのため、民間、政府に次ぐという意味で「**サードセクター**」と呼ばれることも多い。またヨーロッパでは「社会経済」と呼ばれ、より利他的、慈善的な性格を有していたり、生活協同組合が大きな役割をもっていたりする。

それに加えてアメリカには、単なる税法上の理由だけではなく、新天地開拓に欠かせなかった市民による意思決定・相互扶助の仕組みが根づいていたためNPOも盛んになったということができる。それに対して、伝統的共同体に埋もれ、長いものには巻かれろ式の「ものいわぬ日本人」にとって、今後NPOへの参加が盛んになってくれば、それは組織の革命的変革となるかもしれない。

しかし、日本のNPOは、専従スタッフの少なさとその給与の低いことが、その積極的参加にとって弱点となる。またNPOが民間企業との激しい市場競争にうち勝って行くのは容易ではないとも考える。

NPO
Non Profit Organization

サラモン
Salamon, Lester M.
1943〜
アメリカのジョンズ・ホプキンス大学教授、ジョンズ・ホプキンス政策研究所および非営利セクター国際比較プロジェクトのディレクターをつとめた。

501条（c）項
アメリカの内国歳入庁によって認定され、事業所得が原則として非課税になる団体のこと。C項には1号から29号まで存在し、そこに列挙されている団体は免税団体とされる。慈善団体など、いわゆる市民活動団体は3号に該当し、「501（c）（3）Organization」と呼ばれる。

注)

(1) 大塩俊介著「集団の意味とその構造概念」福武直編『集団と社会』講座社会学第2巻，東京大学出版会，1958，p.135.

(2) 清水幾太郎『社会学講義』清水幾太郎著作集7，講談社，1992，p.84.

(3) ジンメル，G. 著／居安正訳『社会学―社会化の諸形式についての研究』上下，白水社，1994，p.94，p.122，p.125.

(4) 大橋幸著「集団の機能的側面」福武直編『集団と社会』講座社会学第2巻，東京大学出版会，1958，p.149.

(5) テンニエス，F. 著／杉之原寿一訳『ゲマインシャフトとゲゼルシャフト―純粋社会学の基本概念』上下，岩波書店，1957，上巻 p.91.

(6) テンニエス，F. 著／井森陸平訳『共同社会と利益社会』厳松堂書店，1927，p.1.

(7) クーリー，C. H. 著／大橋幸・菊池美代志訳『社会組織論―拡大する意識の研究』青木書店，1970.

(8) Young, Kimball, Handbook of social psychology, Routledge & Kegan Paul, 1946, p.222.

(9) クーリー，C. H. 著／納武津訳『社会と我―人間性と社会秩序』日本評論社，1921，p.171.

(10) マッキーヴァー，R. M. 著／中久郎・松本通晴訳『コミュニティ―社会学的研究：社会生活の性質と基本法則に関する一試論』ミネルヴァ書房，1975，p.46.

(11) マッキーヴァー，R. M. 著／菊池綾子・村川隆訳『社会学』創元社，1953，p.13.

(12) 高田保馬『社会と国家』岩波書店，1922，p.72.

(13) ウェーバー，M. 著／世良晃志郎訳『支配の諸類型』創文社，1970，p.26，p.585.

(14) ウェーバー，M. 著／世良晃志郎訳『支配の社会学 I』創文社，1960，p.135.

(15) 竹内洋『日本のメリトクラシー―構造と心性』増補版，東京大学出版会，2016，pp.93-96.

(16) イリッチ，I. 著／金子嗣郎訳『脱病院化社会―医療の限界』晶文社，1998.

(17) ゴッフマン，E. 著／石黒毅訳『アサイラム―施設被収容者の日常世界』誠信書房，1984，p.v.

(18) ゴッフマン，E. 著／石黒毅訳『スティグマの社会学―烙印を押されたアイデンティティ』改訂版，せりか書房，2001，p.11.

(19) サラモン，L. M. & アンハイアー，H. K. 著／今田忠監訳『台頭する非営利セクター――12 カ国の規模・構成・制度・資金源の現状と展望』ダイヤモンド社，1996，pp.21-23.

**理解を深めるための参考文献**

● 山田真茂留『集団と組織の社会学―集合的アイデンティティのダイナミクス』世界思想社，2017.

本章では取り上げていないパーソンズの「パターン変数」、マートンの「準拠集団論」、ブラウの「交換理論」など、「社会集団と組織」というテーマに関して、さらに幅広く深く知りたい場合に最適の入門書である。

● 厚東洋輔『「社会的なもの」の歴史―社会学の興亡 1848-2000』東京大学出版会，2020.

第5章「シカゴ大学の創設と C・H・クーリー」で、クーリーの『社会組織論』は古典的な有機体論ではなく、現代のエコロジーに近い「オーガニック社会論」として理解できることが述べられている。

# 第4章 社会変動と情報化

　われわれが生活をする社会は、時代の流れとともに大きく変化してきている。社会学では社会を構成している諸要素および諸要素間の結びつきの変化を社会変動という。本章では、産業化、都市化、情報化といった概念を通して18世紀以降の社会変動について学ぶ。また第二の近代という理論的枠組みを通して現代社会の特徴について理解を深める。

## 1

　社会変動とは社会の何が変わることなのかを捉える。社会進化論、唯物史観をはじめ近代化をめぐる社会学の巨匠達の諸理論を通して社会変動について理解を深める。

## 2

　産業革命以降の社会の変容として産業化について学ぶ。また産業化を原動力として進行した都市化や都市的生活様式について学び社会変動についての理解を深める。

## 3

　脱工業社会、監視社会、公共圏などの諸概念を通して情報化について学ぶ。また情報化によって変化する労働形態や消費行動、またその弊害等について理解を深める。

## 4

　リスク社会、再帰的近代化といった1980年代以降に提唱された新しい概念を学び、第二の近代と呼ばれる近年の社会変容について理解を深める。

# 1. 社会変動の概念

## A. 社会変動の観点

　われわれが生活をする社会は、時代の流れとともに大きく変化してきている。かつて人類は、狩猟と採集によって食物を得るのみで、農耕・牧畜といった文化を持たず、その生命は常に自然環境に大きく影響される状況にあった。これを高度産業社会段階にある現代社会と比較するならば、農業・工業・サービス産業の発展、科学技術の進歩、大都市の形成、生活様式や価値観・思想の多様化など、われわれの社会・生活が大きく変化してきていることは疑いの余地がない。

　ただし、現代のわれわれも含めて、その時代を生きる者にとっては、身のまわりの社会状況や生活様式に日常それほど変化は感じられないであろう。たとえば、通勤や通学をしている企業や学校などの組織的・制度的構造は、昨日と今日とでは通常それほど変わらないし、日々の生活を送る家族の構造や生活様式にもほとんど変化は見られない。しかし中長期の視点に立つと、組織や企業経営のあり方は、情報化やグローバル化の進展に伴って大きく改変し、社会状況や価値・規範の移り変わりとともに学校や家族のあり方も変化していく。

**社会変動**
social change

**社会構造**
social structure

　このように、**社会変動**とは短期的にはほとんど変化がなくいつも一定であるものが、より長期的に見ると変化していく過程を示す概念であり[1]、通常変わらないものを**社会構造**として捉えると、社会変動とは社会構造、すなわち社会的行為・役割・組織・制度・社会集団・地域社会・社会階層・国民社会など、社会を構成している諸要素および諸要素間の結びつきの変動を指す概念である。

**近代化**
modernization

　社会変動を把握する包括的な概念としては、**近代化**が挙げられる。この概念はもともと西洋史家によって、封建社会から近代資本主義社会（特に宗教改革・市民革命・産業革命の産物としての18～19世紀の西欧モデル）への移行の意味で用いられた概念であった。しかしその後、社会学者によって後進国の社会変動を経済成長や工業化のみに一元化せず、その全貌を包括的に捉えるための一般的な概念として使用されるようになった。したがって後者の包括的な概念としての近代化には産業化、都市化、情報化、合理化、またそれを可能とする社会制度の変化、組織化、官僚制化、

社会移動などの概念が含まれることになる。

## B. 社会進化論と唯物史観

　フランス市民革命後の激動する社会を把握し、再建するための学問として成立した社会学の歴史とは、近代化研究の歴史だといっても過言ではない。その意味で19世紀末に現れた一連の社会学者の研究は、「前近代」と「近代」との相違、またその要因を個々の研究者が重要性を付与したある一定の観点から明らかにしようとしたものである。

　たとえば、**コント**は、中世のキリスト教的・スコラ的な非科学性から脱却することこそが近代的であると考えた。そして、そこに人間精神の進歩があるという思想のもと、社会は人間の知識が神学的→形而上学的→実証的と進歩するのに応じて、軍事的→法律的→産業的と進歩するという**三段階の法則**を提唱した。

　また、社会学に**ダーウィン**の進化論を導入し**社会有機体説**を展開した**スペンサー**は、社会は、統合、分化、確定化、適応といった進化の方向性により、単純なものからより複合的なものに変動すると考えた。そして、社会は**軍事型社会**（戦時に見出される社会で未開社会の部族や古代専制国家などがモデルとされる）から**産業型社会**（平和時に見出される社会で産業革命以降のイギリスがモデルとされる）に進化するという**社会進化論**を構築した。このスペンサーの社会進化論においては、必ずしも社会変動の原動力について明確にされていなかったが、スペンサー以降の**社会ダーウィニズム**においては、生物進化の原動力とされる適者生存原理が社会変動の原動力として強調され、より優れた個人・集団・社会が競争を勝ち抜き、持続・繁栄していくという議論が展開された。

　これに対し、スペンサーとほぼ同時代を生きた**マルクス**は、物質的な「生産力」や「生産関係」の変化を社会変動の原動力として捉える独自の社会観・歴史観を展開した。このマルクスの考えは、**唯物論**を思想的基礎に位置づけていることから**唯物史観**（史的唯物論）と呼ばれている。マルクスによると、社会は下部構造と上部構造の2つに大きく分かれるという[2]。そして、社会の土台をなす下部構造は、自然環境、生産技術の水準、労働力の質や量といった要因で決まる「生産力」と、階級関係など生産を通じて人間たちが取り結ぶ「生産関係」からなるとしている。他方、法律や国家のあり方、人間のものの考え方や感じ方といった法律的・政治的諸制度および社会的意識諸形態などはすべて上部構造として一括し、社会の下部構造のあり方によって規定されるものとして捉えている。そして社会の変

コント
Comte, Auguste
1798 ～ 1857

三段階の法則
loi des trois états（仏）

ダーウィン
Darwin, Charles
1809 ～ 1882

社会有機体説
theory of social organism

スペンサー
Spencer, Herbert
1820 ～ 1903

軍事型社会
militant type of society

産業型社会
industrial type of society

社会進化論
social evolutionism

社会ダーウィニズム
social darwinism
ダーウィンによる生物進化論のうち、自然淘汰や生存競争による適者生存の原理を人間社会に適用して、社会進化の立場から社会現象を説明しようとするもの。

マルクス
Marx, Karl
1818 ～ 1883

唯物論
materialism
唯心論、観念論に対して、世界の根本的原理ないし実在を物質であると考え、心や精神といったものを副次的、派生的なものとみなす立場。

唯物史観
historical materialism

51

動はまず土台である下部構造が動き、それに合わせて上部構造が変化すると考えている。この社会構造のうち、下部構造の「生産力」は時とともに増大・変化する傾向にあるが、「生産関係」は、古い支配階級が現状の維持を求めることから固定化される傾向にある。したがって高まる「生産力」と固定化した「生産関係」との間の矛盾が増大すると、新たな「生産関係」を求めて、古い「生産関係」のもとで抑圧されてきた被支配階級と支配階級の間に闘争が生まれる。そして前者が後者を打倒すると新しい「生産関係」が生み出され、それに合わせて新しい上部構造が形成され社会が変動することになる。マルクスは社会変動の過程をこのように定式化し、歴史の必然的法則として位置づけた。そしてこの法則によって、人間社会の歴史的発展をアジア的、古代的、封建的、近代ブルジョア的な経済的社会構成の累積として重層的に捉えている。

## C. 近代化（テンニース、デュルケーム、ヴェーバー）

**テンニース**は成員相互の結合の性質を基準として人間の意志を、本質意志と選択意志とに分け、前者に基づいた社会集団を**ゲマインシャフト**、後者に基づいた社会集団を**ゲゼルシャフト**と呼んだ。テンニースは、この対概念を社会の類型として、さらには歴史的発展の段階を示すものとして用い、時代とともに社会はゲマインシャフトからゲゼルシャフトへ移行するものと主張した。

またデュルケームは、社会は社会成員の没個性的な類似による結合を特徴とした**機械的連帯**（環節的社会）から、成員の個性的な差異を基礎とした（**社会的分業**によって結合する）**有機的連帯**（職業的社会）へ移行するという段階論的進化の図式を提示した。

そして、権力者と服従者の社会関係の質とその変化に着目した**ヴェーバー**は、近代化を支配の次元で捉えた**支配の諸類型**を示した。この中でヴェーバーは、**正当性信念**の種類によって支配を３つに類型化し、前近代から近代への移り変わりを、支配者の非日常的資質に対する被支配者の情緒的帰依に基づく**カリスマ的支配**、昔から存在している秩序と支配者の力との神聖性に基づく**伝統的支配**、形式的に正しい手続きによって定められた法規を当事者が順守することに基づく**合法的支配**という支配の諸類型から捉えた。

テンニース
Tönnies, Ferdinand
1855 〜 1936

ゲマインシャフト
Gemeinschaft

ゲゼルシャフト
Gesellschaft

デュルケーム
Durkheim, Émile
1858 〜 1917

社会的分業
division du travail social
（仏）

ヴェーバー
Weber, Max
1864 〜 1920

支配の諸類型
Typen der Herrschaft
（独）

正当性信念
Legitimitätsglauben（独）
支配者と被支配者の双方が、内面的に現行の支配秩序を正当なものであると承認し、許容する根拠。

カリスマ的支配
charismatische
Herrschaft（独）

伝統的支配
traditionale Herrschaft
（独）

合法的支配
legale Herrschaft（独）

# 2. 社会変動の要因

## A. 産業化

　**産業化**、あるいは**工業化**という言葉は、ともに英語で industrialization と訳されるように、欧米では両者の間に明確な区別がなされていない。しかし、日本語においては、通常、産業が経済活動の全体を指すのに対して、工業が製造業に限られるように、産業化と工業化という言葉は異なる意味合いを持っている。そこで、両者の概念を整理するとすれば、工業化とは、工場での機械による生産ないしはそのような生産のあり方が優位していく過程であり、産業化とは、一般的に科学技術の発展を契機とし、産業構造が農業を中心とした社会から、工業を中心とした社会へ移行することをいう。また狭義には生産活動の分業化、機械化、巨大組織化、人力・畜力から非生物エネルギーへの変化、さらにその前提あるいは結果としての市場の拡大といった変動を意味し、広義には産業化の過程に伴って生起するさまざまな社会的、文化的な変動過程を指す概念である。

　産業化の出発点としては 18 世紀半ばから 19 世紀前半にかけてイギリスで起こった**産業革命**が挙げられるが、**トフラー**は、この産業革命を第 2 の波と呼び、第 1 の波＝農業革命や、第 3 の波＝情報革命と同様に大きな変化を社会にもたらしたと論じている。

　イギリスの産業革命を例にとると、18 世紀半ばから、綿布の需要に伴って紡績機、力織機、蒸気機関、製鉄法といった新たな工業技術が次々と発明、応用され、飛躍的に生産能力と輸送能力が向上した。こうした技術革新は、生産形態をそれまで支配的であった**工場制手工業**から**機械制大工業**へと発展させ、安価な商品を大量に生産することを可能とした。そして飛躍的な生産力の向上により、機械制大工業は、低い生産水準にとどまっていた工場制手工業、**問屋制家内工業**などを解体し、資本主義的生産を完全に支配するに至った。

　イギリスで起こった産業革命はその後世界に波及し、イギリスに続いてフランス（1830 ～ 60 年頃）、アメリカ（1840 ～ 60 年頃）、ドイツ（1848 ～ 70 年頃）、ロシアや日本（1880 年以降）等で展開された[(3)]。

**産業革命**
industrial revolution

**トフラー**
Toffler, Alvin
1928 ～ 2016

**工場制手工業**
manufacture
複雑な道具と高度の熟練労働を単一の工場に集めて協業・分業を行う工場制度。

**機械制大工業**
great industry
生産過程への機械の導入による近代的工場制度。

**問屋制家内工業**
putting-out system
問屋が、分散している家内工業者に原材料、労働手段を前貸しして生産を行わせる制度。

# B. 都市化

都市化の発展

都市化とは産業化を原動力とした社会的分業の発展・深化の結果として、政治・行政、軍事など統治機能を担う機関、経済（生産・流通・金融）を担う機関、また情報・交通・教育・文化・マスコミ・医療・宗教など生活拡充機能を受け持つ諸機関の集積としての都市の発達、さらには都市群の形成へと全体社会の地域構成が変化していく社会変動をいう。またこれらの集積に伴って、人口は地方部から都市部へ大量に流入し、都市に特有な生活様式や生活態度、人間関係が形成または強化され、それが次第に農村部へと浸透していく。

こうした都市部の人口増加は、特にアジア・アフリカ・南アメリカなどの発展途上国の都市において**過剰都市化**という問題を引き起こしている。先進国のように産業化を十分に果たさないまま都市の人口増加のみが進行しているこれらの国では、大量の流入人口に見合った職場、住宅、各種都市施設などが不足しているため、多くのホームレスが発生するとともに、階層的・人種的にマイノリティな人びとが都市の中心部に集住し、**スラム**が形成されている。またこれらの地区は新たに流入してくる人びとの受け皿ともなり、慢性的な過密、貧困、失業、さまざまな逸脱行動や犯罪によって特徴づけられている。

こうしたスラムをはじめ、急激な人口増加と深刻な都市問題を経験していた20世紀初頭のシカゴにおいて、**シカゴ学派**は都市化に伴うさまざまな社会問題の研究や、都市の**人間生態学**的な構造分析を行い、今日の都市社会学の礎を築いた。たとえば、**同心円地帯理論**を提唱した**バージェス**は都市の拡大過程を理念的に捉え、都市は内側から外側へ中心業務地区→遷移地帯→労働者独立住宅地帯→中流階級居住地帯→通勤者居住地帯といった特徴的な地帯によって同心円状的に構成され、放射線状に拡大すると論じている。

また、**ワース**は都市に特徴的な生活様式を大量の人口、高い人口密度、高い異質性の3点から生じる**アーバニズム**という概念を用いて捉えている。この中でワースは、総じてアーバニズムを、対面的で親密な**一次的関係**から非人格的・非親密的・非感情的・形式的な**二次的関係**への変化、そしてそれに伴う**大衆社会化**という図式で把握している。しかしその後、都市においても安定した一時的関係が見出されるという実証的ないし理論的な批判・修正を受け、アーバニズム論の新解釈も進められている。たとえば**フィッシャー**は、都市を単に人口が多いだけでなく、村落に比べて日常的に他者との接触量が増大する空間として捉えている。そして階層的・文化的

に類似した者同士が結合し、それが一定量以上の集合体へと発展し、その中で多様な**下位文化**（サブカルチャー）が形成または強化されると論じている。こうした新たな理論は、ワースの理論に欠けていた都市内部のパーソナル・ネットワークの解明につながるという点で高く評価されている。

# 3. 情報化

## A. 情報社会の定義

**情報社会**とは、高度な情報処理を可能とするコンピュータ技術の発達と通信機器の普及、そして社会基盤としての通信環境の整備を背景として、経済・政治・文化など各分野において情報の資源的価値が相対的に高まり、人びとの行動や社会システムの動きを制御している社会をいう。

この概念は、**マッハルプ**の「知識産業論」や**ベル**の「脱工業社会論」、またトフラーの「第三の波」など、1960年代後半の未来社会論と強く結びついており、コンピュータの発達・普及を中心とする社会の情報化を、現代社会の革新的な社会変動の要因として捉えるものである。日本においては、欧米よりも約10年早い1960年代後半から1970年代にかけて、**梅棹忠夫、増田米二、坂本二郎、林雄二郎、香山健一**らに代表される文明学者・社会工学者・未来学者などを中心に「情報社会論」が展開されている。

こうした「情報社会論」は研究者や政策立案者に多くの示唆と洞察を与え中央省庁や地方自治体の政策へも大きな影響を及ぼすようになり、1980年代以降に**地域情報化政策**が進むこととなる。そして1980年代に入ると、産業界を中心に着実にコンピュータと電気通信の統合システム化が進展したこともあって、「高度情報（化）社会」という言葉も登場するようになった。1990年代には、新たに開発された**OS**の発売が一般家庭へのパソコン普及率を高める原動力となり、これによりインターネットへの接続も容易となった。この頃から携帯電話の個人所有も進み、インターネットへの接続が可能な携帯電話の開発により、モバイルデータ通信が進展した。政府も2001（平成13）年1月に「高度情報通信ネットワーク社会推進戦略本部（IT総合戦略本部）」を設置し、「e-Japan戦略」を策定することにより、ネットワークインフラの整備に重点を置いた施策を進めてきている。2000年代以降は、こうした動きにより**ブロードバンド**が整備されスマー

**下位文化**
**subculture**
ある社会に支配的にみられる文化に対して、たとえば若者文化など、その社会の一部の人びとを担い手とする独特な文化。

**マッハルプ**
**Machlup, Fritz**
1902 ~ 1983

**ベル**
**Bell, Daniel**
1919 ~ 2011

**梅棹忠夫**
1920 ~ 2010

**増田米二**
1909 ~ 1995

**坂本二郎**
1928 ~ 1985

**林雄二郎**
1916 ~ 2011

**香山健一**
1933 ~ 1997

**新たに開発されたOS**
Microsoft社が開発したパソコン用OS（オペレーティングシステム）のWindows95。

IoT
Internet of Things の略。

トフォンが広く普及し、「インターネット社会」、「デジタル社会」などと呼ばれている。そして 2020（令和 2）年からは高速大容量、多数同時接続、低遅延の 3 点を特徴とする第 5 世代移動通信システム（5G）が普及し始めており、家電や自動車などあらゆる機器をインターネットにつなげる**IoT** の普及や工場におけるロボットの遠隔操作、医療現場における遠隔治療、自動車の自動運転など次世代の通信インフラとして社会に大きな技術革新をもたらす動きが見られる。また政府はこうした情報通信技術を活用し、経済発展と社会的課題の解決を両立していく新たな社会である「Society 5.0」を目指すべき未来社会の姿として提唱している。

Society5.0
狩猟社会（Society 1.0）、農耕社会（Society 2.0）、工業社会（Society 3.0）、情報社会（Society 4.0）に続く新たな社会で、サイバー空間（仮想空間）とフィジカル空間（現実空間）を高度に融合させたシステムにより実現する社会を指す。フィジカル空間において集積された膨大な情報（ビッグデータ）を人間の能力を超えた AI が解析し、その結果をフィジカル空間の人間にさまざまな形でフィードバックすることにより、交通、医療・介護、ものづくり、農業、食品、防災、エネルギーなどの各分野において新たな価値を生み出し、経済発展と社会的課題の解決の両立を目指すとされている。

エレクトロニクス産業
electronics industry

脱工業社会
post-industrial society

## B. 脱工業社会と第三次産業

20 世紀後半における**エレクトロニクス産業**の急速な成長に伴うコンピュータの普及、そして電子情報化の進展は、情報処理・通信、自動制御などの能力を飛躍的に向上させ、情報そのものを生産・消費の対象とする情報関連産業を急速に発達させていった。このような新たな技術革新により、1960 年代になると、産業化の中心主題が機械技術から情報技術へと転換し、モノの生産よりも情報の生産に重点が移り、情報を生産、加工、処理、操作、消費する社会機構や情報伝達手段が急速に巨大化・多様化していくこととなる。

こうした社会の変動を的確に捉えたのがベルであり、技術的な次元から産業社会の発展段階を、前工業社会→工業社会→脱工業社会という時代区分によって捉える「脱工業社会論」を展開した[4]。この中でベルは**脱工業社会**の特徴として、①サービス経済の創造、②専門職・技術職階層の優位、③技術革新と政策策定の根幹としての理論的知識の優位、④技術的成長のプランニングと管理、⑤新しい知的技術の台頭、といった 5 項目を挙げ、知識・サービス産業を中心とする知識社会の到来を論じている。

脱工業社会は、現在の産業分類において第三次産業に相当するが、脱工業社会に向けた産業構造の転換は戦後日本においても急速に進んでいる。国勢調査によって日本における産業別就業者割合について確認すると、高度経済成長が始まる 1950 年代中頃までは第一次産業就業者の割合が最も高かったが、それ以降は第三次産業就業者数が増加し続け、2015（平成 27）年時点の就業者数は第一次産業 222 万人、第二次産業 1,392 万人、第三次産業 3,961 万人と、第三次産業就業者の割合が全体の 67.2％に至っている[5]。

# C. 情報と監視社会

　コンピュータ技術の発達、通信機器の普及、通信インフラの整備、また
グローバリゼーションという社会的環境の変化は、社会の情報化を進める
と同時に、監視技術の飛躍的な発展と監視装置の急速な増大・普及をもた
らしている。**ライアン**は監視を「個人の身元を特定しうるか否かに関わら
ず、データが集められる当該人物に影響を与え、その行動を統御すること
を目的として、個人データを収集・処理するすべての行為」とし、監視は
お互いに警戒し合う生身の人間にかかわるものではなく、個人から抽出さ
れた断片的事実こそが求められると述べている。そしてライアンは統治や
管理のプロセスにおいて情報通信テクノロジーに依拠するすべての社会を
**監視社会**として捉えている[(6)]。

　監視社会については、これまで文学作品や映画などでも物語のテーマと
して頻繁に取り上げられており、監視研究をはじめ各方面に大きな影響を
与えている。たとえば、**オーウェル**が著した『1984年』という古典的作
品では、独裁者によって至る所に設置された「テレスクリーン」という情
報通信機器による監視の目が国民生活の隅々にまで張り巡らされ、人びと
の行動や思考までを統制するという、監視国家による国民支配の様相がデ
ィストピアとして描かれている。他方、現実世界においても、今日多くの
国の公共空間には隙間なく監視カメラが設置されつつあり、急速な情報通
信技術の進歩と通信インフラの整備により膨大な個人情報が**ビッグデータ**
として蓄積され、国によってはそのデータを積極的に活用した社会統治を
進めている。このように密度を高めながら広がり続ける社会の監視化は
『1984年』で描かれている国家による「強権的統治の象徴」[(7)]という負の
イメージを持って受け取られ、また語られることが多い。

　しかし、ライアンは、監視には常にほとんどの人びとが喜んで受け入れ
るような、それなりの正当化が伴うと述べている。そして監視社会化を陰
謀の産物や経済至上主義の悪影響ではなく、流動性・速度・セキュリテ
ィ・消費者の自由に価値を置く社会において、政治的・経済的な諸関係が
構築されていく複雑な過程の結果として捉えている[(6)]。事実、監視社会化
の効果を挙げると、公共空間への監視カメラの設置による犯罪・交通違反
の防止、住宅の24時間セキュリティ、個人医療情報の一元管理、接触確
認による感染拡大防止、市政サービスの簡便化、キャッシュレス決済によ
る信用付与・脱税防止、生体認証による本人識別、AIとビッグデータを
活用した購買予測・物流の効率化・交通渋滞の緩和など枚挙にいとまがな
く、すでにわれわれの日常生活における安全性と利便性の向上に不可欠な

ライアン
Lyon, David
1948～

監視社会
surveillance society

オーウェル
Orwell, George
1903～1950

ビッグデータ
big data
情報通信技術の進歩によ
り、インターネットなど
のネットワークを通じて
収集、分析できるように
なった大容量のデジタル
データ。

ものとなっている。**東浩紀**が「情報自由論」(8)で述べているように、情報化が進んだ現代社会は、国家という能動的な存在が市民という受動的な存在を監視し抑圧する、という単純な枠組みで捉えることができず、国家と市民、政府と民間企業、公的領域と私的領域の差異が溶解した空間の中で、万人が万人を監視し、情報を収集し合うような世界として捉える必要がある。そしてこうした社会では安全性・利便性の確保と個人情報の提供はトレードオフの関係にあり、より良い生活環境を望む個人の欲求と行動がその結果として監視社会の進行に加担する状況を招いている。

**東浩紀**
1971 ～

## D. 公共圏と情報管理

公共圏
public sphere

ハーバーマス
Habermas, Jürgen
1929 ～

　**公共圏**とは、ハーバーマスの『公共性の構造転換』(9)で用いられた概念で、近代市民社会の成立期に生まれた、ある共通の問題に関心を持った人びとが公衆として集結する、民主的で自由な言論空間として開かれた場を指す。公共圏では公権力との論争に向けて自由闊達な討論が行われることから、世論が形成される母体ともなる領域として捉えられている。

　近年、情報化の進展とともにインターネットを中心としたネットワーク社会が構築され、公共圏がサイバー空間にも広がっている。インターネットの利点はリアルタイムの双方向コミュニケーションにあり、特に個人が安価なコストで世界に向けて瞬時に情報を発信できる点にある。これにより、国境を越えたグローバルなコミュニケーションが可能となり、ウェブサイトやSNSなどのソーシャルメディアを通じて、共通の興味や関心を持った人びとが自由に自己の表現物や意見を提示し、情報交換や討議ができるようになった。インターネットはラジオやテレビなどのメディアとは異なり電波などの公共財を利用しないことから、基本的に国家等から情報発信の制約を受けない点や、原理的に人種・民族・宗教などの違いに関係なく世界に広く開かれている民主的な空間である点などから、新しい公共圏として多様なコミュニケーションの場が数多く生み出されている。

　他方、インターネットは誰もが自由にアクセスできるオープンネットワークであるがゆえに悪意や敵意を持ったサイバー攻撃等に対しては脆弱な側面を持っている。近年、個人情報の盗用・流出等による大規模なプライバシー侵害をはじめ、コンピュータ・ウィルスを用いたデータ・システム破壊、ハッキング行為による政府機関や企業のサーバならびにシステムへの不正アクセスなどの問題が数多く発生しており、こうした状況が防衛のための監視社会化を推し進める要因ともなっている。これらの新たな社会的リスクに対しては、ウィルス対策やネットワーク防御など、国家・企

業・組織・個人などさまざまなレベルにおける**情報管理**の徹底が求められると同時に、各自がコンピュータやネットワークに関する**情報リテラシー**を高めていくことが重要となっている。

## E. 情報と多様な労働形態

　ICT の発達・普及は、**テレワーク**など職場への出勤を必要としない多様な労働形態を生み出し、高齢者、障害者、育児や介護など家庭での責任を負っている者など、多様な働き方を希望する人材の就業機会を広げている。

　総務省はテレワークを「ICT を利用し、時間や場所を有効に活用できる柔軟な働き方」と定義しており、主な形態として、自宅を就業場所とする「在宅勤務」、施設に依存せず、いつでも、どこでも仕事を可能な状態にする「モバイルワーク」、サテライトオフィス・テレワークセンター・スポットオフィス等を就業場所とする「施設利用型勤務」などに分類される。また実施頻度によっても「常時テレワーク」と、テレワーク勤務が週1～2日や月数回、または1日の午前中だけなどに限られる「随時テレワーク」などに分けられる。そして雇用状況によっても、企業等の事業者と雇用契約を結んだ被雇用者が自宅等で働く「雇用型テレワーク」と、**SOHO** など個人事業者や小規模事業者など非雇用者が自宅等で働く「自営型テレワーク」に分類され、現在テレワークは多様な労働形態で導入されている[11]。

　テレワークに関する政策としては、2007（平成19）年に「高度情報通信ネットワーク社会推進戦略本部（IT 総合戦略本部）」によって策定された「テレワーク人口倍増アクションプラン」や、同本部によって 2010（平成22）年に策定された「新たな情報通信技術戦略」においてテレワーク人口の増加が目標として掲げられ、普及拡大に向けた環境整備や啓発等が推進されてきている。またテレワークは、**ワーク・ライフ・バランス**の実現、人口減少時代における労働力人口の確保、地域の活性化などの側面で、2016（平成28）年に安倍内閣により提唱された「**働き方改革**」の実現に寄与するものとして期待されており、省庁横断的に普及促進に向けた取組みが進められている。

## F. 情報と消費

　インターネットが社会経済のインフラとして普及したことにより、今日産業活動や日常の**消費**が大きく変化している。インターネットを介しての

---

**情報リテラシー**
information literacy
情報機器や IT ネットワークを活用して、目的の情報・データを取得・管理・整理・活用する能力のこと。

**ICT**
Information and Communication Technology の略称。情報通信技術。

**テレワーク**
telework
総務省によると、2019（令和元）年9月末時点でテレワークを導入している企業は 20.2% であり、具体的な導入予定がある企業を含めると約3割に上る。またテレワークの導入形態については、「モバイルワーク」が 63.2% と最も高く、次いで「在宅勤務」50.4%、「サテライトオフィス勤務」16.4% となっている[10]。

**SOHO**
Small Office Home Office の略称。パソコンや通信ネットワークなどを利用して、小さな事務所や自宅で仕事をする労働形態のこと。

**ワーク・ライフ・バランス**
老若男女誰もが、仕事、家庭生活、地域生活、個人の自己啓発など、さまざまな活動について、自ら希望するバランスで展開できる状態。

**EC**
electronic commerce の略称。電子商取引、イー・コマースともいう。

**サイバー・モール**
**cyber mall**
インターネット上の仮想店舗 や「Amazon. com」、「楽天市場」などを代表とする仮想商店街のこと。

受注・発注・契約・決済などの商取引を EC といい、取引の形態によって「BtoB-EC」（企業間での取引）、「BtoC-EC」（企業と消費者の取引）、「CtoC-EC」（消費者間での取引）などに分類される。この中でも「BtoC-EC」ならびに「CtoC-EC」は急速に市場規模を拡大しており、**サイバー・モール**のようにインターネットを介したオンラインショッピングや、ネットオークションやフリーマーケットなど、インターネットを介した消費が急速に拡大していることを示している。

インターネットを介した消費は、近年の検索技術の向上により、無数の企業が提供する多種多様な商品の中から消費者のニーズに合わせて商品をマッチングさせ効率良い売買を可能にする点が最大のメリットである。ただし、利便性と個人情報の提供はトレードオフ関係にあり、クレジットカード等の利用履歴や販売サイトでの購買履歴などの個人情報はすべて企業等によって収集・蓄積されることとなる。いつどこで何にお金を使ったのかといった経済行動から趣味嗜好に至るまでの極めて秘匿性の高い個人情報がすべて企業等に把握されるとともに、その情報が他の目的に転用されるリスクもあわせ持つことを認識しなければならない。

# 4. 第二の近代

**第二の近代**
**Second modernity**

**ベック**
**Beck, Ulrich**
1944 〜 2015

第一の近代が中世の封建社会を解体した市民革命や産業革命以降に現れた社会の状態を意味するのに対して、**第二の近代**は、「リスク」や「再帰性」などの概念で捉えられる 1970 年代以降の社会の状態を意味している。

第二の近代の提唱者である**ベック**[12]は、第一の近代を伝統と自然を近代化していく「単純な近代化」によって形づくられた「産業社会」という理論的枠組みを用いて捉えている。そしてこの社会では貧困に対していかに生産された富を社会的に平等かつ合法的に分配するかが中心課題だとしている。ベックによると近代化の過程が進むにつれて人類に大きな富と利便性がもたらされたが、その一方で構造的に付随して巨大な「リスク」、たとえば、原発事故、核拡散、地球温暖化、ダイオキシン、オゾン層破壊、狂牛病、遺伝子組み換え作物、感染症の世界大流行などの問題が社会的に生み出されるようになるという。これらはいずれも科学技術の進歩や「産業社会」の発展に伴い生じる「リスク」であり、地球規模の問題として人類を脅かしている。このことからベックは第二の近代を「**リスク社会**」と

**リスク社会**
**risk society**

いう理論的枠組みを用いて捉え、「リスク」の分配をこの社会における中心課題だとしている。

またベックはこうした「リスク」に加え、「個人化」の進行という側面からも第二の近代について論じている。第2次世界大戦後、多くの先進国が福祉国家として発展し個人の生活を保障する制度が整備された結果、人びとは階級・階層・家族などの社会的基盤やそこに組み込まれた男・女の「平均的な一生」といった、「産業社会」で形成され根を下ろしてきた生活様式や常識から解放されることとなる。これらの社会的基盤は人びとの生活や意識を束縛するものではあったが、同時に失業や貧困などの「リスク」からある程度人びとを守る防波堤としての機能も果たしていた。第二の近代においてこれらの社会的基盤が解体されたことにより、人生の選択肢の自由度は増したが、その一方で階級・階層・家族などから切り離された個人として人生のさまざまな場面で自己決定することを要求され、その選択に伴う生活上の「リスク」や社会的矛盾をすべて個人の選択の帰結として受け入れ生きていかなければならなくなった。

ベックはこうした社会変動を、近代化の失敗としてではなく、成功した近代社会の根本原則が徹底化された帰結として捉えており、この点において「脱近代」や「反近代」といったポストモダン思想とは異なっている。そして、「単純な近代化」によって伝統と自然が近代化され尽くした後は、近代社会の根本原則そのものが、再帰的にこれまでの自らのあり方を振り返りつつ修正されていくことからベックは「産業社会」から「リスク社会」への転換を「**再帰的近代化**」と名付けている。

再帰的近代化
reflexive modernization

**注)**

ネット検索によるデータの取得日は，いずれも 2020 年 9 月 27 日.

(1) 富永健一『社会構造と社会変動—近代化の理論』放送大学教育振興会，1987, p. 117.

(2) マルクス，K. H. 著／武田隆夫・遠藤湘吉・大内力・加藤俊訳『経済学批判』岩波書店，1956, p. 13.

(3) ロストウ，W. W. 著／木村健康・久保まち子・村上泰亮訳『経済成長の諸段階—一つの非共産主義宣言』ダイヤモンド社，1961, p.15.

(4) ベル，D. 著／内田忠夫・嘉治元郎・城塚登・馬場修一・村上泰亮・谷嶋喬四郎訳『脱工業社会の到来（上）』ダイヤモンド社，1975, pp.157–166.

(5) 国立社会保障・人口問題研究所『人口の動向　日本と世界—人口統計資料集—2020』一般財団法人　厚生労働統計協会，2020, p. 141.

(6) ライアン，D. 著／河村一郎訳『監視社会』青土社，2002, p13.

(7) 日本社会学会社会学事典刊行委員会編『社会学事典』丸善，2010, p238.

(8) 東浩紀「情報自由論　データの権力、暗号の倫理②—工学と政治が短絡してしまう世界」『中央公論』8 月号，2002, pp.252–253.

(9) ハーバーマス，U. 著／細谷貞雄・山田正行訳『公共性の構造転換—市民社会の一カテゴリーについての探求（第 2 版）』未来社，1994, pp.46–50.

(10) 総務省「令和元年通信利用動向調査の結果（概要）」2020, p. 18.

(11) 総務省ウェブサイト「テレワークの意義・効果」.

(12) ベック，U. 著／東廉・伊藤美登里訳『危険社会』法政大学出版局，1998, pp.23–31,
　　　 pp.137–143, pp.313–316.

### ▎理解を深めるための参考文献

● 井上俊・伊藤公雄編『社会の構造と変動』社会学ベーシックス 2，世界思想社，2008.
　　 社会構造と変動に関する基本文献の解題という形で、内容の解説、著者紹介、その文
　　 献の学説史上の背景、意義、影響関係がコンパクトにまとめられている。

● 梶谷懐・高口康太『幸福な監視国家・中国』NHK 出版，2019.
　　 偏った批判に陥らずに監視社会化の本質をおさえつつ、現代中国において進行する
　　 AI・アルゴリズムを用いた統治の内実についてわかり易く説明されている。

# 第5章 現代家族の変容とジェンダー

　私たち人間にとって家族とは何か。いま家族に何が起こっているのか。本章では、家族の定義、世帯構造や世帯類型の変化から現代家族を捉えるとともに、子育て不安や児童虐待、老老介護や介護負担などの社会福祉の問題と課題をジェンダーの視点から理解する。また、家族の個人化を背景とした結婚、出産など、多様な家族についても考える。

## 1

　本章では、家族の基本的な用語・概念を取り上げ、家族社会学の理解を深めることを目的とする。主には、家族・家庭・世帯、家族形態と家族構成、核家族化、家族の個人化を背景とした現代家族の変容について理解する。

## 2

　わが国の世帯構造や世帯類型、家族の変化を統計資料から明らかにするとともに、夫婦関係と親子関係に視点を当てながら、家族機能の変化とその問題点について考える。

## 3

　女性労働者、子育て、介護の現状を取り上げ、ジェンダーの視点から問いなおしてみたい。現代社会において深刻化しつつある、子育て不安や児童虐待、老老介護や介護負担などといった社会福祉の問題の現状と課題について考える。

# 1. 家族の概念と家族の変容

　私たち人間にとって家族とは、どのような存在なのであろうか。家族とは、われわれがこの世に誕生してから初めて出会う人びとであり、身近な存在であるといえる。また、ほとんどの人が何らかの家族とのかかわりを体験しているがゆえに、人それぞれの家族像や家族観などがあり、家族を客観的に捉えることが難しいともいえる。

　家族を研究対象とする学問領域は、社会学に限らず人類学、心理学、家政学、歴史学など、多方面にわたっている。

## A. 家族を定義する

**戸田貞三**
1887～1955

　これまでのわが国の家族社会学の領域において、比較的広く用いられている家族に関する概念を取り上げてみると、**戸田貞三**は家族を「夫婦及び親子関係にある者を中心とする比較的少数の近親者が感情的に緊密に融合する共産的共同であると云われ得る」[1]と規定している。この定義では、家族の集団的特質として、成員相互の感情的融合を挙げている。また、**森岡清美**
1923～

**岡清美**は「家族とは、夫婦・親子・きょうだいなど少数の近親者を主要な成員とし、成員相互の深い感情的かかわりあいで結ばれた、幸福（well-being）追求の集団である」[2]としている。この定義は、社会的に承認された夫婦関係を中心として、その間に生まれた子ども、あるいは親、きょうだいなどの近親者によって構成される小集団であること、深い感情的なかかわりを特質とした幸せの実現を図る上で重要な役割を果たす集団であることを表しているといえる。

**家族類型**
family types

　さらに、家族は、さまざまな類型化が行われている。**家族類型**は、通文化的および通時代的に構成された家族の理念型のことである。それらの家族類型には、①配偶者の数による類型化（一夫一妻制、一夫多妻制、一妻多夫制）、②家族内の権威の所在による類型化（父権制ないし家父長制、母権制、平等制）、③結婚した夫婦が新居をどこに設けるかという居住規制による類型化（夫方の家族と同居する夫居制、妻方の家族と同居する妻居制、状況により夫方か妻方かを決める選択制、夫方とも妻方とも同居しない新居制）、④財産の継承に注目した類型化（父系制、母系制、双系制）などが挙げられる[2]。

## ［1］家族形態

　現実のさまざまな家族の中から家族形成規則の主なパターンを探ると、以下の3類型を取りだすことができる。ここでは、社会学で比較的広く用いられている森岡清美の類型化を参考に取り上げてみたい[2]。

①**夫婦家族制**とは、家族の中核的構成員（一生涯その家族に留まるべき成員）を夫と妻に限るもので、家族は夫婦の結婚によって形成され、その死亡によって消滅する、一代限りのものである。

②**直系家族制**とは、家族の中核的構成員を夫・妻・あとつぎである子（男子）・その配偶者・次の代のあとつぎ予定の孫、あるいは夫（妻）の親に限られるもので、家族は後継子の**生殖家族**との同居を世代的にくり返すことにより、直系的に継続され、再生産される。

③**複合家族制**とは、家族の中核的構成員が夫・妻・複数の既婚子・その妻子であり、同居の既婚子を男子に限ることが多い。この制度は多人数の家族を現出しやすいが、父死亡のあと、子の生殖家族ごとに分裂する傾向にある。

## ［2］家族構成

　家族構成とは、どのような続柄の家族員によって構成されているのかによる分類（核家族、拡大家族、あるいは夫婦家族、直系家族、複合家族）である[2]。**核家族**とは、夫婦と未婚の子からなる家族であり、**拡大家族**とは、核家族に親やきょうだいなどが同居する家族のことである。

　1949年にアメリカの文化人類学者の**マードック**は、人間社会に普遍的な基礎集団を核家族と名づけた。それらは、単独で存在するか、核家族が複数組み合わされた形態として**複婚家族**や拡大家族となって存在する。また、マードックは、性・経済・生殖・教育という4つの社会的機能を家族の本源的機能として、これらの機能を担う最小の核的単位が核家族であるとした。こうした核家族普遍説と4機能説は、その後に批判の対象となるが、マードックの核家族という用語は世界的に採用されるようになったといえる。

　また、家族構成は、1つの家族集団を形成しているメンバーの親族関係の範囲あるいは続柄によって示される。ここでは、森岡清美の家族の分類を参考に取り上げてみたい[2]。

①**夫婦家族**は、夫婦と未婚の子どもからなる。核家族が単独で存在する形態である。

②**直系家族**は、夫婦、1人の既婚者とその配偶者、および彼らの子どもからなる。2つの核家族が既婚子を要として、世代的に結合した形態である。

夫婦家族制
conjugal family system

直系家族制
stem family system

生殖家族
family of procreation
結婚して創設した家族。
ウォーナー, W. L.
（Warner, William
Lloyd）の概念。

複合家族制
joint family system

核家族
nuclear family

拡大家族
extended family

マードック
Murdock, George Peter
1897〜1985

複婚家族
polygamous family

夫婦家族
conjugal family

直系家族
stem family

**複合家族**
joint family

**定位家族**
family of orientation
生まれ育った家族。ウォーナー, W. L. の概念。

③**複合家族**は、夫婦、複数の既婚子と彼らの配偶者、および子どもからなる。複数の既婚子が共属する**定位家族**を要として、複数の核家族が世代的および世代内的に結合した形態である。

# B. 家族の変容

社会学領域における 1990 年代以降の家族の捉え方は、集団ではなく個人を単位として家族を分析する方法が定着しつつあるといえる。それらの家族論は、近代家族論や主観的家族論、構築主義的家族論など、個々人の主観や家族認識に焦点を当て、その多元性や多様性を抽出することを特徴としている[3]。そのことにより、集団を単位として家族形態、家族機能や役割を問う従来の視点では捉えられなかった家族の多様性に焦点が当てられるようになっている。

## [1] 日本型近代家族

近年の家族社会学の領域では、近代家族の定義をめぐる議論や家族を主観的にみる視点から家族の範囲の検討などが加えられている。たとえば、**落合恵美子**は、戦後の家族の変動から近代家族の特徴について、①家内領域と公共領域との分離、②家族構成員相互の強い情緒的関係、③子ども中心主義、④男は公共領域・女は家内領域という性別分業、⑤家族の集団性の強化、⑥社交の衰退とプライバシーの成立、⑦非親族の排除、⑧核家族、といった 8 項目を提示している[4]。また、**山田昌弘**は、家族の範囲に関する意識調査を行い、人それぞれの家族というものに対するイメージ、つまりその人なりの主観的家族像を実証調査に基づき、考察を加えて、その多様性を明らかにしている[5]。

前述したように、こうした家族形態は、1990 年代のグローバル化の流れの中で、大きく変動している。この変化を引き起こした重要な要因の 1 つが「個人化」であり、2000（平成 12）年以降、家族の個人化、ライフコースの多様化を背景に、未婚化・非婚化、晩産化・少子化、単独世帯の増加など、脱・家族化が一層顕著になってきていることが指摘できるであろう[6]。このような時代にあるからこそ、「家族とは何か」という家族の定義も変化して、さらなる展開期を迎えているといえる。

## [2] 夫婦関係の変化

こうした家族の多様化の背景には、どのような理由があるのであろうか。それらの理由には、家族の個人化や家族意識の変化が考えられる。

**落合恵美子**
1958〜

**山田昌弘**
1957〜

**個人化**とは、あらゆる社会のシステムにおいて、個人を単位とすることが拡大することである。たとえば、結婚相手や結婚時期は当事者の自由な選択、また出産についても、産むか産まないか、いつ、何人産むかは、当事者である女性の決定、さらに家族関係の維持もまた個人の感情と意思に委ねられる。つまり、家族の個人化とは、家族にかかわる行為の決定が個人の意思に基づいて行われるようになることであり、したがって、家族のあり方や維持は、「家族」を形成するそれぞれの個人の「生き方」と密接にかかわりあうことになる(7)。こうした家族の個人化は、われわれの家族意識、夫婦関係にどのような変化をもたらすのであろうか。以下では、最近の夫婦関係を捉えるために、結婚動向に視点を当ててみたい。

　厚生労働省「人口動態統計」からみると、1970（昭和45）年の平均初婚年齢は夫26.9歳、妻24.2歳であったが、2019（令和元）年では夫31.2歳、妻29.6歳であり、約50年間で夫4.3歳、妻5.4歳と初婚年齢が遅くなり、**晩婚化**が進行している。また、総務省「国勢調査」の調査結果から生涯未婚率（45〜49歳と50〜54歳の未婚率の平均値で、50歳時の未婚率を示す）をみると、これまで2％未満で推移してきた生涯未婚率は、女性は1970年から、男性は1980（昭和55）年から上昇を始め、2015（平成27）年時点で男性23.37％、女性14.06％と**未婚化**が顕著である。これらの要因には、女性の高学歴化や社会進出などが考えられるが、個人化の進行、**パラサイト・シングル**現象、結婚に対する意識の変化などの影響も大きいと考えられる(7)。つまり、個人化の進行とともに、結婚動向つまり夫婦関係に変化がみられるといえる。

　このように結婚のあり方が変化しつつある現在では、結婚する年齢や回数はもちろんのこと、結婚はしない生き方、社会的承認の手続きをしない事実婚など、個人化と多様な結婚のかたちに関連性が生じていると考えられるであろう。

## ［3］親子関係の変化

　家族の個人化の進行とともに、結婚はしない生き方、子どもを産む・産まない、離婚後の**ひとり親家族**や再婚同士の家族である**ステップ・ファミリー**など、多様な親子関係のかたちが考えられる。

　たとえば、「国勢調査」によると、2015（平成27）年10月現在で母（父）子世帯（未婚、死別または離別の女〔男〕親と、その未婚の20歳未満の子どものみからなる一般世帯〔他の世帯員がいないもの〕）は、母子世帯75万4,724世帯、父子世帯8万4,003世帯となっている（実家で親と同居している場合などはカウントされないので注意を要する）。そのよ

**個人化**
individualization

**晩婚化**
late marriage

**未婚化**
unmarried

**パラサイト・シングル**
parasite single
学卒後も親に基本的生活を依存して、リッチな生活を楽しむ未婚者。

**ひとり親家族**
夫婦関係の欠如に着目した場合に指称する用語。「ひとり親家庭」「単親家族」「母子家族」「父子家族」などの用語が使用される。

**ステップ・ファミリー**
stepfamily
成人カップルの少なくとも一方が以前のパートナーとの間に子どもをもっている家族。

うな中で近年の課題を挙げてみると、母子世帯の母の預貯金額は、「50万円未満」が39.7％と最も多くなっており、経済的には、絶対的貧困率が50％を超えるなど、特に母子家庭が厳しい状況にある場合が多く、子どもの貧困問題が深刻化している。

また、2015年に始まった生活困窮者の支援窓口では、**8050問題**というように、高齢の親が経済的に逼迫した状態で相談に訪れる例が共通に確認されている[8]。困窮するにつれて親の年金に生活を依存するなどの状況、親が要介護状態になることでの子どもの離職などが指摘されている。

このように、今後の「ひとり親と子」の世帯の増加や生涯未婚率の上昇が予測される中で、母子世帯の子どもの貧困問題、そして高齢の親と子どもの世帯の社会的孤立への対策を図ることが課題といえるであろう。

# 2. 世帯概念と世帯の実態

## A. 世帯を定義する

**家族**と類似した用語には、**世帯**および**家庭**の2つが挙げられる。端的にいえば、世帯とは消費生活の単位であり、居住および生計をともにする集団（1人の場合もある）を意味するが、家庭とは家族の成員が日常生活を営む場所を意味する用語である。

家族とは**親族**からなる集団である。現行民法によると、親族の範囲は①6親等内の血族、②配偶者、③3親等内の姻族（725条）、④直系血縁及び同居の親族の扶け合い（730条）の記載がある。また、世帯はだいたいにおいて親族からなるが、同居人・使用人といった親族でない者をも含むことがある。他方、家族は居住親族集団として、その成員は同居して同一世帯をなすことが多いが、就学・就職などのために一時これをなしえない他出者も含まれる[2]。つまり、進学で別居中の子ども、単身赴任中の父親、施設に入居していて別居中の高齢者などは、家族の一員ではあるが、別世帯に属していることになる。さらに、家族の調査をするとき、手がかりとなるのは世帯である。主な世帯統計としては、総務省の「国勢調査」と厚生労働省の「国民生活基礎調査」がある。

**8050問題（「はちまる・ごうまる」問題）**
80歳代の親と50歳代の子どもの組み合わせによる生活問題。

**家族**
family

**世帯**
household

**家庭**
home

**親族**
kin

# B. 世帯数と世帯人員の動向

　厚生労働省「国民生活基礎調査」によると、2019（令和元）年の世帯総数は 5,178 万 5 千世帯、1 世帯当たりの平均世帯人員は 2.39 人となっている。また、平均世帯人員を時系列にみると、1953（昭和 28）年の 5.00 人から 1986（昭和 61）年には 3.22 人となり、2001（平成 13）年には 2.75 人と急減している（**表 5-1**）。

　さらに、国立社会保障・人口問題研究所「日本の世帯数の将来推計（全国推計）2018（平成 30）年推計」から平均世帯人員のこれまでの変化と

**表 5-1　世帯構造別、世帯類型別世帯数及び平均世帯人員の年次推移**

| | 総数 | 世　帯　構　造 | | | | | | 世　帯　類　型 | | | | 平均世帯人員 |
| --- | --- | --- | --- | --- | --- | --- | --- | --- | --- | --- | --- | --- |
| | | 単独世帯 | 夫婦のみの世帯 | 夫婦と未婚の子のみの世帯 | ひとり親と未婚の子のみの世帯 | 三世代世帯 | その他の世帯 | 高齢者世帯 | 母子世帯 | 父子世帯 | その他の世帯 | |
| | | | | 推　　　　計　　　　数　（単位：千世帯） | | | | | | | | （人） |
| 1986（昭和61）年 | 37 544 | 6 826 | 5 401 | 15 525 | 1 908 | 5 757 | 2 127 | 2 362 | 600 | 115 | 34 468 | 3.22 |
| '89（平成元） | 39 417 | 7 866 | 6 322 | 15 478 | 1 985 | 5 599 | 2 166 | 3 057 | 554 | 100 | 35 707 | 3.10 |
| '92（　　4） | 41 210 | 8 974 | 7 071 | 15 247 | 1 998 | 5 390 | 2 529 | 3 688 | 480 | 86 | 36 957 | 2.99 |
| '95（　　7） | 40 770 | 9 213 | 7 488 | 14 398 | 2 112 | 5 082 | 2 478 | 4 390 | 483 | 84 | 35 812 | 2.91 |
| '98（　　10） | 44 496 | 10 627 | 8 781 | 14 951 | 2 364 | 5 125 | 2 648 | 5 614 | 502 | 78 | 38 302 | 2.81 |
| 2001（　　13） | 45 664 | 11 017 | 9 403 | 14 872 | 2 618 | 4 844 | 2 909 | 6 654 | 587 | 80 | 38 343 | 2.75 |
| '04（　　16） | 46 323 | 10 817 | 10 161 | 15 125 | 2 774 | 4 512 | 2 934 | 7 874 | 627 | 90 | 37 732 | 2.72 |
| '07（　　19） | 48 023 | 11 983 | 10 636 | 15 015 | 3 006 | 4 045 | 3 337 | 9 009 | 717 | 100 | 38 197 | 2.63 |
| '10（　　22） | 48 638 | 12 386 | 10 994 | 14 922 | 3 180 | 3 835 | 3 320 | 10 207 | 708 | 77 | 37 646 | 2.59 |
| '13（　　25） | 50 112 | 13 285 | 11 644 | 14 899 | 3 621 | 3 329 | 3 334 | 11 614 | 821 | 91 | 37 586 | 2.51 |
| '16（　　28） | 49 945 | 13 434 | 11 850 | 14 744 | 3 640 | 2 947 | 3 330 | 13 271 | 712 | 91 | 35 871 | 2.47 |
| '17（　　29） | 50 425 | 13 613 | 12 096 | 14 891 | 3 645 | 2 910 | 3 270 | 13 223 | 767 | 97 | 36 338 | 2.47 |
| '18（　　30） | 50 991 | 14 125 | 12 270 | 14 851 | 3 683 | 2 720 | 3 342 | 14 063 | 662 | 82 | 36 184 | 2.44 |
| '19（令和元） | 51 785 | 14 907 | 12 639 | 14 718 | 3 616 | 2 627 | 3 278 | 14 878 | 644 | 76 | 36 187 | 2.39 |
| | | | | 構　　　成　　　割　　　合　（単位：%） | | | | | | | | |
| 1986（昭和61）年 | 100.0 | 18.2 | 14.4 | 41.4 | 5.1 | 15.3 | 5.7 | 6.3 | 1.6 | 0.3 | 91.8 | ・ |
| '89（平成元） | 100.0 | 20.0 | 16.0 | 39.3 | 5.0 | 14.2 | 5.5 | 7.8 | 1.4 | 0.3 | 90.6 | ・ |
| '92（　　4） | 100.0 | 21.8 | 17.2 | 37.0 | 4.8 | 13.1 | 6.1 | 8.9 | 1.2 | 0.2 | 89.7 | ・ |
| '95（　　7） | 100.0 | 22.6 | 18.4 | 35.3 | 5.2 | 12.5 | 6.1 | 10.8 | 1.2 | 0.2 | 87.8 | ・ |
| '98（　　10） | 100.0 | 23.9 | 19.7 | 33.6 | 5.3 | 11.5 | 6.0 | 12.6 | 1.1 | 0.2 | 86.1 | ・ |
| 2001（　　13） | 100.0 | 24.1 | 20.6 | 32.6 | 5.7 | 10.6 | 6.4 | 14.6 | 1.3 | 0.2 | 84.0 | ・ |
| '04（　　16） | 100.0 | 23.4 | 21.9 | 32.7 | 6.0 | 9.7 | 6.3 | 17.0 | 1.4 | 0.2 | 81.5 | ・ |
| '07（　　19） | 100.0 | 25.0 | 22.1 | 31.3 | 6.3 | 8.4 | 6.9 | 18.8 | 1.5 | 0.2 | 79.5 | ・ |
| '10（　　22） | 100.0 | 25.5 | 22.6 | 30.7 | 6.5 | 7.9 | 6.8 | 21.0 | 1.5 | 0.2 | 77.4 | ・ |
| '13（　　25） | 100.0 | 26.5 | 23.2 | 29.7 | 7.2 | 6.6 | 6.7 | 23.2 | 1.6 | 0.2 | 75.0 | ・ |
| '16（　　28） | 100.0 | 26.9 | 23.7 | 29.5 | 7.3 | 5.9 | 6.7 | 26.6 | 1.4 | 0.2 | 71.8 | ・ |
| '17（　　29） | 100.0 | 27.0 | 24.0 | 29.5 | 7.2 | 5.8 | 6.5 | 26.2 | 1.5 | 0.2 | 72.1 | ・ |
| '18（　　30） | 100.0 | 27.7 | 24.1 | 29.1 | 7.2 | 5.3 | 6.6 | 27.6 | 1.3 | 0.2 | 71.0 | ・ |
| '19（令和元） | 100.0 | 28.8 | 24.4 | 28.4 | 7.0 | 5.1 | 6.3 | 28.7 | 1.2 | 0.1 | 69.9 | ・ |

注：1）1995（平成 7）年の数値は、兵庫県を除いたものである。
　　2）2016（平成 28）年の数値は、熊本県を除いたものである。
出典）厚生労働省ウェブサイト「2019 年 国民生活基礎調査の概況」より作成.

今後の推計をみると、一般世帯の平均世帯人員は、2015（平成27）年の2.33人から2040（令和22）年の2.08人まで減少を続けると予測されている。

## C. 世帯構造と世帯類型の特徴

　厚生労働省「国民生活基礎調査」の2019（令和元）年結果から世帯構造をみると、「単独世帯」が1,490万7千世帯（全世帯の28.8％）で最も多く、次いで「夫婦と未婚の子のみの世帯」が1,471万8千世帯（同28.4％）、「夫婦のみの世帯」が1,263万9千世帯（同24.4％）となっている。また、世帯類型をみると、「その他の世帯」が3,618万7千世帯（全世帯の69.9％）で最も多いといえるが、「高齢者世帯」も1,487万8千世帯（全世帯の28.7％）を占めている（**表5-1**）。

　次に、厚生労働省の同調査結果から世帯構造別に65歳以上の者のいる世帯をみると、2019年は2,558万4千世帯で、全世帯の49.4％を占めており、これを世帯構造別の構成割合からみると、「夫婦のみの世帯」が32.3％で最も多く、次いで「単独世帯」が28.8％、「親と未婚の子のみの世帯」が20.0％の順となっている。

　さらに、国立社会保障・人口問題研究所「日本の世帯数の将来推計（全国推計）2018（平成30）年推計」をみると、2015（平成27）年から2040（令和22）年の間に、「単独世帯」は34.5％から39.3％、「夫婦のみの世帯」は20.2％から21.1％、「ひとり親と子」世帯は8.9％から9.7％と割合が上昇すると推計されている。一方、1980（昭和55）年には42.1％を占めていた「夫婦と子」世帯は26.9％から23.3％に、「その他の世帯」は9.5％から6.6％に低下するとされている。また、世帯主が65歳以上の世帯について、2015年から2040年の間に最も増加率が高い世帯類型は、「単独世帯」の1.43倍、次いで「ひとり親と子」世帯が1.40倍となる見込みである。

　以上の動向から、世帯員は縮小するとともに、今後の高齢者単独世帯や高齢者夫婦のみの世帯の増加に伴う子どもとの同別居、高齢者扶養問題が深刻化してくるものと思われる。たとえば、親と子の同居には、日常生活の居住・生計・食事が一緒である場合、親が晩年になってから同居する場合、祖父母が一時的に孫の世話をするといった条件付きの同居など、さまざまなパターンがある。また、親と子が近居、遠居するといった場合には、両者の近隣関係や職業などの状況によっても変化すると考える。また、年齢が高くなるに従って、高齢者夫婦のみの世帯の場合は老老介護の問題、

高齢者単独世帯の場合は疾病・災害といった緊急時の世帯員相互のインフォーマルな支援が期待できないことから、家族を代替する地域や社会による支援などがより必要になると考えられる。

# 3. 現代家族とジェンダー

ジェンダーとは、社会的・文化的に構築された性別のあり方を指す言葉である[9]。簡単にいえば、「男はこう（あるべきだ）」「女はこう（あるべきだ）」といった性役割や、「男は男らしく」「女は女らしく」といった「らしさ」を意味するものである。つまり、私たち人間は、男性または女性としてこの世に誕生し、それぞれの生物学的基盤をかかえて生活し、行動している。しかし、「男らしさ」「女らしさ」の行動基準や性役割規範は、生物学的基盤のみだけで形成されるのではなく、その時代や異なる社会や文化、個人の社会化の過程において出会う人びとや集団などによって変化すると考えられる。

ジェンダー
gender

## A. 家族機能の変化と家族問題

アメリカの社会学者である**オグバーン**は、近代産業が勃興する以前の家族は、①経済、②地位付与、③教育、④保護、⑤宗教、⑥娯楽、⑦愛情の7つの機能を担いかつ遂行したが、産業化の影響が家族機能の多くを失わせたと主張している[2]。

これらを現代におけるわが国の家族に当てはめてみると、前述したような核家族化および個人化の進展は、子どもの社会化や高齢者扶養などの家族機能に変化をもたらしているといえるであろう。たとえば、産業化の進展により家庭と職場が分離した結果、父親は外で働き不在となり、母親は家庭で家事・育児といった固定化された役割分担が指摘されている。また、少子化によるきょうだい関係の減少、核家族化による祖父母の子育て支援の低下などは、子どもの社会化に影響を及ぼすとともに、現代家族の教育機能の低下につながっているのではないだろうか。一方、平均寿命の伸長などに伴う高齢化の進展は、要介護高齢者の増加、長期化する介護など家族の介護負担にもつながっており、ケア機能の外部化が進んでいる。さらに、現代社会においては、子どもの非行の低年齢化や家庭内暴力、**児童虐**

オグバーン
Ogburn, William
Fielding
1886〜1959

児童虐待
child abuse and neglect
2000（平成12）年に「児童虐待防止法」（「児童虐待の防止等に関する法律」）が制定された。同法では、身体的虐待、性的虐待、ネグレクト、心理的虐待の4類型を定義している。

71

**高齢者虐待**
2005（平成17）年に「高齢者虐待防止法」（「高齢者虐待の防止、高齢者の養護者に対する支援等に関する法律」）が制定された。高齢者が他者からの不適切な扱いにより権利利益を侵害される状態や生命、健康、生活が損なわれるような状態に置かれること。

**DV**
Domestic Violence の略。親密な関係において男性または女性から、どちらかのパートナーに対して行使される暴力のこと。2001（平成13）年に「DV法」（「配偶者からの暴力の防止及び被害者の保護等に関する法律」）が制定された。

**子どもの社会化**
**成人のパーソナリティの安定化**
パーソンズ（Parsons, Talcott）は、アメリカの家族特性を捉え、家族にとって本質的な機能として、子どもの基礎的な社会化（パーソナリティの形成）と成人のパーソナリティの安定化といった2つの機能を挙げている。

**性別役割分業**
sexual division of labor
夫である男性が家庭の外で有償労働に従事して妻子を扶養し、妻である女性は家庭内にとどまって家事・育児・介護などの無償労働に従事するものとして、労働を性別で分担する形態のこと。

**M字型曲線**
m-shaped curve

待、高齢者の**老老介護**や**高齢者虐待**、DV など、さまざまな家族問題が深刻化しているといえる。

　このように、家族機能は、私たち人間にとっての生命維持や生活維持といった基礎的な機能であるとともに、**子どもの社会化**と**成人のパーソナリティの安定化**、乳幼児や高齢者などに対するケア機能として重要である。しかしながら、現代社会の変化とともに、家族機能も変化しつつあり、それらを要因とした家族問題も顕在化してきている。今後はこうした家族機能を代替する社会的支援の整備と充実が求められるであろう。

# B. 女性の雇用労働者とジェンダー

　以下では、わが国の女性労働の現状から、**性別役割分業**とそれを支える性役割規範の現状を浮き彫りにしていきたい。また、職場環境に視点を当てながら、性差別の現状と今後の課題についても分析を試みたい。

　総務省「労働力調査」から日本の女性の年齢階級別労働力率をみると、全体的に女性の労働力は上昇傾向にあるといえる。これは、女性の高学歴化や社会進出などが要因として影響していると考えられる。しかしながら、わが国の場合、女性の約70％以上が1度は就職するが、諸外国と比べて、結婚や出産、育児にさしかかる30～34歳頃に離職する者が多いという傾向にある。これらの現象は、労働力を示すグラフがM字カーブを描くことから、**M字型曲線**と呼ばれている。これらは、現在もM字カーブを描いているものの、1976（昭和51）年に比べてそのカーブは浅くなっているといえるが、わが国の女性労働の現状は、依然として子育て期に職を離れる人が多いことから、わが国における性別役割分業の根強さをうかがうことができる。つまり、女性労働者が増加して、子育て期にも就労継続を希望する者が多くなりつつあるとはいえ、実際には就労できていない現状があるとすれば問題といえるのではないだろうか。これらの背景には、女性を一人前の労働力としてみない古い意識とともに、「女性は結婚したら家に入るのが当然」「乳幼児期、とりわけ3歳までは母親が育児に専念すべきだ」（**3歳児神話**）などという社会習慣の根強さ、つまりジェンダーが潜んでいるともいえる。

# C. 男女共同参画社会を目指して

　以上のような問題解決には、1999（平成11）年の「男女共同参画社会基本法」、わが国が進めている2007（平成19）年12月に策定された「仕

事と生活の調和（ワーク・ライフ・バランス）憲章」および「仕事と生活
の調和推進のための行動指針」に基づく、**男女共同参画社会**の実現が課題
となる。それらの実現には、職場・家庭・地域などにおける男女の固定的
な役割分業の改善とともに、女性の場合は家事・育児・介護の負担軽減、
男性の場合は長時間労働の改善などの仕事と生活が両立できるような社会
構築が求められる。また、職場においては、育児休業や介護休業、勤務時
間の短縮、パート労働の均等待遇、保育所の整備などの支援策が重要であ
ろう。

　しかしながら、わが国の性別役割分業の意識については、徐々に変化が
みられる一方で、家事・育児・介護の役割の多くは女性が担っているとい
う現状が浮き彫りになっている。**イリイチ**が指摘しているような家事・育
児・介護といった賃金が支払われない労働である**シャドウ・ワーク**、ある
いは国際連合が提唱した**アンペイド・ワーク**の担い手となった主婦層は、
自分の置かれた状況に対しての不満、不安などのストレスをため込んでい
ないのだろうか。

イリイチ
Illich, Ivan
1926～2002

シャドウ・ワーク
shadow work

アンペイド・ワーク
unpaid work
無償労働。

# 4. 密室化する家族

　ここでは、現代社会の変化とともに深刻化しつつある、子育てにおける
子育て不安や児童虐待、介護における老老介護、介護負担などといった社
会福祉の問題と課題をジェンダーの視点から分析を加えていきたい。

## A. 子育てとジェンダー

　わが国においては、急速な少子化の進行とともに、乳幼児期の経済的支
援や子育て支援サービスなどの充実化が図られている。その一方で、私た
ちに身近な家庭では、子育て不安や育児ストレス、子育てと仕事の両立な
ど、子育てをめぐるジェンダーの問題が山積しているともいえる。

　1997（平成9）年の経済企画庁国民生活局「国民生活選好度調査」の結
果から、子育て不安について「よくある」と回答した有職の女性と専業主
婦を比較してみると、「育児の自信がなくなる」（有職者：9.7％、専業主
婦：15.7％）、「自分のやりたいことができなくてあせる」（有職者：15.3％、
専業主婦：19.7％）、「なんとなくイライラする」（有職者：19.4％、専業主

婦：31.5％）と、いずれも専業主婦の方が有職者に比べて子育て不安が大きい状況である。このように、子育てに対する不安感、重圧感、母親業に対する理解が得られないという孤独感や不満感など、さまざまな面での女性の育児ストレスの現状が指摘できるであろう。

　また、近年増加傾向にある**児童虐待**の主たる虐待者の現状を2018（平成30）年「平成30年度福祉行政報告例」でみると、「実母」（47.0％）、「実夫」（41.0％）などといったように、実母が虐待の加害者となる割合が約5割を占めている。こうした児童虐待の要因には、育児ストレスなどさまざまなものがあるといえるが、家庭の中で誰にも相談・交流できない中での女性（特に専業主婦）の社会的疎外感や孤立感などが指摘できるのではないだろうか。さらには、「夫は仕事で忙しく、子育ては妻まかせ」という子育てに協力できない（しない）といった性別役割の現状とともに、子育てにかかわりたくても仕事のために、それらに時間を費やすことができない男性の労働環境などのジェンダーの課題が指摘できるのではないだろうか。実際、男女の**育児休業**の取得には、まだまだ男女差が大きいといえる。今後は、男性が育児休業を取得しやすい条件の整備とともに、職場の理解と協力が必要不可欠になるといえる。

# B. 介護とジェンダー

　わが国では、高齢化の進展に伴い、寝たきりや認知症の高齢者が増加する一方で、核家族化の進行による家族の介護機能の低下がもたらす介護問題が深刻化してきている。こうした現代社会における介護問題をジェンダーの視点から捉えることは、今後の高齢者福祉の施策を考える上で重要なことであるといえる。

　2019（令和元）年の厚生労働省「国民生活基礎調査」より、要介護者と同居している家族の主な介護者についてみると、「配偶者」（23.8％）、「子」（20.7％）、「子の配偶者」（7.5％）の順となっている。また、主な介護者の性についてみると、「男」（35.0％）、「女」（65.0％）と介護の担い手は圧倒的に女性の占める割合が多くなっており、介護をめぐるジェンダー問題が指摘できるであろう。

　さらには、急速に進行する核家族化の影響による高齢者夫婦のみの世帯、高齢者単独世帯の増加は、在宅で介護する介護者の高齢化による老老介護、別居家族における遠距離介護などのさまざまな問題につながっている。また、2015（平成27）年に策定された「認知症施策推進総合戦略―認知症高齢者等にやさしい地域づくりに向けて―（新オレンジプラン）」をみる

**育児休業**
1992（平成4）年に「育児休業法（育児休業、介護休業、育児又は家族介護を行う労働者の福祉に関する法律）」が施行。

**介護**
care
「社会福祉士及び介護福祉士法」では、身体上または精神上の障害があることにより日常生活を営むのに支障がある者につき心身の状況に応じた介護と規定されている。

と、認知症の人の数は 2012（平成 24）年で約 462 万人、65 歳以上の高齢者の約 7 人に 1 人と推計され、さらには高齢化の進行に伴い 2025（令和 7）年には約 700 万人前後となり、高齢者の約 5 人に 1 人になると予測されている[10]。こうした状況からは、子育てと同様に、身体的、精神的な負担による介護ストレス、高齢者虐待などの問題の深刻化も予測できるであろう。

　このような現代社会の変化に伴う家族の介護機能の低下とともに、高齢者介護を社会全体で支える仕組みとして、1997（平成 9）年に「介護保険法」が制定（2000 年施行）され法整備が進められている。たとえば、2000（平成 12）年から始まった介護保険制度は、こうした家族の負担の軽減につながっているといえよう。しかしながら、それにより家族介護を主に担う女性の負担が軽減したとしても、一方でそれを代替するホームヘルパーや施設の介護職員など介護現場を支える多くの女性たちの負担へとつながっているともいえる。今後は、性や年齢を超えた家族介護を支える介護者に対する介護休業制度、介護支援の充実などとともに、社会的介護や社会福祉現場を支える介護職員に対してもジェンダーを超えた専門職の養成と労働環境づくりが課題となるであろう。

## C. 社会保障・福祉と家族

　現代社会の変化とともに、わが国の社会保障制度においては、結婚して子どもを産み育て、子どもが自立した後は夫婦で暮らすというライフコースを典型として制度の仕組みなどを構築してきたものが多いといえる。しかし、前述した通り、平均世帯人員は戦後ほぼ一貫して減少傾向にあり、世帯構造についても、「夫婦と未婚の子のみの世帯」の割合が低下し、「夫婦のみの世帯」や「単独世帯」が増加している。また、家族の個人化の進行とともに、結婚する年齢はもちろんのこと、結婚はしない生き方、子どもを産む・産まないなど、多様な家族のかたちが考えられる。さらには、離婚後のシングル・マザーやシングル・ファーザー、ステップ・ファミリーなど、多様な家族形態が認められるような社会構築が求められるであろう[11]。

　今後は、多様なライフコースの尊重や家族の尊厳を柱に、個人の生き方を支えるシステムとともに、将来予測されている単独世帯や老親と子どもの世帯の増加に向けた社会保障制度の仕組みや運営、介護保険を始めとした支援などの整備が重要となるであろう。

注）

(1) 戸田貞三『家族構成』弘文堂，1937，p.65.

(2) 森岡清美・望月嵩『新しい家族社会学』4訂版，培風館，1997，p.4，pp.6-7，pp.13-14，p.16，pp.46-47，p.158.

(3) 比較家族史学会編『現代家族ペディア』弘文堂，2015，p.12.

(4) 落合恵美子『21世紀家族へ―家族の戦後体制の見かた・超えかた』第4版，有斐閣，2019，pp.97-100.

(5) 山田昌弘『近代家族のゆくえ―家族と愛情のパラドックス』新曜社，1994，pp.27-32.

(6) 宮坂靖子「家族についての定義，FI／主観的家族」日本家政学会編『現代家族を読み解く12章』丸善出版，2018，p.3.

(7) 清水浩昭・森謙二・岩上真珠・山田昌弘編『家族革命』弘文堂，2004，pp.92-93，pp.125-126.

(8) 特定非営利活動法人KHJ全国ひきこもり家族会連合会ウェブサイト「地域包括支援センターにおける『8050』事例への対応に関する調査報告書」2019，pp.3-5.

(9) 伊藤公雄・牟田和恵編『ジェンダーで学ぶ社会学』新版，世界思想社，2006，p.7.

(10) 厚生労働省ウェブサイト「『認知症施策推進総合戦略―認知症高齢者等にやさしい地域づくりに向けて―（新オレンジプラン）』について」2015.

(11) 野沢慎司「ステップファミリー」神原文子・杉井潤子・竹田美和編『よくわかる現代家族』やわらかアカデミズムわかるシリーズ，ミネルヴァ書房，2009，p.118.

### 引用参考文献

- 稲葉昭英・保田時男・田渕六郎・田中重人編『日本の家族1999-2009―全国家族調査〈NFRJ〉による計量社会学』東京大学出版会，2016.
- 日本家政学会編『現代家族を読み解く12章』丸善出版，2018.
- 野々山久也編『論点ハンドブック家族社会学』世界思想社，2009.
- パーソンズ，T.・ベールズ，R. F. 著／橋爪貞雄他訳『家族』黎明書房，1981.
- 松信ひろみ編『近代家族のゆらぎと新しい家族のかたち』第2版，八千代出版，2016.
- マードック，G. P. 著／内藤莞爾監訳『社会構造―核家族の社会人類学』新泉社，1978.
- 森岡清美監修／石原邦雄・佐竹洋人・堤マサエ・望月嵩編『家族社会学の展開』培風館，1993.
- 湯沢雍彦『データで読む平成期の家族問題―四半世紀で昭和とどう変わったか』朝日新聞出版，2014.

### ▌理解を深めるための参考文献

**●森岡清美・望月嵩『新しい家族社会学』4訂版，培風館，1997.**

家族社会学における家族の類型と分類、結婚・離婚、家族の内部構造、家族機能と社会的支援、家族の変動など、基本的な用語・概念や統計データの分析を盛り込みながら、わかりやすく書かれた入門書である。

**●比較家族史学会編『現代家族ペディア』弘文堂，2015.**

本書は、1996年に刊行された『事典家族』を補完するものであり、多様化し変貌する家族の現状を広く俯瞰するために有益なデータブックである。いま家族やその周辺で何が起こっているのかといった「家族の現在」を多角的に捉え、知る上では大変わかりやすい参考文献である。

# 第6章 地域社会の変貌

日本社会は戦後の産業化と都市化を契機に農村社会から都市社会へ移行し、これに伴って私たちの暮らし方は大きく変容した。一方で、ニーズや価値観の多様化をもたらすとともに、新たな社会課題を生んでおり、暮らしの維持と地域社会の存続に向けたコミュニティの再生が問われている。

## 1

私たちの日々の暮らしの基盤である居住と暮らし方について掘り下げて考えながら、地域と地域社会の概念を理解する。

## 2

マッキーヴァーのコミュニティの原義と特質、および規範概念とされる日本のコミュニティ施策の経緯と位置づけを理解する。

## 3

明治期以降の農村の変容と戦後都市化による生活様式の特質を、地域社会およびコミュニティ概念に結びつけて理解する。

## 4

戦後発生した過疎化の動向を、条件不利地域と言われる中山間地域の抱える課題と再生の行方に結びつけて理解する。

## 5

地域社会に存在する集団・組織として、町内会・自治会と非営利組織の組織特性に注目し、両者の連携について考える。

## 6

戦後日本社会の変容と新たな課題を踏まえ、暮らしの維持と地域社会の存続に向けたコミュニティ再生の意味を考える。

# 1. 地域社会とは何か

　私たちはどこかの土地に居住している。居住形態やスタイルはさまざまなものの、対面にせよバーチャルにせよ居住は人間関係を取り結ぶ社会的拠点であり、このことが地域社会を問う基本である。

　五感を研ぎ澄まし、情報収集してみてほしい。すると、現代の暮らしがさまざまな何かに支えられていることに気づく。たとえば、スーパーでの食材購入や光熱の使用などは、その多くが見えにくいシステムに支えられ、暮らしに深く浸透している。この事実は今日の地域社会のあり方に大きく関わる。一方で、スマートフォンやインターネットなど技術がどれだけ高度化しても、目の前には居住に基づくパターン化された現実があり、そこでの活動は曖昧さや重層性を有しながらもある程度の範囲に収まっている。

　そして、耳目に触れてふと気になることがある。たとえば、有線放送から流れてくる小学生の下校時見守り放送や行方不明者の捜索依頼放送を想起してほしい。これらは時機や瞬間次第で「誰かのための役に立つ」局面であるとともに、関係者や関係機関だけでは解決に限界があることを意味している。実はこのような共助の場面は、想像力を膨らませれば、私たちの暮らす社会にいくらでもあることがわかる。

　居住に基づく人の暮らしと活動の結果として、各地で独自な経済や文化などが形成されてきた。方言はその1つの例である。その独自に形成される範囲を地理的な観点で捉えようとする場合、**地域**という概念が用いられる。独自とは、区別できる別の範囲があること、そしてその別の範囲をも包含するより大きな範囲があることを意味する。独自に形成される範囲は古都や温泉郷のように、歴史や風土に規定されることもある。言うまでもなく、これらすべてのプロセスには人が介在している。

　そして**地域社会**とは、基本的には地域の暮らしに関わる現実的な共同性を指し、地域におけるシステムやさまざまな機能の統一的状態を意味することが多い。概念的には多様であり、町内や市町村など社会的単位の多種性と重層性を指摘する見解や[1]、「居住地を中心に拡がる一定範域の空間－社会システム（中略）、その空間の内に居住することを契機に発生する共同問題を処理するシステム」と定義する例もある[2]。

　境界が明確で特殊な地域社会の例として地方自治体を挙げることができる。地方自治体には、暮らしに関わるさまざまな機能（政治、経済、教育、

地域
area

地域社会
community

財政、文化、防災、社会福祉など）が備わり、境界線の範囲内で統一的状態を形成している。ただし、高齢者福祉政策を重視する自治体もあれば、観光振興に力点を置く自治体もあり、独自な要素を有している。

# 2. 地域社会とコミュニティ

　地域社会の類似概念に**コミュニティ**がある。コミュニティは多義的であり研究者の数と同数の概念がある。コミュニティを学術概念として提唱した**マッキーヴァー**は、「村とか町、あるいは地方や国とかもっと広い範囲の共同生活のいずれかの領域を指す。（中略）コミュニティの名に価するには、それより広い領域からそれが何程か区別されなければならず、共同生活はその領域の境界が何らかの意味をもついくつかの独自の特徴をもっている」と述べた[3]。つまり、一定の社会的結合と特徴を有する社会生活の一定の範囲を指し、共同性と地域性が基礎といえる。

　マッキーヴァーのコミュニティは、特定の共同の利害や関心に応じてつくられる**アソシエーション**と相互補完し合う包括的な社会集団類型として示され、共同性には、社会的に似通った性質や観念・慣習・伝統、そして共属感情といった心情的なつながりの意味が込められている[3]。マッキーヴァーのコミュニティは現代社会のあり方を議論できる深みを有する。

　戦後日本では高度経済成長期の産業化と**都市化**により、国土の人口分布に変化が生じ、暮らしの水準が上昇した。一方、公害問題、都市人口集中と**インフラストラクチャー**未整備、新旧住民の混住化、暮らしの個別化・断片化・孤独化などが顕在化し、これらを背景に**コミュニティ施策**が講じられた。この施策ではコミュニティが社会目標と位置づけられ、住民相互の社会的連帯や地域社会への帰属意識が次のような内容で発表された。

　「生活の場において、市民としての自主性と責任を自覚した個人および家庭を構成主体にして、地域性と各種の共通目標をもった、開放的でしかも構成員相互に信頼性のある集団を、われわれはコミュニティと呼ぶことにしよう」[4]

　この報告は、前近代的な地域共同体の崩壊によって人をその煩わしさから解放し、しかし都市化によって高まる孤立感を危惧しながら、コミュニティを規範的な期待概念と位置づけた。

　1970（昭和45）年以降行政主導によるコミュニティ施策が推進される

**コミュニティ**
community

**マッキーヴァー**
MacIver, Robert Morrison
1882〜1970

**アソシエーション**
association
営利・非営利組織や国家など。

**都市化**
urbanization

**インフラストラクチャー**
道路や送電線、学校など産業や生活の基盤となる施設のこと。

**奥田道大**
1932〜2014

①「地域共同体」
②「伝統型アノミー」
③「個我」
④「コミュニティ」
①の「地域共同体」は伝
統やしきたり、人びとの
和を大切にするモデル、
②の「伝統型アノミー」
は関心や愛着は少なく地
元の熱心な人が地域をよ
くしてくれることを期待
するモデル、③の「個
我」は自分の生活上の不
満や要求を市政に反映す
るのが市民の権利と考え
るモデル、④の「コミュ
ニティ」は自分の生活の
拠り所では住民が互いに
協力して住みやすくする
よう心がけるモデル、で
ある(5)。

**地域コミュニティ**
地域コミュニティとは、
「(生活地域、特定の目
標、特定の趣味など)何
らかの共通の属性及び仲
間意識を持ち、相互にコ
ミュニケーションを行っ
ているような集団(人々
や団体)」のうち、共通
の生活地域(通学地域、勤
務地域を含む)の集団(6)。

**情報コミュニティ**
インターネット上の「コ
ミュニティ」などの「電
子コミュニティ」。「地域
性」を特に必要とせず、
情報の共有によって結び
ついた「コミュニティ」
であり、電子メディアに
よって構築された「バー
チャル・コミュニティ」
である。「情報コミュニ
ティ」は「地域コミュニ
ティ」の範囲を拡大し、子
育てや介護などに関する
情報を共有し、人びとに
一体感や連帯感を抱かす
ことができる(7)。

**村落共同体**
Dorfgemeinschaft (独)
耕地・用水・山林などを
めぐる共同体規制を基礎

中で、**奥田道大**は地域社会の類型化を試み、地域社会に対する行動体系の軸と価値意識の軸とで、①「**地域共同体**」、②「**伝統型アノミー**」、③「**個我**」、④「**コミュニティ**」から構成されるコミュニティ意識モデルを提示した(5)。このモデルは、①から④へと歴史的に発展する過程を示し、④は地域社会のために主体的に行動する住民のモデルとして示された。

1990年代初期にバブル経済が崩壊し、少子高齢化の進展とともに競争主義的な風潮が高まる中、本格的な人口減少段階に入る2000年代半ばになると、総務省から新たなコミュニティ施策が提示される。たとえば、国民生活審議会総合企画部報告「コミュニティ再興と市民活動の展開」(2005年)では、旧来よりあるエリア型コミュニティ(町内会などの地縁組織)と新たに出現したテーマ型コミュニティ(NPOなどの市民活動組織)との連携、ならびにそれぞれの強みを融合させた多元参加型コミュニティの形成が提起され、課題解決力を有する主体の姿が目指されている。また、2007(平成19)年に発足したコミュニティ研究会では、福祉の増進と安全確保のための**地域コミュニティ**における地域力の再生が唱えられている(6)。

コミュニティは暮らしの基盤となる社会的紐帯に関わる包括概念といえる。その全体性・一体性・連帯性を念頭に置いた場合、流動性やネットワークの広がりを特徴とする現代社会は、対面的な地域コミュニティに加え、通信機器を用いたバーチャルな**情報コミュニティ**が急速に普及・浸透していることを見逃すことができない(7)。

# 3. 農村社会から都市社会へ

## A. 農村の特色と変容

前近代の地域社会の特徴は**村落共同体**である。村落共同体は低生産力と商品経済未発達により、イエと呼ばれる伝統家族を構成単位とし、メンバーの暮らしはここを離れて成立せず完結していた。暮らしと生産活動を維持するため、メンバーは相互に緊密な協力関係を築き、共同で土地を耕し、生存に必要な材料や食料を調達する入会地や共有地をもった。内部的には規制が課せられ、逸脱行為に対しては掟破りや村八分の制裁が下った。内部は結束し、外部からの攻撃に対し団結して防衛する統合性を保持する一

方、封鎖的実体として存在した。コミュニティの原型ともいえる。

　明治期から戦前の農村は（寄生）地主制のもとで過剰人口を抱え、そのことが農村の前近代性と封建制、非合理性を規定した。その後、独占資本として成長する資本制企業などは農村を低廉な労働力の供給源とし、戦前の資本主義は産業都市と農村が分離した二重構造下で世界史的に稀有な短期間での発展を成し遂げた。「特殊」資本主義と言われる所以である。

　戦後の農業・農村は、農地改革と戦後復興を経て高度経済成長期以降激変した。注目されるのは1961（昭和36）年制定の**農業基本法**とそれに基づく諸政策である。農地改革によって地主制が解体し数多の小規模自作農が出現する中、農業基本法では勤労者と同等の農業収入を得る**自立経営農家**の育成が目標に掲げられた。圃場整備や農業機械の導入によって農業近代化が目指され、合理化で余剰となる農業従事者は経済成長によって労働力需要が高まる都市部へ大量流出した。一方で、合理化の一指標となる農地流動化は政策当局のねらい通りに進まず、農村では**兼業化**が進行した[8]。

　1970年代には、基幹作物である米の生産量増大と消費量低迷のミスマッチに伴い、米の生産調整（いわゆる減反政策）が実施された。生産調整は農業を基盤とした農業従事者の生き方に変更を迫り、農家戸数、農業就業人口、**食料自給率**はこの頃から減少し始めた。兼業が難しい地域では過疎化が急速に進行し、**限界集落**や消滅集落も出現するようになった。

　結局、自立経営農家育成の目標は達成できなかった。さらに対外的には、1986年のGATTウルグアイ・ラウンド（多角的貿易交渉）を経て提出された報告が日本の農業に影響をもたらした。その内実は農産物輸入の例外なき関税化を求めるものである。日本政府は新たな農政プランの提出に迫られ、1999（平成11）年には①食糧の安定供給の確保、②農業の持続的な発展、③**多面的機能**の発揮、④農村の振興、の4つを基本理念とする**食料・農業・農村基本法**を施行した。その後の政策により、農業法人などの組織経営体は微増するとともに、小規模な家族経営体は日本型直接支払制度の支援を受けて集落営農や共同地域活動に携わり、農業・農村の有する多面的機能の発揮が目指されている。ただし、農業経営体の大多数を占める小規模な家族経営体の減少と農業従事者の高齢化は続いている。また、食料・農業・農村基本法の主目標である食料自給率も低位水準で推移している。

## B. 戦後日本の都市化

　都市の社会学的研究が注目したのは、ヨーロッパの近代資本主義社会の確立とともに出現し、人口が集中し発達した近代都市である。

において結ばれた社会関係であり、資本制社会以前の低い生産力水準に規定されていた[8]。

**兼業化**
農家で農業以外の仕事にも従事する世帯員が現れ、農業以外で所得を得る傾向。兼業化により、農村の相互扶助の慣行や共同作業、階層構造は劇的に変化した[8]。

**限界集落**
65歳以上の高齢者が集落人口の半数を超え、冠婚葬祭をはじめ、田役、道役などの社会的共同生活の維持が困難な状態に置かれている集落[17]。

**多面的機能**
食料・農業・農村基本法に盛り込まれた農業・農村の新たな理念。同法3条には「国土の保全、水源のかん養、自然環境の保全、良好な景観の形成、文化の伝承等農村で農業生産活動が行われることにより生ずる食料その他の農産物の供給の機能以外の多面にわたる機能（以下「多面的機能」という。）については、国民生活及び国民経済の安定に果たす役割にかんがみ、将来にわたって、適切かつ十分に発揮されなければならない。」とある。これ以前の機能は食料その他の農産物の供給とされていた。

**ゲマインシャフト**
Gemeinschaft（独）
テンニースの名付けた社会のあり方。本質意志（生得意志）による自然的結合からなり、その典型は血縁からなる家族、地縁からなる村落、心縁（精神縁）からなる都市である[7]。

**ゲゼルシャフト**
Gesellschaft（独）
テンニースの名付けた社会のあり方。選択意志（形成的な意志）による目的的な人為的結合からなるもので、法に基づいている大都市、交易からなる国民社会、文明からなる世界社会がその代表例である[7]。

**テンニース**
Tönnies, Ferdinand
1855～1936

**ジンメル**
Simmel, Georg
1858～1918

**シカゴ学派**
Chicago School
19世紀末から20世紀前半にかけてアメリカのシカゴ大学で活躍した研究者集団を指す。

**人間生態学**
human ecology
人間社会を生物社会のアナロジーから人びとの相互依存関係、とりわけ「共生」に基づく人間の集合のあり方として解明しようとするもの[7]。

**パーク**
Park, Robert Ezra
1864～1944

**バージェス**
Burgess, Ernest Watson
1886～1966

**ワース**
Wirth, Louis
1897～1952

第1に、1887年に『ゲマインシャフトとゲゼルシャフト』を著した**テンニース**は、近代大都市をゲゼルシャフトの典型とみなした[7]。テンニースは、ゲゼルシャフトを打算的で非人間的な関係による結合とし、大都市では資本と貨幣が渦巻き、利己主義が支配的になるとみた。また、ゲゼルシャフトと対概念を構成するゲマインシャフトは親密で永続的な人間結合を指し、近代都市の中にある町（まち）に存在することを認めている。

第2に、後のアメリカの都市研究に強い影響を与えた**ジンメル**は、近代資本主義の成立とともに登場した近代都市に注目し、そこで展開される生活様式の特徴を見出した。ことに、近代都市が貨幣経済の中心であることなどの構造的特徴は、人間に匿名性や自由などをもたらすとした。

第3に、ジンメルの影響を受け、都市の社会学的研究を本格化させたのは**シカゴ学派**である。シカゴ学派は実証的手法によって急成長するシカゴを調査研究し、モノグラフを蓄積した。都市研究の視点に**人間生態学**を導入した**パーク**を始め、**同心円地帯理論**を考案した**バージェス**、アーバニズム論を提唱した**ワース**など錚々たるメンバーが名を連ねる。

ワースのアーバニズム論は、生態学的・社会構造的・社会心理的側面の3つに分けられ、生態学的側面の都市の定義、すなわち「社会的に異質な諸個人の、相対的に大きい、密度のある、永続的な集落」を基礎として、生態学的側面が成立すると社会構造や社会心理の側面に影響を及ぼし、都市固有の生活様式、つまりアーバニズムが生まれるという図式である。ワースのアーバニズム論は世界的に反響を呼んだが、個人が砂になるような社会解体的イメージが強かったため、アメリカ国内外の都市で第一次集団の発見を行った研究者などから批判もされた。

一方日本では、**鈴木榮太郎**が戦後に結節機関説を提唱した。彼は生業活動の社会的単位である機関（駅やスーパー、工場など）を**社会的交流**（コミュニケーション）の結節としての意義をもっている結節機関とみなし、結節機関が存在する場所を都市と考え、その数と種類が多ければ多いほど都市的であるとした。そして、都市について「国民社会における社会的交流の結節機関をそのうちに蔵していることにより、村落と異なっているところの聚落社会である」と独自で明快な定義づけを行った[9]。

人口が都市に集中・集積する現象、および生活様式が都市的になる現象を**都市化**という。高度経済成長期は、産業化に伴う都市化が急速に進展した。表6-1の「DID人口比」の推移は都市への人口集中を物語っている。また、生活様式の都市化は戦前以来続いてきた農村と都市の二重構造をうすれさせ、日本社会全体を都市社会へと移行させた。農村と都市の区分が難しくなり、地域社会の概念が提唱されたのもこの頃である。

表 6-1　人口の過密化・過疎化に関する指標

| 指標（単位） | 1950 | 1960 | 1970 | 1980 | 1990 | 2000 | 2005 | 2010 | 2015 |
|---|---|---|---|---|---|---|---|---|---|
| 全国人口　　（万人） | 8,411 | 9,430 | 10,467 | 11,706 | 12,361 | 12,693 | 12,777 | 12,806 | 12,710 |
| 市部人口比　　（％） | 37.3 | 63.3 | 72.1 | 76.2 | 77.4 | 78.7 | 86.3 | 90.7 | 91.4 |
| 市部面積比　　（％） | 5.3 | 22.0 | 25.3 | 27.2 | 27.5 | 28.1 | 48.1 | 57.2 | 57.4 |
| 市部密度　（人/km²） | 1,566 | 721 | 792 | 870 | 922 | 943 | 607 | 538 | 536 |
| DID 人口比　　（％） | - | 43.7 | 53.5 | 59.7 | 63.2 | 65.2 | 66.0 | 67.3 | 68.3 |
| DID 面積比　　（％） | - | 1.0 | 1.7 | 2.7 | 3.1 | 3.3 | 3.3 | 3.4 | 3.4 |
| DID 密度　（人/km²） | - | 10,564 | 8,690 | 6,983 | 6,661 | 6,647 | 6,714 | 6,757 | 6,794 |
| 過疎地域人口（万人） | - | 2,052 | 1,698 | 1,577 | 1,464 | 1,345 | 1,272 | 1,184 | 1,088 |
| 過疎地域人口比（％） | - | 21.8 | 16.2 | 13.5 | 11.8 | 10.6 | 10.0 | 9.2 | 8.6 |

注1）DID とは人口集中地区（Densely Inhabited District）の略であり、総務省統計局の定義によれば、次の2つの条件をみたしている地域のこと。
　1. 市区町村境界内において人口密度の高い（約 4,000 人/km² 以上の）国勢調査区の集合地域
　2. 人口 5,000 人以上を数える地域
注2）過疎地域人口と過疎地域人口比は総務省「平成 30（2018）年度版過疎対策の現況」による。過疎地域は平成 31（2019）年 4 月 1 日を基準に算出されている。なお、同資料によると過疎地域の市町村数は全市町村の 47.5%（2019.4.1 現在）、面積は 59.7%を占めている。
資料）国勢調査より筆者計算.

　では、この時期に著しく進行した都市化はいかなる生活様式の変化をもたらしたのか。**高橋勇悦**は、社会的分化と統合の帰結として、次の2つの都市化の特質に注目している(10)。第1は**生活の個人化**である。生活の個人化とは、人間が集団で暮らさずにすむ条件が整い、個人単位で行動すること、そして個別の関心を追求する傾向を指す。第2は**生活の社会化**である。生活の社会化とは、人びとの暮らしが外部の施設・機関に依存する傾向を指す。このような社会化のもとで個人化はますます促される。

　また、**倉沢進**は**都市的生活様式論**を提唱した。倉沢は、村落と都市との共同様式の差異に注目し、村落は自給自足性が高いものの、「水」や「山」などを共同処理する必要から、共通・共同問題の共同処理が非専門家や住民の相互扶助で行われるとした。一方、都市は暮らしに必要なものを対価の支払いによって市場から購入するため、共通・共同問題の専門的な処理が専門家・専門機関によって行われると論じている(11)。

　生活様式の都市化は、高度経済成長期以来の私たちの暮らしの隅々に奥深く浸透している。民間企業による商品やサービスの供給はもちろん、行政によるサービス供給も肥大化の途を辿ってきた。人と施設・機関との間に高度な相互依存ネットワークが形成され、程度の差はあれ、そのような条件下で暮らしが成立している。コミュニティの原型である空間的な実体としての「地域性」は希薄化し、暮らしの「共同性」も弱体化している。

**鈴木榮太郎**
1894～1966

**結節機関説**
nodal organ

**高橋勇悦**
1935～

**生活の個人化**
具体的には①第二次的接触（いわゆる「冷たい」関係）と人間関係の省略化、②社会的人間の非社会化、③個人化・個人主義・集団主義・私事化、を指し、これらが産業化の進展とともに進行する(10)。

**生活の社会化**
具体的には①商品化・マニュアル化・福祉化、②世界に広がる交通とコミュニケーション、③都市化社会の共同生活、を指す。モノやサービスが商品として提供される傾向や、そのような提供や支援なしには暮らしが成り立たない傾向を含んでいる(10)。

**倉沢進**
1934～2019

# 4. 過疎化の進展と地域社会

　過疎化は高度経済成長期以降に地方の農山漁村や産炭地で広範にみられた。斎藤らによると、**過疎化**は「資本の高度蓄積とそれにともなう産業構造の変化から生じており、一方での重化学工業の特定地域への集中と、他方では、石炭産業の衰退、さらには、農業構造の変化など、産業部門間の不均等が一段と拡大した過程で発生した現象」[12]を指していて、ことに初期には「民族大移動」と称される農山漁村から都市への人口の大量流出が発生した。過疎の発生量や発生の仕方は地域差や時間差があり、また流出者の属性や移動パターンは一様でないものの、高度経済成長期以降の半世紀余りを日本全体で人口統計的に俯瞰した場合、疎らになる**趨勢**は未だにおさまっていない（前掲**表6-1**参照）。

　国では、過疎地の生活基盤を確保し、人口減少ならびに地域社会の活力低下や崩壊を防ぐため、地方からの要請に応じて、1970（昭和45）年制定の**過疎地域対策緊急措置法**を皮切りに、1980（昭和55）年に**過疎地域振興特別措置法**、1990（平成2）年に**過疎地域活性化特別措置法**、2000（平成12）年に**過疎地域自立促進特別措置法**、2010（平成22）年に**改正過疎地域自立促進特別措置法**を時限立法として施行してきた。過疎地域は一連の過疎法にある人口・財政力要件によって国が市町村ごとに指定している。そして、法律に基づく財政支援を通じて各地で産業振興や交通通信体系整備などの各種の過疎対策事業が行われ、道路や集会施設などのハード面での整備水準が向上し、生活基盤は改善してきた[13]。

　しかしながら、過疎地の人口減少は、都市的生活様式の普及・浸透とあいまって、旧来の農山漁村の生産と暮らしの共同性を弱体化させ、農山漁村ならではのゲマインシャフト的な社会関係や伝統文化を変質させた。また、生産活動の中心的担い手が「昭和ヒトケタ」であることを次第に顕わにし[14]、20世紀末頃より高齢化に伴う医療や福祉、介護の問題は切実なものとなってきた。過疎地域では75歳以上の割合が20.5％と全国平均12.7％に比べて高い（2015年国勢調査）。人口減少と高齢化に加え、過疎地域の1世帯当たりの世帯人員数の減少率は全国平均のそれを超え、全世帯に占める高齢単身世帯と高齢夫婦世帯の割合も全国平均を上回っている[13]。

　過疎化については、限界集落論や集落再生論、世代論の観点から居住地における生産と暮らしの維持・持続可能性が模索されてきた。**吉野英岐**は、

吉野英岐
1960〜

84

農山漁村の公益的性格や私的所有権の問題にまで踏み込んで地域社会の持続可能性と課題を整理し、集落を基礎とした多様な主体の参画による地域再生を論じている[15]。また、**高野和良**は、過疎地の高齢化と福祉問題を追究し、地域特性に応じた社会統合や社会関係のあり方に注目しながら、**中間集団**の活性化による社会連帯の創出に展望を見出している[16]。

さらに、21世紀初頭に推進された平成の**市町村合併**は基礎自治体の財政基盤確立を目指し[17]、合併市町村における公的施設・サービスの統合・再編を図った。そのため、医療や福祉、介護分野をはじめ、就業機会や教育、防災など日常の暮らしに障害や不安を生んだ。ことに編入合併した小規模自治体では、合併が過疎化を促進させ[18]、編入合併による影響、困難、苦闘が深まっている。合併前に役場が所在した「中心」から合併後に役場機能が縮小し「周辺」へ移行した編入合併地域では、暮らしの維持と地域の存続に関わる地域社会再編が喫緊の課題となっている。

ところで、食料・農業・農村基本法35条には「地勢等の地理的条件が悪く、農業の生産条件が不利な地域」として中山間地域等が規定されている。また、農林水産省では農林統計分析を行うため、昭和の市町村合併以前の（旧）市区町村単位で4つの農業地域類型を設けており、そのうちの「中間地域」と「山間地域」が**中山間地域**と称される。

中山間地域では、高度経済成長期以降、第一次産業の構成比が減少し、地域差はあるものの人口流出による人口減少と高齢化が進展してきた。また、食料・木材・エネルギーの供給源としての役割を後退させ、農地の減少が著しい[19]。中でも、山間地域では今後一層の人口減少と高齢化の進展が見込まれ、農業集落の平均戸数が減少し、存続の危ぶまれる農業集落が大幅に増えると推計されている[20]。集落戸数の減少と高齢化は、寄り合いや集落活動の減少・消滅、暮らしの維持の困難につながり、空き家問題を露呈させる。また、高齢化に伴い農業生産活動から人の手が離れれば、耕作放棄地増大など農山村環境の一層の荒廃が懸念される。

一方で、中山間地域は、農作物生産はもちろんのこと、豊かな自然環境や水源涵養、良好な景観、中山間地域ならではの伝統文化など、都市部にない多面的機能を有している。2000年度に始まった中山間地域等直接支払制度（2014〔平成26〕年度以降は日本型直接支払制度の1つ）は、集落等の単位で協定を結んだ農業者による農業生産活動と農村環境の維持・管理を支援している。また、棚田保全ならびに都市農村交流によって中山間地域ならではの地域振興に取り組む例が全国的に散見される。

農山村再生の主体像と活動方法が問われる中で、市街地の一部を除き市内全域が中山間地域に該当する島根県雲南市では、小規模多機能自治を目

**高野和良**
1963～

**中間集団**
intermediate group
個人と全体社会（国家）を媒介し、個人を保護するとともに、全体社会の秩序を維持する役割を果たす集団。中間集団は近代化とともに機能を衰退させているとされ、そのあり方が議論されている。地域住民組織や非営利組織、学校、企業などが該当する。

**市町村合併**
2つ以上の市町村が合わさって1つの市町村を創設すること。日本では近代化以降、3回にわたり大きな市町村合併が行われてきた。1990年代半ば、経済が停滞するなかで、少子高齢化、財政状況の深刻化、住民サービスの多様化が進むと、市町村を取り巻く環境は厳しさを増し、地方分権の担い手たる基礎自治体としての財政基盤確立が求められ、市町村合併が政策的に推進されることになる。これが「平成の市町村合併」である。1999（平成11）年に3,232であった市町村数が2010（平成22）年に1,727に減少している[17]。

**中山間地域**
中山間地域は日本の総土地面積の72.5％、総人口の11.2％、農業集落数の53.4％、総農家数の44.2％、総農地面積の40.9％、農業産出額の40.8％を占め、現代日本農業にとって大きな位置を占めている。ただし、1農業経営体当たり経営耕地面積は1ha未満の小規模農業経営体が約6割を占める[20]。

指し、2000年代半ばより地域住民によって構成される地域自主（運営）組織が「小さな拠点」活動を先駆的に展開している[21]。

# 5. 地域社会の集団・組織─町内会・自治会・NPO

**小さな拠点**
小さな拠点とは、内閣府の定義によると「市街化区域を除く、中山間地域等において、地域住民の生活に必要な生活サービス機能やコミュニティ機能を維持・確保するため、旧町村の区域や小学校区等の集落生活圏において、生活サービス機能や地域活動の拠点施設が一定程度集積・確保している施設や場所・地区・エリア」のことを指している[21]。

地域社会にはさまざまな集団や組織が存在する。たとえば、社会経済において意義のある分野・領域・部門を意味するセクターで考えた場合、活動目的・原理の異なる行政（第1セクター）、民間企業（第2セクター）、非営利組織（第3セクターまたはサードセクター）を挙げることができる。いずれのセクターも、私たちの暮らしに関わりがあるほか、セクター間の連携と協働によって地域社会の再生や存続が図られる。また、加入・構成の原理（加入の仕方）と目的・機能の原理（目的のあり方）で地域住民組織を類型化した研究では、非営利集団・団体・組織が10分類されている[22]。地域住民組織は地域コミュニティにかなりの部分が重なる。

**町内会・自治会**
urban ward association

中でも注目されるのが、国内津々浦々に存在する**町内会・自治会**である。阪神・淡路大震災の際には、町内会・自治会が被災者救済の母体として機能したこともあり、俄然再評価されるようになった。町内会は、古くは自治制度の担い手として明治時代以前に遡ることのできる組織で、東京では20世紀初頭までにその母体ができ上がった。第2次世界大戦の臨戦体制が高まる中、1940（昭和15）年には国家による民衆の組織化がなされ戦時業務の実践単位として全戸が集権的行政機構に組み込まれた。敗戦後、町内会は政令により一旦禁止されたものの、1952（昭和27）年のサンフランシスコ講和条約発効で政令が無効になると、全国各地で任意団体として復活した。

町内会・自治会は、一般に、①加入が世帯単位、②全戸の自動的・半強制的加入、③目的が多岐的で包括的、④行政の末端機能、⑤排他的地域独占、といった組織上の特徴を有し、親睦から地域の安全・安心に関わる分野まで幅広く活動している。地域住民のニーズをつかみながら活動している町内会・自治会が見られる一方、担い手の高齢化・固定化や活動のマンネリ化によって、組織率の低下や組織自体の形骸化がすすんでいるところもある。

確かなことは、多くの町内会・自治会が活動地域の情報をもち、かつ地域を網羅していることである。網羅性を念頭に置いたとき、「ひとりの不

幸もみのがさない住みよいまちづくり」を組織目標として掲げ、他団体と連携しながら単位町内会や自治会を支援する北海道町内会連合会の取組みなどは注目できる。超高齢化や高齢者の単身世帯化が進行する中で、具体的目標を掲げ、組織体制や運営方法を刷新しながら地域課題の解決や豊かな地域の暮らしの実現に取り組んでいる例は少なくない(23)。

もう1つ注目されるのが**NPO**である。NPOは、**市場の失敗、政府の失敗**を経て高まってきた市民の質的要求、ならびに阪神・淡路大震災を契機に成立した特定非営利活動促進法（1998〔平成10〕年）とともに一躍社会的に認知されることとなった（同法上の狭義のNPO）。NPOの活動分野は保健・医療・福祉をはじめ、社会教育、子どもの健全育成、まちづくりなど多岐にわたる。社団・財団法人や学校法人、社会福祉法人などの広義のNPOまで含めれば、活動の規模や範囲、領域はさらに広大なものとなる。

地域を網羅する町内会・自治会とNPOは、組織の原理や歴史は異なっているが、少子高齢化や過密・過疎、防災や暮らしの安全・安心確保など、地域社会が抱える諸課題を解決し、暮らしを維持する上で両者の連携への期待が高まっている。そのためにはそれぞれの組織が有する強みを発揮し、運営方法や財政面で抱える課題を補完し合う知恵と工夫が欠かせない。

第1、第2セクターはもちろんのこと、地域密着型の非営利組織は、コミュニティ形成に向け、市民主体で自発性や非営利性、公益性に重点を置いて活動しているという意味で、そして従来の都市的生活様式に新たな価値を吹き込む兆しを示唆しているという意味で目が離せない。

# 6. 新たな潮流と地域社会の将来

私たちは戦後の経済成長を契機に便利な暮らしを手に入れた一方で、地球温暖化に伴う自然災害、雇用・地域をめぐる格差問題、地域の再編など、暮らしや社会の持続可能性を脅かす新たな課題に見舞われている。

コミュニティの原型である実体としての地域性は曖昧かつ多層化し、暮らしの共同性は弱化した。暮らしの基盤と意識から地域社会の必然が希薄になって久しい。しかし、変わらないものがある。つまり、私たちは今もなおいずれかの土地に居住している。そうであるならば、本来地域性を有し、暮らしの基盤を形成する包括概念としてのコミュニティを再考してみ

**NPO**
non profit organization（民間非営利組織）の略であり、価値観やニーズの多様化を背景に、市民がミッション（社会的使命）の追求を目的として、従来のセクターによって充足することのできない公益サービスを、地域に根ざしながら実現しようとするところに特徴がある。ボランタリー・アソシエーションと位置づけることができる。

**市場の失敗、政府の失敗**
市場の失敗とは、財やサービスの情報が需要者と供給者の間で十分に共有されないことなどによって、市場メカニズムが本来有するとされる効率的な資源配分が達成されないこと。その結果、環境問題や貧富の格差拡大を招く。政府の失敗とは、市場の失敗を補うための政府の不適切な市場介入などが、市場に弊害をもたらすこと。政府の有する公平・公正な原理が規制や画一性、非効率をもたらすと批判され、政府の役割を限定し、市場を重視する新自由主義的な考え方と動きを生んだ。

**コミュニティ喪失論**
社会的分業の発展が、地域的・共同的な連帯を失わせたという主張[24]。

**コミュニティ存続論**
大規模な社会的分業にも関わらず、近隣地区の第一次集団（親密な集団）や地域コミュニティの機能は維持されてきたという主張[24]。

**コミュニティ解放論**
交通・通信手段の発達、親族・職場などの紐帯の空間的分散、高率の社会移動や居住移動などによって、コミュニティは空間的な基礎から解放され、分散的で密度の低いネットワークの形をとるようになった、という主張[24]。

**ウェルマン**
Wellman, Barry
1942〜

**ソーシャル・キャピタル**
social capital

**パットナム**
Putnam, Robert David
1940〜

ることは価値があるといえる。

1980年代に入る頃から、コミュニティに関する新たな議論が登場した。それは、ワースのアーバニズム論に代表される**コミュニティ喪失論**と、それへの反論である**コミュニティ存続論**に続く3つ目のもので、**コミュニティ解放論**である。**ウェルマン**によって主張された解放論は、コミュニティの地域性を限定的に捉え、これをネットワーク概念で捉え直すことにした点で、コミュニティ概念に広がりをもたせた[24]。

そしてその捉え直しとほぼ同じ頃、コミュニティ形成の目指す方向と類似した**ソーシャル・キャピタル**という概念が**パットナム**により提起された。ソーシャル・キャピタルは「個人間のつながり、すなわち社会的ネットワーク、およびそこから生じる互酬性と信頼の規範」[25]であり、信頼関係に基づいてネットワーク構築することがさまざまな社会効果を生むとする概念である。内向き志向で等質な集団を強化する結束型と、外向きで人びとを包含するネットワークの橋渡し型の2つのタイプがある[25]。

コミュニティ概念の広がりとソーシャル・キャピタルは、**コミュニティの再生**について次のような複合的視点を提供してくれる。つまり、生存と暮らしの基盤となる社会的紐帯の再生である。エリア型とテーマ型の有機的な結びつき、人的・社会関係的な域内資源と域外資源の有機的な結びつきである。町内会・自治会とNPOの連携はこの一例と言っていい。

とりわけ課題性が大きいのは過疎地（中山間地域）である。過疎地の中には、近い将来の社会像を先取りするような取組みを行っているところも散見されるが、人口が一定ラインを下回る危機感から、外部人材など域外資源を投入している事例は数多い。総務省で2009（平成21）年に制度化された**地域おこし協力隊**は域外資源の一例と考えてよい。シナリオ的には、域外資源が域内資源に有機的に関わることで新たな価値が創出され、域外資源と域内資源の関係性はもとより、域内資源同士の関係性に変化が生まれる。そして、既存の域内資源のさらなる発掘・活用やその資源へのこだわりを媒介として、コミュニティの再生への途が開かれる。もちろん、地域の実情に応じた行政の寛容かつ柔軟な支援と理解は欠かせない。

かつて地域社会は地域共同体として全面的に人を支えた。その後、経済成長によって生活様式は都市化し、成長を続ける資本制企業の活動や行政サービスが暮らしの多くを支えた。そのシステムは、今、グローバル化や少子高齢化などに伴う社会経済の奔流によって一部機能的限界に直面している。その限界の一部は増大する非営利組織が一定の役割を担っているものの、あらゆる社会のニーズや課題に対応できる段階に至っていない。

では、コミュニティの再生にあたり、この先どのような可能性が見出せ

るか。それは、強制や規制、押しつけでなく、社会課題を自覚し連帯する市民の姿である。私たちは今、人の生きざまに関わる困難な諸課題を前に暮らしを問い始めている。日々翻弄され、何者かに流されている自分に気づき、豊かな暮らしの基盤形成を目的とする共同性を問い始めている。

　コミュニティの本質を再考する今日的意味は、私たち一人ひとりが住まう拠点から、信頼のおける有志と「足元」のニーズや資源をともに見つめ、つながり、追求し、そこに愉（苦）楽を発見すること、そしてその発見から有形無形の足跡や生きる証を見出すこと、つまり地域社会を生きることの存在証明にあるといえる。

**注）**

　　　ネット検索によるデータの取得日は，いずれも 2020 年 8 月 26 日.

(1) 蓮見音彦「地域社会のとらえ方」山根常男ほか編『地域社会』テキストブック社会学 5，有斐閣，1977，pp.4-5.

(2) 森岡清志「地域社会とは何だろう」森岡清志編『地域の社会学』有斐閣アルマ，2008，p.35.

(3) マッキーヴァー，R. M 著／中久郎・松本通晴監訳『コミュニティ─社会学的研究：社会生活の性質と基本法則に関する一試論』ミネルヴァ書房，1975，p.46，pp.101-151.

(4) 国民生活審議会調査部会コミュニティ問題小委員会編『コミュニティ─生活の場における人間性の回復』大蔵省印刷局，1969，p.2.

(5) 奥田道大『都市コミュニティの理論』現代社会学叢書 11，東京大学出版会，1983，p.28.

(6) 総務省ウェブサイト「地域コミュニティの現状と問題」2007，p.1.

(7) 船津衛・浅川達人『現代コミュニティとは何か─「現代コミュニティの社会学」入門』恒星社厚生閣，2014，p.3，p.9，p.16，pp.206-213.

(8) 大内雅利「都市化とむらの変化」および佐久間政広「農業の近代化とむらの変化」日本村落研究学会編『むらの社会を研究する─フィールドからの発想』農山漁村文化協会，2007，pp.38-54.

(9) 鈴木榮太郎『都市社会学原理 増補版』鈴木榮太郎著作集 6，未来社，1965，p.79.

(10) 高橋勇悦『都市化社会の生活様式─新しい人間関係を求めて』現代社会研究叢書，学文社，1984，pp.47-65.

(11) 倉沢進「都市的生活様式論序説」磯村英一編『現代都市の社会学』鹿島出版会，1977，pp.19-29.

(12) 斎藤晴造編『過疎の実証分析』法政大学出版局，1976，p.554.

(13) 総務省ウェブサイト「平成 30 年度版　過疎対策の現況」2019，p.3，p.5，p.8，p.44，pp.50-51.

(14) 篠山秀夫「過疎化とむらの変化」日本村落研究学会編『むらの社会を研究する─フィールドからの発想』農山漁村文化協会，2007，p.61.

(15) 吉野英岐「農山村地域は縮小社会を克服できるか─中山間地域における政策と主体の形成をめぐって」地域社会学会編『地域社会学会年報』第 21 集，東信堂，2009，pp.29-31.

(16) 高野和良「地域福祉活動と地域圏域」三浦典子ほか編『地域再生の社会学』学文社，2017，pp.189-205.

(17) 地域社会学会編『新版 キーワード地域社会学』ハーベスト社，2011，p.106，pp.240-241.

(18) 佐藤康行「平成の大合併と農山村の変貌」佐藤康行編『検証・平成の大合併と農山村』村落社会研究 49，農山漁村文化協会，2013，pp.237-254.

(19) 橋口卓也「農山村の位置付け―過去・現在・未来」小田切徳美編『農山村再生に挑む―理論から実践まで』岩波書店，2013，pp.9-15.

(20) 農林水産省ウェブサイト「食料・農業・農村白書 令和 2 年版―令和元年度食料・農業・農村の動向 令和 2 年度食料・農業・農村施策」pp.248-250，pp.260-263. なお，同ウェブサイト内「2015 年農林業センサス報告書」の「農業地域類型別報告書」には中山間地域に関する都道府県別の詳細データがある.

(21) 内閣府ウェブサイト「『令和元年度 小さな拠点の形成に関する実態調査』の調査概要及び調査要領」p.1.

(22) 鰺坂学「地域住民組織と地域ガバナンス」岩崎信彦・矢澤澄子監修『地域社会の政策とガバナンス』地域社会学講座 3，東信堂，2006，p.175.

(23) 中田実『地域分権時代の町内会・自治会』自治体研究社，2017，pp.90-99，pp.123-147.

(24) 松本康「都市と社会的ネットワーク」松本康編『都市社会学・入門』有斐閣アルマ，2014，pp.85-101.

(25) パットナム，R. D 著／柴内康文訳『孤独なボウリング―米国コミュニティの崩壊と再生』柏書房，2006，p.14.

---

## ■ 理解を深めるための参考文献

● **森岡清志編『地域の社会学』有斐閣アルマ，2008.**

地域社会概念とその現代的意味を考える際の必読書。「地域を考える」と「地域を見る」の 2 部で構成され、第 2 部では子育てや学校、自営業者、高齢化、エスニック集団の現状と課題などが地域社会との関係で具体的かつ丁寧に解説されている。

● **船津衛・浅川達人『現代コミュニティとは何か―「現代コミュニティの社会学」入門』恒星社厚生閣，2014.**

現代コミュニティのあり方を社会学的視点で問題提起した入門書。インターネットを通じて形成・展開されるバーチャルな情報コミュニティは地域コミュニティを再構成し、新たな世界を生み出すなど、斬新なコミュニティ論が展開されている。

● **松本康編『都市社会学・入門』有斐閣アルマ，2014.**

都市社会学の研究蓄積や事例分析を盛り込んだ「入門」という名の教養書。都市社会学を市民として生きる素養と位置づけ、都市はなにを生み出し、なにが都市を生み出し、いかに都市とかかわるか、の構成により読者をこの世界へと誘ってくれる。

● **小田切徳美編『農山村再生に挑む―理論から実践まで』岩波書店，2013.**

解体と再生の国内フロンティアとしての農山村を分析するとともに、新たな再生策を提示する入門書兼実践ハンドブック。人口減少社会における農山村再生の枠組みや道筋など、近未来日本のあり方について考えるきっかけを提供する。

# 第7章 ライフコースと世代間コンフリクト

本章では、個人が生まれてから死ぬまでのライフコースの視点から、個人・家族・社会のあり方について理解を深める。また、個人のライフコースと多様な世代の人びとの生活や社会に大きな影響を及ぼしている個人化、孤立・孤独化、ハラスメント問題を取り上げて、今後の世代を超えた社会関係やネットワークについて考える。

## 1

本章では、世代の基本的な用語・概念を取り上げ、世代の理解を深めることを目的とする。主として、マンハイムの世代関連・世代統一など、世代概念の特徴と変化について考える。

## 2

家族周期からライフコースへの変化、加齢、時代、重要な他者の要因やコーホートなど、ライフコースの基本的な概念を取り上げながら、現代社会におけるライフコースの変化と課題について理解する。

## 3

家族の個人化と脱家族化、現代社会において課題となっている孤立・孤独化、ハラスメントなどの問題の現状について理解を深める。また、現代社会における世代間コンフリクトを超えたつながりや共生のあり方について考える。

# 1. 世代の定義

## A. 世代状況

世代
generation

　世代とは、「出生時期を同じくし、同一の時代的背景のもとで歴史的・社会的経験を共有することによって共通した意識形態や行動様式をもつようになった人々の集合体のこと」[1]である。また、世代の問題は、19世紀末頃からわれわれ人間の運命が準拠している形式として採り上げられ、平均寿命の算出や平均世代などの実証主義的な考察に用いられている。

　さらに、世代とは、「一般的には、年齢をほぼ同じくする人々をある種の層的なまとまりと考えて議論をしていくためのカテゴリー」[2]と位置づけることができる。その1つは、個人の一生の中での位置に比重を置き、諸個人を生物学的年齢という自然的基準によって区分する「〈自然主義的〉世代」概念であり、たとえば、子ども−青年−成年・中年−老年というような年齢段階を設定して、それぞれを「世代」と捉える考え方である。もう1つは、特定の時代に生まれたという歴史性に比重を置き、近似的な年齢の諸個人を社会的・歴史的な生活空間の中にある統一体として把握する「〈歴史主義的〉世代」概念である。これらは、出生時期・時代の違いとその成長過程によって人間の行動様式や思考様式は異なるという考え方から、たとえば、「戦中派世代」「団塊の世代」などのような歴史的一回性と結びついた「世代」の呼称が相当する。

## B. 世代状態・世代関連・世代統一（マンハイム）

マンハイム
Mannheim, Karl
1893〜1947

　マンハイムは、社会運動の構造を理解するために人びとの同時的共存の発現形態に注目し、世代は同時代的な類似の存在としての世代状態から、共通の歴史的・社会的運命への参加による世代関連へ、さらに自覚的結束と統一的全体としての世代統一へと展開するとした[1]。

　まず、マンハイムによれば、「社会的空間における状態の類似性は、人を社会的・歴史的な現実のなかでまさに類似的に状態づけている構造を指摘することによってのみ、規定される」[3]としている。また、**世代状態**とは、「人間存在における生物学的律動、すなわち、生と死の存在、限りある寿命、齢をとるという事実の存在」に基づいており、「同一の世代に属

世代状態
Generationslagerung
同類的出生年次に互いに
属している事態。

し、同一の『出生年次』に属することによって、諸個人は、社会的生起の歴史的な流れのなかで類似した状態を与えられている」[3]を意味する。つまり、世代状態とは、単に出生年次にのみ由来するものではなく、同世代を構成している人びとを共通に拘束するような事件や生活内容の存在を前提としている。

次に、**世代関連**とは、「歴史的・社会的統一の共通の運命に参加すること」[3]である。つまり、同じ世代状態を共有するといえるが、世代関連は、ある一定の歴史的・社会的統一の中に単に限定されて存在しているということより以上の連結環が必要とされる。たとえば、19世紀ドイツにおいてロマン主義的・保守主義的青年層が存在したように、同一の世代関連のもとで、ときには相互に闘争しあうような多様な価値や思想潮流への参加がみられる。

さらに、**世代統一**を特徴づけるものは、「特定の世代状態に拘束された諸個人が、その共通の経験を核として、ともどもに動きまた形成されるという同類性の事実」[3]のことである。つまり、意識における同類性や歴史的問題への同一の志向性をもった世代的結束のことである。たとえば、19世紀ドイツのロマン主義的青年集団や、自由主義的青年集団は、それぞれ1つの世代統一を形成していると考えられる。

こうした世代として共通解読可能な文化コードは、1970年代以降、世代間の差異の強調から世代内での差異の強調へ、さらには個人内での時間的差異へと、次第に世代から個人へ移行するようになり、世代統一的な共通性よりライフスタイルごとの個人的な特性の方が顕著になる側面が増えつつある[2]。

> 世代関連（世代連関）
> Generationszusammen-
> hang

> 世代統一
> Generationseinheit

# 2. ライフコースとは

## A. 家族周期の変化とライフコースの定義

**ライフサイクル**とは、生命をもつものの一生の生活にみられる循環ともいうべき規則的な推移である。ライフサイクル研究の祖といわれるイギリスの**ラウントリー**は、ヨークにおける19世紀末の労働者生活と貧困の問題に焦点を置いて、等間隔整理法に基づき労働者一生の経済的浮沈を明らかにした。**家族周期**とは、家族自体のライフサイクルであり、夫婦の結婚

> ライフサイクル
> life cycle

> ラウントリー
> Rowntree, Benjamin
> Seebohm
> 1871〜1954

> 家族周期
> family life cycle

ソローキン
Sorokin, Pitirim
Alexandrovich
1889〜1968

ヒル
Hill, Reuben Lorenzo,
Jr.
1912〜1985

ライフコース
life course

エルダー
Elder, Glen Holl, Jr.
1934〜

人生行路
pathway

から始まる家族の形成、子どもの誕生・成長から離家・自立の過程、配偶者の死亡など、家族の発達段階における時間的展開の規則性を説明する枠組みとして発展したといえる。そして、家族のライフサイクルの段階移行期には、その段階を特徴づける課題に応じて、家族役割の再編成が生じるとされる。また、主としてアメリカの**ソローキン**は、段階設定法に基づき家族としての発達課題を4段階に分け、**ヒル**は9段階説の家族周期論を展開していった[4]。

ところが、1960〜70年代にかけて、アメリカでは離婚率が上昇し、子ども連れの離婚・再婚が多くなり、人びとの現実の家族生活とモデルとの乖離が顕著になり始めた。このように、人の一生の規則的な推移、家族の集団性があいまいになったアメリカでは、1970年代に**ライフコース**という概念が登場した。

ライフコースとは、まず個人の人生行路に注目し、諸個人の相互依存の中に家族の展開を捉え直そうとする観点である。**エルダー**は、諸個人が年齢相応の役割と出来事を経つつたどる**人生行路**であるとしている[4]。また、ライフコースとは、「年齢によって区分された生涯期間を通じてのいくつかの軌跡、すなわち人生上の出来事（events）についての時機（timing）、移行期間（duration）、間隔（spacing）、および順序（order）にみられる社会的なパターン」[5]である。

このように、ライフコースとは、個人が生まれてから死ぬまでにたどる人生行路であり、個人という新たな視点から家族や社会を捉える方法であるといえる。そして、それらは、家族の個人化と脱制度化という時代の要請に対応した新しい家族研究の方法でもある。

ライフコースの視点は、**第5章**の現代家族の変容でもふれたように家族形態が小規模化し、個人化しつつある現在、たとえば結婚はしない生き方、社会的承認の手続きをしない事実婚など、多様な結婚や生き方を捉えていく上で有効であるといえよう。また、個人のライフコースの選択とともに、より良いパートナーや家族との役割関係、つまりお互いを尊重できるような関係性を考えていく上で重要な視点であると考える。

## B. ライフコースの要因

### [1] 時間と加齢、身体的要因

人びとはその生まれた社会の中で、その時代の年代規範に従いながら、**加齢**とともに心身の成長を遂げる一方で、社会的相互関係の網の目の中である地位からの離脱、新しい役割の取得・習熟の過程を経ながら、社会的

加齢
aging

存在としても成長していくのである[6]。人生上の移行という用語によって、こうした社会的な地位・役割の転機を捉える。言い換えれば、ライフコースとは、役割移行の軌跡であるともいえる。

　ここでは、高齢期における加齢に伴う役割の変化と身体的変化についてライフコースの視点から捉えてみたい。人生において高齢期には、家族、会社、趣味団体、自治会などの集団の中での地位や役割の移行を伴うと考えられる。たとえば、**森岡清美**は、経済的自立能力の減退や日常生活の基本的な行動能力の衰退、子どもを保護した立場から保護される立場へと、**役割逆転**が起きるとしている[4]。一般に高齢者は、加齢とともに身体的な衰え、社会的地位や役割の喪失を経験することになる。このような状況に対処するために高齢者は、経済欲求、身体欲求、関係欲求を求め、これらの諸欲求を充足するための扶養行為である経済的援助、身辺介護、情緒的援助といった老親扶養、つまりケア機能が必要不可欠となる。

　また、**三浦文夫**は、高齢期のライフサイクル変化から老後の生活を第三の人生と位置づけて、1960年代までは「貧病孤」（貧乏、病気、孤立・孤独感）の三悪、1960年代の半ばには三悪に「無為」（仕事から引退後、やることがなくなった状態）が加わり高齢者問題の四悪の時代を迎えたとしている。さらに、1980年代に入って人生80年時代になると、四悪に「耄」（からだが弱ったり、もうろくしたりすること）が加わり高齢者問題の五悪の時代を迎え、長寿社会は深刻な社会問題を抱えることになると指摘している[7]。そして、2000年代以降は介護保険制度の創設に伴い、家族介護から社会的介護へと介護の社会化が進む一方で、老老介護、認認介護、高齢者虐待など、新たなる高齢者問題が顕在化しつつあるといえる。

　このように、ライフコースの視点から高齢期を捉えてみると、加齢に伴う経済的、身体的、社会的な変化による個別のライフコースの身体的要因と、時間や時代の経過とともに現代社会における高齢者問題の現状を捉える両面の視点が重要であることは明らかである。

## [2] 社会的時間と歴史的時間

　ライフコースは、時代とともに変化するものであるという歴史的時間の観点が重要である。また、同じ現代日本であっても、わずか10歳、5歳の年齢の違いによって人びとのライフコースの軌跡に差異が生じ得るという点に注目するところにも特徴がある。

　このように、ライフコースは、その社会の年齢規範と深く結びついている。たとえば、小学校への入学から定年退職に至るまで、多くの役割移行には、法的、慣習的、生物学的な「適齢期」というものが存在する。そし

森岡清美
1923〜

役割逆転
role reversal

三浦文夫
1928〜2015

て、それぞれの「適齢期」は決してバラバラにあるのではなくて、相互に連関しあって、その社会における人生の標準的な時刻表を構成している[5]。こうした社会的時間は、社会意識としてその社会のメンバーに共有されており、変動の激しい社会では、その時刻表そのものが変更され、修正をしなければならないこともある。

　また、マクロ的な歴史的時間は、社会の仕組みの変更とともに、個人のライフコースにも影響を及ぼす。社会の仕組みとは、家族制度、学校制度、雇用制度、医療制度、年金制度などのことであり、人生の時刻表はそうした諸々の社会制度によって支えられている。社会制度の変更は、単発的に起こることもあれば、同時多発的にあるいは連鎖的に起こることもある。たくさんの社会制度がタイミングを同じくして変更されるほど、それは大きな社会変動である。

　このように、現代社会における産業化、民主化、都市化、大衆化、情報化、個人化、高学歴化、高齢化、グローバル化などの社会変動は、個人のライフコースと人びとの生活に影響を及ぼすといえる。

### ［3］重要な他者とソーシャル・ネットワーキング

　ここでは、個人のライフコースを支える重要な他者である社会資源とネットワークに視点を置きながら、個人のより良い生活とそれを支える**ソーシャル・ネットワーク**について考えていきたい。

　ソーシャル・ネットワークとは、家族や友人・近隣などによるインフォーマル・サポートと、公的な機関やサービス事業者などによるフォーマル・サポートの網の目を意味し、サポートの規模や密度、あるいは持続性などの構造的な側面に着目する概念である[8]。たとえば、**コンボイ・モデル**から高齢者を支えるソーシャル・ネットワークの役割について考えてみると、ネットワーク上で援助をするコンボイ（護送船団）、つまり家族、親族、友人、知人、同僚、先輩、隣人など、個人（高齢者）を焦点として放射上に広がるソーシャル・ネットワークは、現代社会において多様化する個人（高齢者）のライフコースやさまざまな問題を抱える家族を支える機能として必要不可欠といえるであろう[9]。特に、近隣住民は、家族・親族の補完的役割を担うことができ、認知症高齢者の徘徊の場合の声かけ・連絡・送り届けなどは、介護家族のサポートにつながる。また、地域社会の民生委員・ボランティア、自治会や老人クラブ、趣味の会、家族の会などは、要介護高齢者と家族介護者を支える重要な社会資源として位置づけることができる。

　このように、個人のより良いライフコースの実現に向け、いかに個人を

ソーシャル・ネットワーク
social network

コンボイ・モデル
convoy model
カーン（Kahn, R. L.）とアントヌッチ（Antonucci, T. C.）によって提示された。

尊重し、その人にとってより良い生活を保障する支援のネットワークを築いていけるのかは早急な課題の1つであるといえる。たとえば、高齢者福祉の視点から考えると、さまざまなニーズを抱える要介護高齢者の**QOL**の向上を目指したより良い支援には、高齢者のライフコースと経済的・身体的・社会的な状況把握など、高齢者の個別性・多面性を重視したアセスメントに基づくケアプラン作成が求められている。また、その人のライフコースとその人生に影響を与えたであろう出来事（時代背景、社会環境、学校や教育のあり方、風習や風俗など）を理解することも、その人を支えるソーシャル・ネットワークの構築につながるのではないかと考える。

## C. コーホートという捉え方

こうした歴史的変化を明快に検出する方法として、従来、主に人口学で使用されてきたコーホート間比較分析が採用されている。**コーホート**とは、何らかの人生上の出来事を一定の暦年時間において経験した人口集団を指す用語である[4]。

また、コーホートとは、特定の出来事を同じ年に経験する統計上のグループとして、たとえば「出生」年が同じグループを「出生コーホート」、「結婚」年が同じグループを「結婚コーホート」と呼んでいる[10]。分析には、出生コーホートがよく使われるが、その他に学卒コーホート、就職コーホート、退職コーホートなど、ライフコース上の主要な出来事をコーホートでみることができ、それらを比較することによって、コーホートの違いによる大まかな経験パターンの違いも読みとることができる。

そこには、コーホートが同じであることは、一定の共通性をもち、ある程度同じライフコース・パターンを示すことが予測される一方で、同一コーホートでも異なる属性によって、ライフコースに差異がみられることも予想される。また、前述した通り、ライフコースは、その人が生きた時代と密接に関わっている。個人が生きた時代背景が異なれば、そのライフコースもそれに対応して異なる。

たとえば、1947～49年出生コーホートは、第2次世界大戦終了直後の高い出生率と出生数で特徴づけられ、いわゆる**団塊の世代**と呼ばれる人たちで、彼らはその生涯を通じて常に多くの同世代人口を擁するコーホートの一員と位置づけることができる。

また、1990（平成2）年前後の世代は、日本社会は短期間に大きな景気変動を経験している。いわゆるバブル経済とその崩壊である。この時期に学生から社会人への移行を経験した青年たちにとっては、わずかな時期の

違いが就職活動の明暗を分けた。つまり、バブル経済の最盛期に大学を卒業した青年たちは、引く手あまたの売り手市場の中で就職が決まる一方で、バブル経済の崩壊と長引く不況の時期に卒業した青年たちは、就職氷河期を体験することとなった。こうした卒業の時期の違いは、単に就職という出来事に影響を与えるだけでなく、その後のライフコースにも影響を与えることとなる[5]。

さらに、**ミレニアル世代**、いわゆる2000年代に成人あるいは社会人になった世代をみると、インターネットが普及した環境で育った最初の世代で、情報リテラシーに優れ、自己中心的であるが、他者の多様な価値観を受け入れ、仲間とのつながりを大切にする傾向があるとされる[11]。

このように、ライフコースは、その人が生きた時代と密接に関わっており、その時代の人口構成、生活水準、経済状態、社会制度によって、個人のライフコースは制約されている。そして、こうした社会変動とライフコースの関連を具体的に論じることは、コーホートを特定することではじめて可能になるといえる。

**ミレニアル世代**
1980年代から2000年代初頭までに生まれた人をいうことが多く、ベビーブーマーの子世代にあたるY世代やデジタルネイティブと呼ばれる世代と重なる。

# 3. ライフコースと個人化

## A. 家族の個人化と脱家族化

**個人化**
individualization

**個人化**とは、「家族に限らず、あらゆるシステムにおいて個人を行為主体として位置づけることが進むこと」[10]である。また、個人の主体性を重んじ、行為の決定者として個人の判断を最大限尊重すると同時に、行為の結果責任も個人に帰するという個人主義の原則を特徴とする。さらに、現代社会では、結婚、出産、家族関係の維持に関して、個人はそれぞれに自らが「好ましい」と思う家族を期待するなど、家族の個人化傾向が進行している。**家族の個人化**とは、「個々の家族メンバーが互いに『個人』として自覚し、認識しあい、家族現象に関わる行為の決定が個人の意思に基づいて行われるようになること」[10]である。つまり、家族の存続が家族の意思に委ねられるようになり、メンバー間の意思調整が重要となる。

前述したように、かつて家族は、誰にとっても共通の、明確な「あるべき姿」が存在したといえるが、現代社会では、そのライフサイクル・モデルや核家族モデルに変化が生じている。そして、個人の尊厳と男女平等の

価値観のもとでは、個人が望み、かつ個人の責任においてなされることは認めるべきであるという方向性が顕著となってきているといえる。

そして、こうした個人が生まれてから死ぬまでの道筋を辿るライフコース論は、「まず家族ありき」ではなく、「まず個人ありき」から始める新たな視点の開発であり、家族の個人化と脱制度化という時代の要請に対応した新しい家族研究の方法といえるであろう。

# B. ライフコース上の社会的孤立の問題と課題

個人のライフコースには、家族・学校・会社・地域などの社会関係、相互関係が欠かせないといえる。一方で、現代社会においては、社会の多数に支持されている価値に対して、少数派ゆえに発生する**社会的孤立**の問題が浮上している。たとえば、**第5章**でふれたような孤立育児やストレス、児童虐待の問題、さらにいじめ、差別などの社会的排除の問題を挙げることができるであろう。以下では、高齢者の孤立・孤独化、ハラスメントの問題と課題について考えていきたい。

## [1] 高齢者の孤立・孤独化の問題

わが国の高齢者は、他国に比べて近所の人や友人といった地域の人びととのつきあいが少ないこと、特に単身高齢者世帯や要支援・要介護高齢者における地域社会からの孤立・孤独化の問題が浮き彫りとなっている。また、無縁社会を背景とした誰にも看取られることなく息を引き取り、その後、相当期間放置されるような無縁死、孤立・孤独死といった事例も報道されている[(12)]。

2010（平成22）年7月、生存していれば111歳とされていた男性が東京都区内の自宅で白骨遺体となって発見され、その家族が遺族共済年金1,000万円近くを不正に受け取ったとした事件をきっかけに「消えた100歳高齢者」「所在不明高齢者」の問題が浮上した。また、死因不明の急性死や事故で亡くなった人の検案、解剖を行っている東京都福祉保健局東京都監察医務院によれば、東京23区内における一人暮らしで65歳以上の人の自宅での死亡者数は、2018（平成30）年に3,882人となっている。これらの死亡数がすべて孤立・孤独死とは言い難いが、その中には少なからず地域社会から孤立していた高齢者も含まれると予測できる。

こうした高齢者の孤立・孤独化の背景には、高齢者やその家族の個別事情があるといえるが、現代社会における高齢化や都市化の進行、単身高齢者世帯の増加、地域の人びととの関係の希薄化、高齢者の貧困問題など、

社会的孤立
social isolation

いじめ
2013（平成25）年に「いじめ防止対策推進法」が制定された。同法2条では、いじめの定義をしている。

世代間交流
異なる世代に属する人びと
とが、互いのパースペク
ティブを交換しあい、新
たな観点から世界を学び
直すこと[13]。

さまざまな要因が挙げられる。今後は、地域社会の孤立しがちな高齢者の実態把握とともに、物的側面では相談や情報提供、地域の交流の場の提供、人的側面では地域社会の社会資源を活用した見守り支援などのサポート・ネットワークの構築が求められる。そして、個人化が進行する社会においては、家族以外の他者とのコミュニケーションや**世代間交流**や支え合いが何よりも必要になると考える。

## ［2］ 職場におけるハラスメント問題と課題

わが国の男女を取り囲む労働条件として制度、労働環境などは改善の方向へ進んでいるのであろうか。

1985（昭和 60）年に公布された「**男女雇用機会均等法**」（1986〔昭和61〕年 4 月施行）は、労働における男女平等にむけた法律である。特に、1997（平成 9）年に改正された「男女雇用機会均等法」（1999〔平成 11〕年 4 月施行）では、①従来は努力義務でしかなかった募集、採用、配置、昇進における性差別が禁止となったこと、②制裁措置として改善に従わなかった企業は事業所名が公表されること、③雇用における差別に対して、労働者側、使用者側の一方からの申出で調停が行われること、④セクシュアル・ハラスメントには事業主に防止配慮義務などが加えられ法整備は改善されてきている。

ここでは、ハラスメントをめぐる問題の現状を取り上げて分析を試みたい。2018（平成 30）年度に都道府県労働局雇用環境・均等部（室）に寄せられた男女雇用機会均等法に関する相談件数は 1 万 9,997 件である。また、相談内容を見ると、「セクシュアル・ハラスメント」が最も多く 7,639件、次いで「婚姻、妊娠・出産等を理由とする不利益取扱い」が 4,507 件となっている。

このように、法整備が進められている一方で、職場における**セクシュアル・ハラスメント**や**パワー・ハラスメント**対策が課題となっている。今後は、職場での研修会などの意識啓発、情報提供、相談室の設置などが課題となるであろう。また、女性労働者からの相談が多いとはいえ、男性同士、女性から男性へのパワー・ハラスメント問題などにも目を向ける必要性があると考える。今後は、個人そして世代によって価値観の異なる社会の中で、いかに多様な他者を理解し、ともに働きやすい職場環境づくりを考えていくかといった一人ひとりの意識改革が求められるであろう。

# C. 世代内、世代間コンフリクトを超えて

## [1] 青年期・若者期の時代による変化

　青年期とは、子どもから大人になる過程に存在するライフコースの移行期を指す段階のことであり、発達課題について教育的な側面から捉える概念といえる。また、性的成熟を含む身体的発達が著しく、自己探求と自己表現の時期であり、社会文化的な力が人間形成に大きな影響を及ぼす特徴がある。一方で、若者期とは、知的・情緒的には成熟しているが、社会的に成人ではない段階、この時期は脱青年期あるいはポスト青年期といわれることもある。また、若者期には独自の文化が存在し、社会が彼らとどのように関わるのかについて注目する際に用いられる傾向がある[14]。

　青年期・若者期の重要なテーマとして、アイデンティティと社会との緊張関係がある。たとえば、1960～70年代における日本の学生運動の時期では、社会規範への抵抗と反体制運動を基盤とした独自の若者文化が形成されていった。そして、1970年代以降、政治運動は徐々に衰退し、1980年代の消費社会の進展とともに青年期・若者期の課題は、対人関係をめぐる問題へと変化してきている。1990年代に生じるバブル経済の崩壊後は、若者の就職状況が厳しくなり、学卒無職者やフリーターなどが多く生み出されることになった[14]。

　さらに、近年の青年期・若者期の親子関係に注目すると、**パラサイト・シングル**現象、親世代の経済的豊かさと子世代の高学歴化による親への依存の長期化が指摘されている。また、**第5章**でふれた**8050問題**などの課題が浮上する社会の中で、今後は世代内にとどまらず、世代間、さらには世代を超えた支援対策が課題となるであろう。

## [2] 男女共同参画社会の構築を目指して

　わが国では、1975（昭和50）年の「**国際婦人年**」を契機に、1985（昭和60）年の「男女雇用機会均等法」公布、同年の「**女子差別撤廃条約**」批准、1991（平成3）年の「育児休業法」公布、1995（平成7）年の「**家族的責任条約**」批准、1999（平成11）年の女性の地位向上を図るための「**男女共同参画社会基本法**」施行など、男女共同参画社会の構築を目指した施策が展開されている。特に、内閣府では、仕事と生活の調和の実現に向けて、各主体の協働のネットワークを支える中核的組織である、仕事と生活の調和推進官民トップ会議、および仕事と生活の調和連携推進・評価部会の事務局として「仕事の生活の調和（**ワーク・ライフ・バランス**）憲章」および「仕事と生活の調和推進のための行動指針」に基づく取組み状

**パラサイト・シングル**
parasite single
学卒後も親に基本的生活を依存して、リッチな生活を楽しむ未婚者。

**8050問題（「はちまる・ごうまる」問題）**
80歳の親と50歳代の子どもの組み合わせによる生活問題。

**国際婦人年**
International Women's Year

**女子差別撤廃条約**
CEDAW: Convention on the Elimination of all forms of Discrimination Against Women
正式名称は「女子に対するあらゆる形態の差別の撤廃に関する条約」。

**家族的責任条約**
ILO第156号条約。正式名称は「家族的責任を有する男女労働者の機会及び待遇の均等に関する条約」。

**ワーク・ライフ・バランス**
work-life balance

況の点検・評価や、関係省庁、労使、地方公共団体など関係機関との連携・調整を行っている。

近年、こうした動向に伴い性別役割分業の意識は徐々に変化がみられているが、現実としては家事・育児・介護の多くを女性が担っているといった性別役割の現状が挙げられる。また、本章で示してきたように、世代という視点は、1970年代以降、世代間の差異の強調から世代内での差異の強調へ、さらには世代から個人へ移行するようになり、個人的なライフスタイルの尊重が顕著になってきている。その一方で、現代社会における少子高齢化や情報化などの社会変動は、個人のライフコースと人びとの生活や社会に大きな影響を及ぼしている。今後は、世代内、世代間のコンフリクトを超えた共通課題を考えていくことが求められるであろう。

こうした問題の解決には、個人が自分自身を考え、人生選択していくとともに、パートナーや家族の理解と協力の上で、お互いをいかに尊重できるような関係性を築いていけるのかが重要となってくるであろう。つまり、私たちのライフコースの中で、自らがどのような生き方を選択するのか、学校、職場、家族といった集団との出会いの中でその相手とどのような関係性を築いていくのかが問われているのである。また、これらの実現のためには、育児・介護と仕事を調和させる休暇や勤務時間の短縮、パート労働の均等待遇、保育所の整備などの支援策が必要であり、そしてこれらの取組みには、現在わが国が進めている仕事と生活の調和（ワーク・ライフ・バランス）が欠かせないと考える。

さらに、2015（平成27）年6月、厚生労働省において「新たな福祉サービスのシステム等の在り方検討プロジェクトチーム」が設置されたのを皮切りに、福祉ニーズの多様化や課題の複合化・複雑化などを背景とした取組みが行われている。そして、制度・分野ごとの「縦割り」や「支え手」「受け手」という関係を超えて、地域住民や地域の多様な主体が、地域の課題に対し、「わが事」として参画し、世代や分野を超えて「丸ごと」つながることで、これからの地域を創っていこうとする「地域共生社会」の実現に向けた取組みが進められている[15]。つまり、フォーマル・ケアとインフォーマル・ケアの両面からの支援が必要不可欠といえる。たとえば、少子高齢社会におけるさまざまな社会問題の解決には、祖父母など子育てや介護経験をもった人びとの協力、身近な地域社会の人びとの理解と協力による育児や介護のネットワーク化などのインフォーマルな支援も課題となるのではないだろうか。また、昨今、地域のボランティアが子どもたちに対して取組みを行っている「子ども食堂」[16]は、子どもの食育や居場所づくりにとどまらず、高齢者や障害者を含む地域住民の交流拠点

コンフリクト
conflict
争いや対立を表す一般的な用語。葛藤、闘争、紛争などとも訳される。

に発展する可能性が期待されている。今後は、一人暮らし、あるいは家族がいても家族の支援が十分期待できず、地域から孤立しているそれぞれの子どもや中高齢者に対して、住民相互で支援活動を行うなどの世代や分野を超えた地域住民のつながりを再構築し、支え合う体制を実現していくことが重要となるであろう。

## 注）

(1) 柴野昌山「世代」森岡清美・塩原勉・本間康平編『新社会学辞典』有斐閣，1993，p.877.
(2) 藤村正之「世代」庄司洋子・木下康仁・武川正吾・藤村正之編『福祉社会事典』弘文堂，1999，p.631，p.632.
(3) 鈴木広訳「世代の問題」マンハイム，カール著／樺俊雄監訳『マンハイム全集3 社会学の課題』潮出版社，1976，pp.173-174，p.193，p.199.
(4) 森岡清美・望月嵩『新しい家族社会学』4訂版，培風館，1997，pp.66-70，pp.75-76，pp.136-137，p.19.
(5) 大久保孝治・嶋﨑尚子編『ライフコース論』財団法人放送大学教育振興会，1995，pp.20-21，pp.22-26，pp.26-28.
(6) 森岡清美・青井和夫編『現代日本人のライフコース』日本学術振興会，1991，pp.17-18.
(7) 三浦文夫『高齢化社会ときみたち』岩波書店，1988，pp.118-123.
(8) 白澤政和「認知症高齢者にとっての社会資源とは」日本認知症ケア学会編『認知症ケアにおける社会資源』改訂3版，ワールドプランニング，2000，pp.3-7.
(9) 安達正嗣「高齢期の人間関係」吉田あけみ・山根真理・杉井潤子編『ネットワークとしての家族』ミネルヴァ書房，2005，pp.164-165.
(10) 岩上真珠『ライフコースとジェンダーで読む家族』第3版，有斐閣，2013，p.19，p.20，pp.38-43.
(11) JapanKnowledge デジタル大辞泉「ミレニアル世代」小学館，2001.
(12) NHK「無縁社会プロジェクト」取材班編『無縁社会 "無縁死" 三万二千人の衝撃』文藝春秋，2010.
(13) 小谷敏「世代間交流」庄司洋子・木下康仁・武川正吾・藤村正之編『福祉社会事典』弘文堂，1999，p.634.
(14) 日本家政学会編『現代家族を読み解く12章』丸善出版，2018，pp.38-39.
(15) 社会保障入門編集委員会編『社会保障入門2020』中央法規出版，2020，pp.52-53.
(16) 厚生労働省「子ども食堂の活動に関する連携・協力の推進及び子ども食堂の運営上留意すべき事項の周知について（通知)」2018.

## 引用参考文献

● 一般財団法人厚生労働統計協会『国民の福祉と介護の動向』一般財団法人厚生労働統計協会，2020.
● 伊藤公雄・樹村みのり・國信潤子『女性学・男性学―ジェンダー論入門』第3版，有斐閣，2019.
● 大久保孝治・嶋﨑尚子編『ライフコース論』財団法人放送大学教育振興会，1995.
● 久門道利・杉座秀親編『社会理論と社会システム』第3版，社会福祉士シリーズ3，弘文堂，2018.
● 社会保障入門編集委員会編『社会保障入門2020』中央法規出版，2020.
● 清水浩昭・森謙二・岩上真珠・山田昌弘編『家族革命』弘文堂，2004.

- 清水浩昭・工藤豪・菊池真弓・張燕妹『新訂 少子高齢化社会を生きる』人間の科学新社，2019.
- 鈴木広訳「世代の問題」マンハイム，カール著／樺俊雄監訳『マンハイム全集3 社会学の課題』潮出版社，1976.
- 内閣府編『令和2年版 男女共同参画白書』勝美印刷，2020.
- 比較家族史学会編『現代家族ペディア』弘文堂，2015.
- 日本家政学会編『現代家族を読み解く12章』丸善出版，2018.
- 藤崎宏子『高齢者・家族・社会的ネットワーク』現代家族問題シリーズ4，培風館，1998.
- 松信ひろみ編著『近代家族のゆらぎと新しい家族のかたち』第2版，八千代出版，2016.
- 三浦文夫『高齢化社会ときみたち』岩波書店，1988.
- 宮本和彦編著・柳澤孝主・菊池真弓・幡山久美子・古市太郎・高木竜輔『変動する社会と生活』八千代出版，2020.
- 宮本みち子・岩上真珠編『リスク社会のライフデザイン—変わりゆく家族をみすえて』放送大学教育振興会，2014.
- 森岡清美・青井和夫編『ライフコースと世代—現代家族論再考』垣内出版，1985.
- 森岡清美・青井和夫編『現代日本人のライフコース』日本学術振興会，1991.
- 森岡清美・望月嵩『新しい家族社会学』4訂版，培風館，1997.
- 山田昌弘・小林盾編『ライフスタイルとライフコース—データで読む現代社会』新曜社，2015.

## 理解を深めるための参考文献

- **伊藤公雄・樹村みのり・國信潤子『女性学・男性学—ジェンダー論入門』第3版，有斐閣，2019.**
  ジェンダー論の意味と男と女をめぐる日本の現状を、ストーリー・マンガやエクササイズを盛り込み、身近な問題から説き明かす工夫が盛り込まれた入門書である。
- **岩上真珠『ライフコースとジェンダーで読む家族』第3版，有斐閣，2013.**
  本書は、家族の個人化の現状をライフコースとジェンダーの視点から読み解き、自立した個人に対応する福祉とシティズンシップのあり方を個人・家族・社会の関係から考える新しい家族へのアプローチを試みた1冊といえる。
- **日本家政学会編『現代家族を読み解く12章』丸善出版，2018.**
  現代の家族の理解のために、12の章構成で家族に関する基本的な知識や家族を取り巻く問題を取り上げている。また、日本の家族にさまざまな角度から光を当て、その実態を捉えるとともに、家族に関わる多様な議論を検討し、今後の家族を展望することを目指している。

# 第8章 格差、不平等と社会階層

本章では、現代社会を理解する上で不可欠な格差と社会階層について学ぶ。日本では、学校教育や健康的な生活においても、親世代の社会経済的地位による格差が子世代に受け継がれ、階層の再生産がみられる。著しい不平等を抑制することで、少しでも子世代の機会の平等を達成し、階層間の社会移動の流動性を高めていくことが求められる。

## 1

格差を可視化し、不平等を明らかにするために社会学において使われてきた概念である、社会階級・社会階層、および社会移動について理解する。

## 2

ジニ係数や相対的貧困率といった概念について理解するとともに、それらに関するデータを読み解き、現在の日本における格差の現状を掴む。

## 3

競争社会においてどのように階層が再生産されるのかについて、家庭における文化資本と文化的再生産、教育格差、健康格差から考える。

## 4

格差社会の中で、クライエントが複合的に抱えることが多い、慢性疾患、治療と仕事の両立、依存症、自殺、心身の障害といった健康に関わる問題について理解する。

# 1. 格差に対する若者の意識

日本財団は、2020（令和2）年2月に全国の17〜19歳の若者を対象に、「格差社会」に関する意識調査（18歳意識調査「第23回―格差社会―」）を行った。その結果によると、「日常生活の中で経済的な『格差』を感じることはありますか」という問いに対して、回答者のうち57.6％が、「はい」（感じる）と回答している。また、「格差は今後どうなると思いますか」という問いに対して、61.6％が「さらに拡大する」と答えており、「縮小する」と回答したのは4.4％であった。一方で、「格差を是正できると思いますか」という問いに対する回答は、それぞれ「思う」が23.7％、「思わない」が37.1％、「わからない」が39.2％であった。**格差を是正できない**理由として挙げられている項目のうち、「家庭環境や個人の資質の違い」が41.0％と最も多く、次いで「資本主義は競争社会だから」が37.7％となっている[1]。

これら若者の「あきらめ」にも似た意識は、それぞれ2つの考え方に根ざしているように思われる。1つは、封建制の領主と農奴のように格差は生まれた環境に由来するもので、その是正は困難であるという考え方、もう1つは、現代の格差は出自を問わず、平等な競争の結果だから仕方ないという考え方である。なぜこのような背反する回答が、若者の意識として現れてくるのだろうか。本章では、この問いを手がかりに、現代の格差を読み解いていく。

**格差**
価格や等級など格付けされた客観的な差のことを意味するが、本章で扱う経済格差や教育格差、健康格差のように、容認できないという価値判断を伴う不平等と同義に用いられることがある。

# 2. 社会階級と社会階層

世界史を紐解いてみると、古代エジプトの奴隷制のように社会における格差と**不平等**の存在自体は、人類の歴史とともにあり、今日初めて現れたわけではない。一方で、今日の社会学が対象とするのは、産業革命を経て、ヴィクトリア朝のイギリスで本格的に始まった**資本主義**社会における格差、不平等である。資本の増殖が社会を動かす原動力となり、機械化に伴って飛躍的に生産力が伸び、社会に莫大な富が蓄積されてきた資本主義社会に

おいて、格差の存在やその背景、影響などが、常に社会学の研究対象とされてきた。その際、社会学においては、大きく分けると2つの潮流から格差、不平等を捉えようと試みてきた。

# A. 社会階級

その1つが、**社会階級**である。**階級**という概念を使って格差、不平等の存在を指摘した代表的な理論が、**マルクス**に由来する**マルクス主義**的な階級論である。マルクス主義では、資本主義社会の成立以降、工場や機械などの生産手段を所有する**資本家階級（ブルジョアジー）**と、生産手段をもたず自らの労働力を販売することによってのみ生活を営む**労働者階級（プロレタリアート）**の間には、社会的な対立があり、両者の間には経済力、生活様式や文化水準などに大きな格差が存在することが指摘された。

マルクス主義的な階級論の特徴は、資本家階級と労働者階級の間の断絶は固定化されたものであり、資本主義社会が継続する限り、2つの階級間に横たわる格差、とりわけ貧富の差については、是正が困難であるとの立場をとる点にある。また、階級をまたぐ移動の可能性についても、否定的に捉えられる。そして、マルクス主義では、資本家階級の搾取によって窮乏化する労働者階級によって、資本主義が打倒されることが必然とされる。

このようなマルクス主義に基づく階級論は、資本家と工場における単純労働者の対立という、19世紀当時の資本主義における社会構造を的確に捉えていた。しかし、主に20世紀以降、現代の資本主義社会では、経済成長や社会保障制度の拡充などによって、第二次産業などに従事する労働者の経済・生活環境が向上した。また、第三次産業が発展する中で、非現業の専門職・管理等に従事し、経営との一体的な意識を強める**ホワイトカラー**が登場した。その他、株式会社による**所有と経営の分離**、労働組合の合法化に伴う労使交渉の制度化なども進み、単なる労働者と資本家という2大階級の対立構造で社会を捉えることが難しくなってきた。

# B. 社会階層

社会的な格差、不平等を把握するもう1つの方法として、マルクス主義的な階級論に代わって、**社会階層**という概念が使われるようになった。階層とは、収入や資産といった経済資本を基盤としながら、学歴、職業、資格、文化や芸術、所属や政治に関する意識、行動などを一体的に捉え、区分した集団を指す。**社会経済的地位**と言い換えることもできる。そして、

**社会階級**
social class

**マルクス**
Marx, Karl
1818〜1883

**ホワイトカラー**
従来、ホワイトカラーに対して技能・作業系の現業に従事する労働者をブルーカラーと称し、区別してきた。しかし、今日では、ブルーカラーの高学歴化や賃金の向上、ホワイトカラーの雇用形態の多様化と不安定就労の増加、サービス産業の拡大などによって、ホワイトカラー・ブルーカラーという定義で労働者を区分することが難しくなっている。

**所有と経営の分離**
バーリとミーンズは、1932年の著書で、株式会社の発展によって、資本所有者が分散し、専門的経営者に支配が移っていることを指摘した。出典）バーリ，A. A.・ミーンズ，G. C. 著／森杲訳『現代株式会社と私有財産』北海道大学出版会，2014.

**社会階層**
social stratification

**社会経済的地位**
SES: socio-economic status

社会階層論では、あたかも地層のように階層が連続することで社会が成り立っており、それぞれの階層間の関係や階層を移動するプロセスを明らかにしようと試みてきた。

マルクス主義的な断絶や対立を特徴とする階級論と社会階層論の違いは、階層論が階層間の関係を地続きと捉える点にある。また、階層間の移動は、出自における**属性**ではなく、教育や訓練といった個人の**業績**に従って自由に往来ができる、流動性をもったものとしてみなされる。そこには、市民革命によって中世の封建的な身分制から解放され、経済社会における業績によって評価される側面を獲得した、資本主義という時代が大きく投影されている。

そこから社会階層論の目的は、同一世代、親の世代と子の世代、あるいは祖父母、子、孫の3世代を超えて、階層間の移動がどのように変化しているか、また移動を阻害する要因を明らかにすることによって、階層間の流動化を妨げる不平等な社会を是正することにある。

# 3. 社会移動と格差の現状

## A. 社会移動

社会移動
social mobility

世代間・世代内における社会的な地位の変化を**社会移動**と呼ぶ。特に格差、不平等を把握する際には、世代をまたぐ社会移動が着目されてきた。親の学歴や職業に関係なく子どもが学歴や職業を選択できており、親の世代より自由に階層間の社会移動が保障されていれば、流動性が高い平等な社会であることを意味する。一方で、子どもが親と同一のカテゴリーの学歴や職業に就くことが多く、階層間の社会移動が少ない場合、階層が再生産され、不平等な社会とみなされることになる。その不平等が一定期間継続する場合、階層格差は、より階級に近づくことになる。

SSM 調査
「社会階層と社会移動に関する全国調査」のこと。"Social Stratification and Mobility" の略称。

日本では、1955（昭和30）年から10年おきに、階層間の社会移動について **SSM 調査** が行われてきた。この調査は、本人と親の職業や学歴、収入、階層への帰属意識などに関する質問項目を備え、同時代の日本に生きる人びとの階層区分と社会移動の実態について明らかにすることを試みてきた。調査の結果、戦後から1980年代にかけては、世代を超えた社会移動が進んでいることが示された。これは1950年代から1970年代にかけて

続いた高度経済成長期、安定成長が続き「ジャパン・アズ・ナンバーワン」と称された1980年代にかけての、国民の経済力の向上やそれに伴う**一億総中流**という国民意識と符合するものであった[2]。

　しかし、1990年代に入ると**バブル経済**の崩壊、**グローバリゼーション**に伴う国際競争の激化、雇用管理の変化によるパート・アルバイトや派遣労働者など**非正規雇用**の増加といった、個人を取り巻く社会環境の大きな変化の中で、あらためて格差や社会移動における不平等が社会学の領域でも注目されるようになった。次に、今日の日本における格差の実態をみていきたい。

## B. 格差とジニ係数

　所得分配の均等度合を測る指標として、**ジニ係数**がある。ジニ係数は、0から1までの間で、数値が高いほど格差が大きいことを示している。日本を含む**OECD（経済協力開発機構）**主要国のジニ係数の推移をみると（**図8-1**）、1980年代以降、所得格差が拡大する傾向がみられる。今日の格差拡大は先進国で共通した課題と言えるが、その中で日本のジニ係数は中位にある。

　日本のジニ係数を詳しくみると（**図8-2**）、収入から必要経費等を引いた**所得再分配**前の当初所得におけるジニ係数は、1992（平成4）年の0.3703以降、上昇傾向にあり、2013（平成25）年には0.4822となっている。一方で、社会保険料や税を控除し、年金などの社会保障給付を加えた所得再分配後の所得におけるジニ係数は、1998（平成10）年の0.3326をピークに低下傾向にあり、2013年には0.3083となっている。社会保障や税による所得再分配の機能に基づいて、格差が縮小されていることが分かる。

　年齢階級別にジニ係数の推移をみると（**図8-3**）、1995（平成7）年から2013年にかけてほとんどすべての年齢層で、当初所得のジニ係数が上昇し、格差が拡大している。一方で、再分配後の所得では、各年齢層とも当初所得よりジニ係数が低下しているが、その水準には差がみられる。高齢世代では、年金制度の受給者増などによって、相対的に大きな低下がみられる一方で、20代および30代前半、40代後半などの現役世代では、再分配所得におけるジニ係数の上昇がみられ、格差の拡大が起こっている。ここからは、税と社会保障における負担と受益に関して、世代間格差が見受けられる。

**一億総中流**
国民の多くが自らの生活水準を中流と考えている状況。高度経済成長期を経て、1970年代にかけて「国民生活に関する世論調査」では、「生活の程度」を「中」程度と答える人が、9割を超えた。

**OECD（経済協力開発機構）**
2021（令和3）年1月1日現在、37の先進諸国によって構成され、世界の経済全般に関する協議等を行う国際機関。

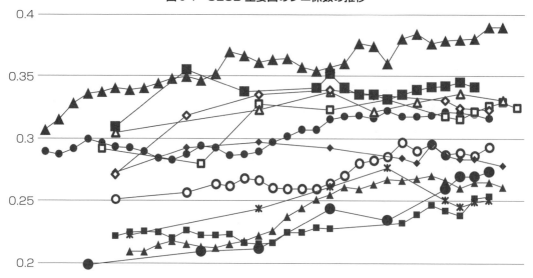

図 8-1　OECD 主要国のジニ係数の推移

（年）
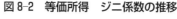

凡例：
● カナダ　■ デンマーク　▲ フィンランド　○ ドイツ
□ イタリア　△ 日本　◆ オランダ　◇ ニュージーランド
✳ ノルウェー　● スウェーデン　■ 英国　▲ アメリカ

資料：OECD. Stat（2017 年 3 月 9 日閲覧）より厚生労働省政策統括官付政策評価官室作成.
（注）等価可処分所得のジニ係数の推移を示している。
出典）厚生労働省『平成 29 年版　厚生労働白書』2017, p.28.

図 8-2　等価所得　ジニ係数の推移

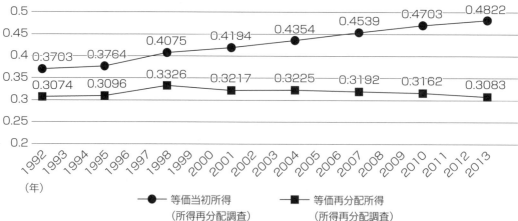

（年）

● 等価当初所得　　　■ 等価再分配所得
　（所得再分配調査）　　　（所得再分配調査）

資料：厚生労働省政策統括官室付政策評価官室「所得再分配調査」.
出典）厚生労働省『平成 29 年版　厚生労働白書』2017, p.59.

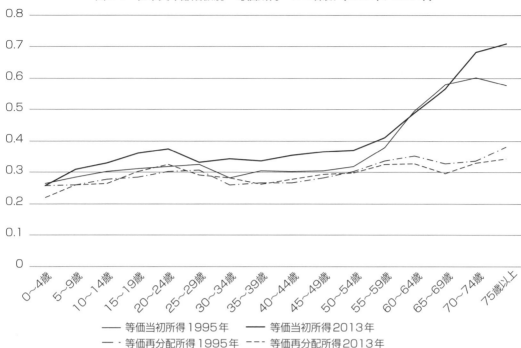

図 8-3　世帯員年齢階級別　等価所得　ジニ係数（1995 年、2013 年）

―― 等価当初所得 1995 年　　―― 等価当初所得 2013 年
― · 等価再分配所得 1995 年　--- 等価再分配所得 2013 年

資料：厚生労働省政策統括官室付政策評価官室「所得再分配調査」（2014 年）および厚生労働省政策統括官付政策評価官室委託「統計データで見た少子高齢社会」（2010 年）.
出典）厚生労働省『平成 29 年版　厚生労働白書』2017, p.60.

## C. 相対的貧困率

　もう 1 つ格差を表す指標として、**相対的貧困率**と呼ばれる概念がある。これは、収入から税や社会保険料を引いた可処分所得（手取り収入）を世帯人員の平方根で割って調整した等価可処分所得が、その中央値の半分（**貧困線**）に満たない世帯員の割合を示したものである。「国民生活基礎調査」によれば、2015（平成 27）年の等価可処分所得の中央値は 244 万円で、貧困線は 122 万円となる。そこから単身の場合 122 万円、4 人家族の場合 244 万円に可処分所得が満たない家庭が、**相対的貧困**とみなされる。

　「国民生活基礎調査」から、全体の相対的貧困率をみると（**図 8-4**）、1985（昭和 60）年の 12.0％から 2015 年の 15.7％にかけて上昇傾向にある。その背景には、18 歳から 64 歳まで（10.6％→13.6％）、および子どもの貧困率の高まり（10.9％→13.9％）があった。2012（平成 24）年以降の経済環境の好転や子どもの貧困対策などによって、貧困率は低下傾向にあるものの、依然高い水準にある。また、高齢者（65 歳以上）の貧困率は、年金制度の成熟などにより大きく改善してきているが、こちらも現役世代

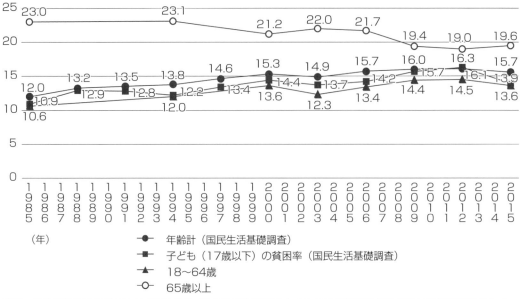

図8-4 世帯員の年齢階級別にみた相対的貧困率の推移（%）

資料：厚生労働省政策統括官付世帯統計室「国民生活基礎調査」より厚生労働省政策統括官付政策評価官室作成.

（注）：1.「18〜64歳」及び「65歳以上」の数値については、「国民生活基礎調査」より厚生労働省政策統括官
付政策評価官室作成。

2. 国民生活基礎調査に関する1994年の数値は、兵庫県を除いたものである。

3. 国民生活基礎調査に関する2015年の数値は、熊本県を除いたものである。

4. 貧困率は、OECDの作成基準に基づいて算出している。

5. 等価可処分所得金額不詳の世帯員は除く。

出典）厚生労働省『平成29年版　厚生労働白書』2017, p.61.

（18〜64歳）より高い水準（19.6%）にある。

　世帯構造別に貧困率をみると（**図8-5**）、子どもがいる現役世帯の貧困率
は2012年の15.1%をピークに、2015年は12.9%と低下傾向にある。また、
大人が一人の世帯の世帯員の貧困率は、1997（平成9）年の63.1%以降、
低下傾向にあるものの、未だ50.8%と高止まりしている。ひとり親世帯の
うち母子世帯は123.2万世帯、父子世帯は18.7万世帯で、世帯主の約87
%は女性であり、母子世帯の平均年間就労収入は約200万円と、父子世帯
（398万円）の約半分となっている[3]。

　日本の貧困率の水準は、国際的にみても高くなっている（**図8-6**）。相対
的貧困率は、OECD加盟国中6番目に高く、平均11.3%に対して16.0%、
子どもの貧困率は10番目に高く、平均13.3%に対して15.7%となってい
る。また、子どもがいる現役世帯のうち大人が一人の世帯の相対的貧困率
（50.8%）はOECD加盟国中最も高く、ひとり親家庭の厳しい経済状況
がうかがえる（**表8-1**）。

　ジニ係数でみた格差の拡大は、所得再分配によって一定程度抑え込まれ

## 図8-5　世帯構造別 相対的貧困率の推移（％）

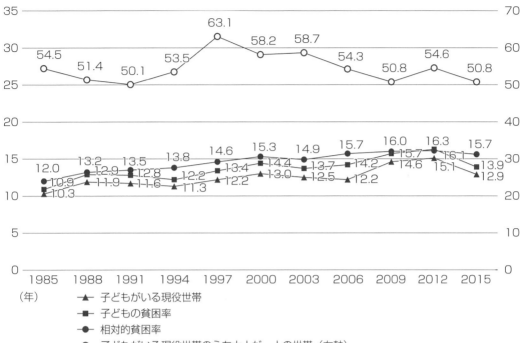

　　　▲　子どもがいる現役世帯
　　　■　子どもの貧困率
　　　●　相対的貧困率
　　　○　子どもがいる現役世帯のうち大人が一人の世帯（右軸）

資料：厚生労働省政策統括官付世帯統計室「国民生活基礎調査」.
（注）：1. 1994 年の数値は、兵庫県を除いたものである。
　　　　2. 2015 年の数値は、熊本県を除いたものである。
　　　　3. 貧困率は、OECD の作成基準に基づいて算出している。
　　　　4. 大人とは 18 歳以上の者、子どもとは 17 歳以下の者をいい、現役世帯とは世帯主が 18 歳以上 65 歳
　　　　　 未満の世帯をいう。
　　　　5. 等価可処分所得金額不詳の世帯員は除く。
出典）厚生労働省『平成 29 年版　厚生労働白書』2017, p.62.

## 図8-6　相対的貧困率の国際比較（2010 年）― 子どもの貧困率

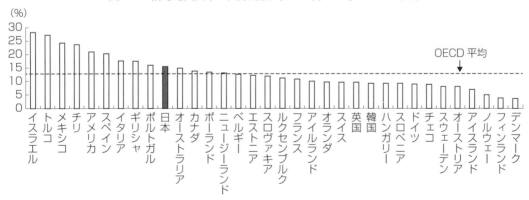

（出典）OECD（2014）Family database Child poverty.
（注）ハンガリー、アイルランド、日本、ニュージーランド、スイス、トルコの数値は 2009 年、チリの数値は 2011 年。
出典）厚生労働省『平成 26 年版　子ども若者白書』2014, pp.30-31.

ている。そして、格差の拡大は、現役世代に比べて所得格差が大きい高齢者世帯の増加によることが指摘されてきた[4]。しかし、冒頭の調査でみられるように、若者の間では、格差拡大に対する意識が肌感覚として定着している。それは、高止まりする相対的貧困率や格差是正に対する世代間の不公平感に由来するものではないだろうか。

表8-1　相対的貧困率の国際比較（2010年）― 全体

| 相対的貧困率 | | | 子どもの貧困率 | | | 子どもがいる世帯の相対的貧困率 | | | | | | | | |
| --- | --- | --- | --- | --- | --- | --- | --- | --- | --- | --- | --- | --- | --- | --- |
| | | | | | | 合計 | | | 大人が一人 | | | 大人が二人以上 | | |
| 順位 | 国名 | 割合 | 順位 | 国名 | 割合 | 順位 | 国名 | 割合 | 順位 | 国名 | 割合 | 順位 | 国名 | 割合 |
| 1 | チェコ | 5.8 | 1 | デンマーク | 3.7 | 1 | デンマーク | 3.0 | 1 | デンマーク | 9.3 | 1 | ドイツ | 2.6 |
| 2 | デンマーク | 6.0 | 2 | フィンランド | 3.9 | 2 | フィンランド | 3.7 | 2 | フィンランド | 11.4 | 1 | デンマーク | 2.6 |
| 3 | アイスランド | 6.4 | 3 | ノルウェー | 5.1 | 3 | ノルウェー | 4.4 | 3 | ノルウェー | 14.7 | 3 | ノルウェー | 2.8 |
| 4 | ハンガリー | 6.8 | 4 | アイスランド | 7.1 | 4 | アイスランド | 6.3 | 4 | スロヴァキア | 15.9 | 4 | フィンランド | 3.0 |
| 5 | ルクセンブルク | 7.2 | 5 | オーストリア | 8.2 | 5 | オーストリア | 6.7 | 5 | 英国 | 16.9 | 5 | アイスランド | 3.4 |
| 6 | フィンランド | 7.3 | 5 | スウェーデン | 8.2 | 6 | スウェーデン | 6.9 | 6 | スウェーデン | 18.6 | 6 | スウェーデン | 4.3 |
| 7 | ノルウェー | 7.5 | 7 | チェコ | 9.0 | 7 | ドイツ | 7.1 | 7 | アイルランド | 19.5 | 7 | オーストリア | 5.4 |
| 7 | オランダ | 7.5 | 8 | ドイツ | 9.1 | 8 | チェコ | 7.6 | 8 | フランス | 25.3 | 7 | オランダ | 5.4 |
| 9 | スロヴァキア | 7.8 | 9 | スロベニア | 9.4 | 9 | オランダ | 7.9 | 8 | ポーランド | 25.3 | 9 | フランス | 5.6 |
| 10 | フランス | 7.9 | 9 | ハンガリー | 9.4 | 10 | スロベニア | 8.2 | 10 | オーストリア | 25.7 | 10 | チェコ | 6.0 |
| 11 | オーストリア | 8.1 | 9 | 韓国 | 9.4 | 11 | フランス | 8.7 | 11 | アイスランド | 27.1 | 11 | スロベニア | 6.7 |
| 12 | ドイツ | 8.8 | 12 | 英国 | 9.8 | 11 | スイス | 8.7 | 12 | ギリシャ | 27.3 | 12 | スイス | 7.2 |
| 13 | アイルランド | 9.0 | 12 | スイス | 9.8 | 13 | ハンガリー | 9.0 | 13 | ニュージーランド | 28.8 | 13 | ハンガリー | 7.5 |
| 14 | スウェーデン | 9.1 | 14 | オランダ | 9.8 | 14 | 英国 | 9.2 | 14 | ポルトガル | 30.9 | 13 | ベルギー | 7.5 |
| 15 | スロベニア | 9.2 | 15 | アイルランド | 10.2 | 15 | アイルランド | 9.7 | 15 | メキシコ | 31.3 | 15 | ニュージーランド | 7.9 |
| 16 | スイス | 9.5 | 16 | フランス | 11.0 | 16 | ルクセンブルク | 9.9 | 15 | オランダ | 31.3 | 15 | ルクセンブルク | 7.9 |
| 17 | ベルギー | 9.7 | 17 | ルクセンブルク | 11.4 | 17 | ニュージーランド | 10.4 | 17 | スイス | 31.6 | 15 | 英国 | 7.9 |
| 18 | 英国 | 9.9 | 18 | スロヴァキア | 12.1 | 18 | ベルギー | 10.5 | 18 | エストニア | 31.9 | 18 | アイルランド | 8.3 |
| 19 | ニュージーランド | 10.3 | 19 | エストニア | 12.4 | 19 | スロヴァキア | 10.9 | 19 | ハンガリー | 32.7 | 19 | オーストラリア | 8.6 |
| 20 | ポーランド | 11.0 | 20 | ベルギー | 12.8 | 20 | エストニア | 11.4 | 20 | チェコ | 33.2 | 20 | カナダ | 9.3 |
| 21 | ポルトガル | 11.4 | 21 | ニュージーランド | 13.3 | 21 | カナダ | 11.9 | 21 | スロベニア | 33.4 | 21 | エストニア | 9.7 |
| 22 | エストニア | 11.7 | 22 | ポーランド | 13.6 | 22 | ポーランド | 12.1 | 22 | ドイツ | 34.0 | 22 | スロヴァキア | 10.7 |
| 23 | カナダ | 11.9 | 23 | カナダ | 14.0 | 23 | オーストラリア | 12.5 | 23 | ベルギー | 34.3 | 23 | ポーランド | 11.8 |
| 24 | イタリア | 13.0 | 24 | オーストラリア | 15.1 | 24 | ポルトガル | 14.2 | 24 | イタリア | 35.2 | 24 | 日本 | 12.7 |
| 25 | ギリシャ | 14.3 | 25 | 日本 | 15.7 | 25 | 日本 | 14.6 | 25 | トルコ | 38.2 | 25 | ポルトガル | 13.1 |
| 26 | オーストラリア | 14.5 | 26 | ポルトガル | 16.2 | 26 | ギリシャ | 15.8 | 26 | スペイン | 38.8 | 26 | アメリカ | 15.2 |
| 27 | 韓国 | 14.9 | 27 | ギリシャ | 17.7 | 27 | イタリア | 16.6 | 27 | カナダ | 39.8 | 26 | ギリシャ | 15.2 |
| 28 | スペイン | 15.4 | 28 | イタリア | 17.8 | 28 | アメリカ | 18.6 | 28 | ルクセンブルク | 44.2 | 28 | イタリア | 15.4 |
| 29 | 日本 | 16.0 | 29 | スペイン | 20.5 | 29 | スペイン | 18.9 | 29 | オーストラリア | 44.9 | 29 | チリ | 17.9 |
| 30 | アメリカ | 17.4 | 30 | アメリカ | 21.2 | 30 | チリ | 20.5 | 30 | アメリカ | 45.0 | 30 | スペイン | 18.2 |
| 31 | チリ | 18.0 | 31 | チリ | 23.9 | 31 | メキシコ | 21.5 | 31 | イスラエル | 47.7 | 31 | メキシコ | 21.0 |
| 32 | トルコ | 19.3 | 32 | メキシコ | 24.5 | 32 | トルコ | 22.9 | 32 | チリ | 49.0 | 32 | トルコ | 22.6 |
| 33 | メキシコ | 20.4 | 33 | トルコ | 27.5 | 33 | イスラエル | 24.3 | 33 | 日本 | 50.8 | 33 | イスラエル | 23.3 |
| 34 | イスラエル | 20.9 | 34 | イスラエル | 28.5 | — | 韓国 | — | — | 韓国 | — | — | 韓国 | — |
| | OECD平均 | 11.3 | | OECD平均 | 13.3 | | OECD平均 | 11.6 | | OECD平均 | 31.0 | | OECD平均 | 9.9 |

（出典）OECD（2014）Family database Child poverty.

（注）ハンガリー、アイルランド、日本、ニュージーランド、スイス、トルコの数値は2009年、チリの数値は2011年。

出典）厚生労働省『平成26年版　子ども若者白書』2014，pp.30-31.

# 4. 階層の再生産と文化資本、教育

前節で学んだように、日本における格差の存在は、貧困を伴いながら、国際的にみても高い水準となっている。その中で、階層間の社会移動はどのようになっているのだろうか。若年者を取り巻く社会変化とライフコースに与える影響を調査した東京大学社会科学研究所「働き方とライフスタイルの変化に関する全国調査」を使った大規模なパネルデータ分析からは、出身家庭の社会経済的地位によって、教育の達成度に違いが生じる結果、就業機会の格差が生まれ、現在の職業の違いに結びついていることが明らかとなっている。まさに、親の社会経済的地位によって「格差の連鎖・継続」がみられ、ライフコースにおける階層の再生産が起きている[5]。

では、階層の再生産はどのように起こっているのだろうか、本節では、家庭における文化資本、教育という視点から考えていく。

**パネルデータ**
多数の対象に対して複数の項目を継続的に観察し、記録したデータのこと。時系列データとクロスセクションデータを合わせたパネルデータを用いることで、豊富な情報量によってより精度の高い分析を行うことができる。

## A. 文化資本と文化的再生産

社会移動に大きな影響を与える要素として、社会学において注目されてきた1つが、家庭における文化量の相違であった。フランスの社会学者ブルデューは、**文化資本**という概念を用い、階層の再生産のメカニズムを説明した。

ブルデューによると、文化資本は3つの柱からなる。1つ目は、言語、知識、教養、趣味など簡単には相続できない「身体化された文化資本」である。2つ目は、書物や楽器、美術品、道具などの物質的な「客体化された文化資本」、3つ目は学歴や資格など制度的に認められた「制度化された文化資本」である。

これらの文化資本が、親と子の間で時間をかけて受け継がれていくとともに、それが学校教育の中で成績評価など承認の対象とされることで、子どもの学歴といった教育成果に格差が生じる。また、同一階層は、共通の文化資本によって統合されていく。その階層に特有の行動様式などを生み出す心的傾向として**ハビトゥス**が形成され、受け継がれ、文化資本を通じて階層が再生産されていくことを、**文化的再生産**と呼ぶ[6]。

ブルデューによって理論化された文化的再生産は、その後さまざまなかたちで実証が試みられてきた。現在の日本でも、学歴や世帯所得が高い父

**ブルデュー**
Bourdieu, Pierre
1930 〜 2002

**文化資本**
cultural capital

**文化的再生産**
cultural reproduction

母ほど読書量が多く、それに応じて子の読書量においても格差が生じている。このことは、親の資本量の差が読書行為を分化し、身体化された文化資本が相続されることを示している[7]。

次に学校教育が、階層の再生産について果たしている役割をみていく。

## B. 学校教育の機能と教育格差

### [1] 学校教育の2つの機能

社会移動を考える上で、**学校教育**には2つの機能がある。1つは、階層の平準化をもたらす機能である。個人の才能や努力といった業績によって、より学力レベルの高い学校に入学し、良質の教育や就職支援などを享受する。その結果、相対的に所得の高い職種や就労形態を獲得し、上位の社会経済的地位を手に入れる。学校教育には、そのような出身階層に関わらず、地位の向上につながるという、競争中立的な機能がある。

他方、学校教育は、階層間の格差を固定化する機能も持ち合わせている。家庭の社会経済的地位によって入学、学習内容、就職などの達成結果が左右されることがあれば、学校教育は社会階層間の格差を是正する機能をもたないことになる。

その一例として、先述の文化資本が挙げられる。現在の学校教育では、「望ましい国語力」として、聞く力、話す力、読む力、書く力の醸成が求められている[8]。それはあくまで学校教育を通じて会得していくものとされるが、先ほど述べたように、学校教育の前段として家庭における文化資本量の相違を通じて、学校教育は格差をもってスタートせざるを得ず、学校はそれを評価対象とすることで格差を固定化する機能をもつ。

### [2] 教育格差と階層の再生産

前出のSSM調査（2015〔平成27〕年）によると、父親の最終学歴が大学卒業かそうでないかによって、子世代の最終学歴がそれに対応する傾向がある、という結果が示されている（**図8-7、8-8**）。現在の20代男性をみると、父親が大卒の場合80％が大卒となっているが、父親が非大卒の場合大卒率は35％にとどまり、その差は45％となっている。同様の傾向は、年齢別・性別を問わずみられる。

親学歴と世帯収入が同じ傾向を示すことはよく知られているが、同じくSSM調査から、15歳時の家庭の所有物数（クーラー・エアコン、学習机など19品目の有無、下位15％を貧困）を指標に、子ども時代に貧困であったか否かで大卒割合を分析すると（**表8-2**）、2015年時点で20代・30代

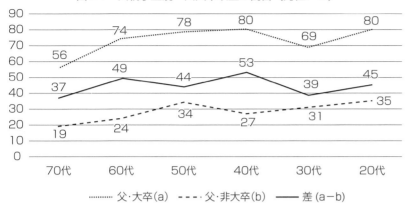

図 8-7　父親学歴別・四大卒以上の割合（男性、％）

出典）松岡（2019）p.34 より引用.

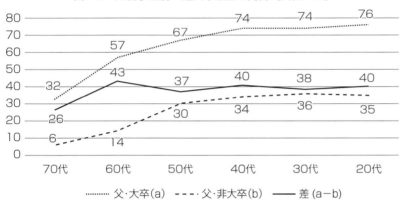

図 8-8　父親学歴別・短大卒以上の割合（女性、％）

出典）松岡（2019）p.35 より引用.

表 8-2　15 歳時の所有物数と大卒割合

(%)

| 年齢層 | | 男（四大以上） | 女（短大以上） |
|---|---|---|---|
| 若年 | 貧困 | 23 | 18 |
| | 非貧困 | 47 | 52 |
| | 合計 | 42 | 47 |
| 中年 | 貧困 | 18 | 11 |
| | 非貧困 | 44 | 40 |
| | 合計 | 39 | 36 |

出典）松岡（2019）p.41 より引用.

の若年男性のうち、貧困であった者の 23％に対して、非貧困であった者の 47％が大卒となっている。女性の場合も、貧困者の 18％に対して、非貧困者の大学等進学率は 52％となっている。このことから、40 代・50 代の中年層も含めて、社会経済的地位によって教育格差が生成されているこ

とがわかる。日本では、国際的に平等だと言われる義務教育、高校進学率の高さなどに関わらず、家庭の社会経済的地位の差異によって、学歴格差が継承されていることを示している。

そのプロセスとして、教育社会学における知見では、未就学段階、小学校入学時点で、文化資本の活用など「意図的な養育」を通じて準備格差があらわれる。中学卒業までの義務教育期間においても、家庭間だけではなく、学校間でも、学力・意識・行動といった学習行動において社会経済的地位による格差がみられる。そして、生まれによって異なる学力に基づく選抜の結果、高校では明瞭な格差ができる。

PISA の 2015 年の調査に基づいて、指標化された生徒の社会経済的地位（SES）の高校平均と生徒学力による高校ランクの関係性を分析した研究では、両者に明確な相関関係がみられた。偏差値 70 以上の進学校では、生徒の平均的な SES は偏差値換算で 60 〜 75（SES の上位 16％〜 1％）辺りとなっており、偏差値が高い高校ほど、そこに通う家庭の SES の平均が高いことが示されている。そして、高校では進学校と底辺校のようにそれぞれに異なる社会化の過程があり、卒業生と似たような進路を選ぶことになる。

すべての子どもの能力の発揮によって社会の発展を可能にするためにも、親の社会経済的地位とは関係なく、教育機会を獲得し、社会移動を可能にするような教育環境の整備が求められる[9]。

**PISA**
「OECD 国際的な学習到達度調査」（Programme for International Student Assessment）のこと（文部科学省の訳語による）。15 歳の生徒の識字率、数学、科学のスキルを評価するために、通常 3 年ごとに、OECD（経済協力開発機構）によって行われる。

# 5. 健康格差と階層の再生産

## A. 健康格差とは

ここまで理論的には社会移動の流動性を高めることができる、家庭における文化資本や学校教育によっても、実態的には階層の再生産を解消できていないことをみてきた。同じように、もう 1 つ社会移動を可能にする条件がある。それは、**健康**である。教育を受け、労働を行い、社会経済的地位の階段を上がるためには、心身の健康がなければ難しい。一方で、健康を害することで、労働時間や労働強度に耐え切れず、離職や休職などを通じて、収入等に影響を及ぼす。つまり社会移動を可能にするために、健康が十分条件ではないが、必要条件であると言える。では、実際に健康は社

会移動を可能にしているのだろうか。本節では、**健康格差**という視点から、それをみていきたい。

　健康の達成を目的とした国連の専門機関である**世界保健機関（WHO）**が、2008年に発表した健康格差に関する勧告では、以下の3つの必要性を指摘している（**表8-3**）。

### 表8-3　健康格差に関する勧告

①日常生活の状況、つまり人々が生まれ、成長し、生活して、働き、老いていく環境を改善する。
②権限、資金、リソース、つまり日常生活状況を形成する構造的な推進力となるものの不公平な分配に、国際レベル、国家レベル、地域レベルでそれぞれ対処する。
③問題を測定し、対策を評価し、知識基盤を拡大し、健康の社会的要因についてよく訓練された労働力を開発し、健康の社会的要因について一般の人々の認識を向上させる。

出典）WHO 健康の社会的決定要因に関する委員会『最終報告書要旨』2008，p.4 から引用.

　日本でも、健康増進法に基づいて2013（平成25）年から始まった「**健康日本21（第2次）**」において、「地域や社会経済状況の違いによる集団間の健康状態の差」を健康格差と捉え、あらゆる世代の健やかな暮らしを支える良好な社会環境を構築することにより、その縮小を実現することが目指されている[(10)]。

　社会学および社会階層論の果たすべき役割は、国際的に問題とされている、社会移動を妨げる健康格差の存在やその社会的影響を明らかにし、改善に向けたさまざまな対策につなげることである。以下では、日本における健康格差の実態をみていく。

**健康日本21**
国民の健康寿命の延伸を目的として、当時の厚生省によって2000（平成12）年に始められた健康政策である「21世紀における国民健康づくり運動」のこと。2013年から2022（令和4）年までは第2次が行われている。

## B. 社会疫学と健康格差

　**疫学**とは、疾病の原因を調べる学問領域であり、その中でも**社会疫学**は、疾病に対する個人的な要因に留まらず、健康・疾病の社会的な要因を研究する学問領域で、階層といった社会学的概念などを使いながら、健康格差に関する現状分析や政策提起を行っている。ここでは、社会疫学のいくつかの知見から、日本における健康と階層の関係をみていきたい。

　まず、『国民健康・栄養調査』からは、以下のような健康格差が明らかになっている。現在、習慣的に喫煙している者の割合、健診未受診者の割合、歯の本数20歯未満と回答した者の割合は、世帯の所得が600万円以上の世帯員に比較して、男女ともに200万円未満の世帯員で有意に高い。

**疫学**
epidemiology

**社会疫学**
social epidemiology

また、歩数の平均値は、世帯の所得が 600 万円以上の世帯員に比較して、男女ともに 200 万円未満の世帯員で有意に少ない。その他、主食・主菜・副菜を組み合わせた食事を 1 日 2 回以上食べることが、「ほとんど毎日」と回答した者の割合は、世帯の所得が 600 万円以上の世帯員に比較して、男女ともに 200 万円未満の世帯員で有意に低いことが明らかになっている。つまり、健康を担保する生活習慣や栄養バランスのとれた食事の頻度は、社会経済的地位によって有意な差がある[11]。

このような健康格差は、子ども期から生じている。自治体の調査によると、世帯年収 300 万円未満、生活必需品非所有、ライフライン等の支払い困難経験から「生活困難世帯」を抽出し、それ以外の「非生活困難世帯」と生活、健康習慣等に関する比較調査を行った（**表 8-4**）。それによると、生活困難世帯の子どもにおいては、その他の世帯の子どもと比較して、自由にお菓子摂取を行う割合が高いことなどから肥満が多い、歯みがきの頻度が低く、虫歯の既往本数（5 本以上）が多い、ワクチン接種割合が低いなど、生活困難を抱える家庭ほど、子どもの健康に気を回すことができていない傾向がみられる。また、テレビ・動画やコンピュータゲームの使用時間が長くなり、夜更かしや運動不足の子どもが多い特徴もある。さらに留守番の頻度（週 1 回以上）や孤食の割合が高いこともみてとれる。社会経済的地位によって、生活、健康習慣に格差が生じていることが明らかに

表 8-4　子どもの健康、生活と「生活困難」（%）

| | 生活困難世帯 | 非生活困難世帯 |
|---|---|---|
| 麻しん風しんワクチン接種なし | 13.0 | 9.2 |
| 肥満傾向 | 5.8 | 4.1 |
| 歯みがきの頻度（1 日 1 回以下） | 29.9 | 22.0 |
| 虫歯の既往本数（5 本以上） | 15.9 | 7.8 |
| 逆境を乗り越える力 | 63.6 | 65.7 |
| 平日の就寝時間（22 時以降） | 17.5 | 14.4 |
| 運動習慣（ほとんど・全くしない） | 17.9 | 10.3 |
| テレビ・動画の視聴時間（3 時間以上） | 12.6 | 8.8 |
| 読書数（0 冊） | 15.3 | 10.2 |
| コンピュータゲーム（1 時間以上） | 28.5 | 17.2 |
| 留守番の頻度（週 1 回以上） | 14.8 | 9.1 |
| 朝食摂取（時々・全く食べない） | 11.7 | 5.0 |
| 給食摂取（ほぼ毎日残す） | 16.5 | 15.6 |
| 夕食摂取（ひとり、子どもたちだけ） | 6.7 | 5.4 |
| 砂糖入りジュース摂取（週 1 回～飲まない） | 41.1 | 33.4 |
| お菓子摂取（自由に食べる） | 34.7 | 24.7 |

出典）足立区ウェブサイト「第 5 回　子どもの健康・生活実態調査」.

なっている。

　また、日本では、高齢者約 3.3 万人からなる大規模な社会疫学調査である**愛知老年学的評価研究（AGES）プロジェクト**から、高所得層や教育年数が長い社会経済的地位の高い高齢者に対して、低所得層や教育年数が短い者の方が、喫煙や検診未受診、うつや主観的健康観、介護の必要度、死亡の起こりやすさといった健康指標が悪く、社会階層によって健康に大きな格差があることが実証されてきた。たとえば、低所得層では、高所得層より 5 倍もうつ状態が多いこと、要介護高齢者も 5 倍の違いがあること、死亡の起こりやすさについても最低所得層では高所得層より男性 3.5 倍、女性で 2.48 倍も多いことが明らかとなった[12]。

　親の社会経済的地位や子ども期の健康因子がその後の人生に与える影響を実証する**ライフコースアプローチ**では、格差の再生産の実態が明らかになりつつある。子どもの頃の経済状態に対する主観的評価が低い者、つまり社会経済的地位が低いとみられる者ほど、高齢期の **IADL（手段的日常生活動作）** が低く、認知症に対するリスクが高まることが明らかになっている[13]。

　現在、日本で広がっている子どもの貧困と健康状態の悪化は、高齢期に至るまで健康に影響を与え続けていくとともに、学歴や職業選択等を通じて、階層の再生産に寄与していくことが危惧される。

## C. 健康格差の是正に関する可能性

　健康格差に関して、その悪化の一因にも、またその改善の方策ともなりうる 2 つの可能性について指摘したい。

　まず、1 つ目は、医療保険制度を通じた医療へのアクセスのしやすさである。日本では、すべての国民が職域・地域や年齢などに基づいて何らかの社会保険に必ず加入する**国民皆保険**を掲げ、国際的にも平等性の高い医療保障制度をもつと言われている。

　一方で、保険料や利用者負担が引き上げられてきた中で、経済的理由から医療保険制度の利用可能性（アクセシビリティ）が低下している。たとえば、1 万人を超える高齢者を対象にした調査において、必要な受診を控えた者の割合は、所得三分位の高所得層で 8.3% に対して、最低所得層では 12.0% と 1.45 倍多かった。その中でも費用を理由に挙げた者は、高所得層では 13.8% に対して低所得層では 34.3%、特に利用者負担が 1 割の 70 歳以上では 20.1% であったのに対して、3 割の 65 〜 69 歳では 35.8% に上った[14]。

**IADL（手段的日常生活動作）**
Instrumental Activities of Daily Living の略。食事、排せつ、入浴など日常生活を送るために最低限必要な動作を ADL（Activities of Daily Living、日常生活動作）という。それに対して、IADL は、家事、買い物、金銭管理など日常生活を送るために必要なより高次な能力のことを指す。

2つ目は、**ソーシャル・キャピタル**（社会関係資本）である。人と人の間、集団と集団の間にある信頼や互酬性に基づく結びつきを指すソーシャル・キャピタルは、格差が拡大し、社会における信頼や結びつきが失われていく中で、その社会的意義について研究が進められてきた。健康においても、先の AGES プロジェクトの研究によると、趣味、スポーツ、ボランティアなどの組織参加率が高く「ソーシャル・キャピタルが豊かな地域」に暮らす人ほど、歯数の減少率、高血圧、女性の要介護認定率が低いことなどが明らかになった[12]。

孤立は、うつなどの精神的健康の悪化をもたらし、身体的な不健康の原因となりうる。その結果、教育や就労への参加に悪影響が及ぼされ、健康や社会的地位の格差の固定化が進む。

健康格差縮小の手段の1つとして、医療制度に対するアクセスの改善やソーシャル・キャピタルの充実が求められている。

## D. 健康に関わる問題と社会学

ここまで健康格差について学んできたが、本節、最後に、現代の日本における健康を取り巻くいくつかの課題を取り上げたい。これらのテーマにおいては、本章が主題とする格差との関係が明確に明らかになっているわけではないが、ソーシャルワーカーを目指す者として、格差社会の中でクライエントが複合的に抱えることの多い問題として理解しておくことが必要となる。またあわせて、社会学がそれらの健康に関わる問題をどう捉えてきたかについて、代表的な著作を紹介しながら学んでいく。

### [1] 慢性疾患、治療と仕事の両立

第12章でも学ぶように、戦後の日本では**平均寿命**が大きく伸長し、2016（平成28）年には女性は87.14歳、男性は80.98歳となっている。健康上の問題で日常生活が制限されることなく生活できる期間である**健康寿命**も平均寿命の伸びを上回っているが、女性で12年程度、男性で8年程度、その差が生じている（**図8-9**）。診断や治療技術・方法、医薬品に関する飛躍的な進歩などは、健康寿命の伸びを可能にする一方で、現代は、病とともに生きる、特にがんや糖尿病といった**慢性疾患**を抱えながら生活する時代となっている。そのため、医療保険制度や介護保険制度などの社会保障制度の整備、**地域包括ケア**などの医療・福祉提供体制の充実、**クオリティ・オブ・ライフ（生活の質）/クオリティ・オブ・デス（死の質）**の保障などが課題となる。

**地域包括ケア**
認知症や要介護状態になっても、住み慣れた地域で生活を継続するために、医療、介護、予防、住まい、生活支援などが一体的に整備される体制。

**クオリティ・オブ・ライフ（生活の質）**
quality of life
**クオリティ・オブ・デス（死の質）**
quality of death
クオリティ・オブ・ライフは、治療・療養を受けながら、肉体・精神・経済・社会などすべての面でどれだけ自分らしく充実した生活を送ることができるか、クオリティ・オブ・デスは、終末期においてどれほど尊厳ある死を迎えられるかという視点から、治療法などを評価する概念となる。

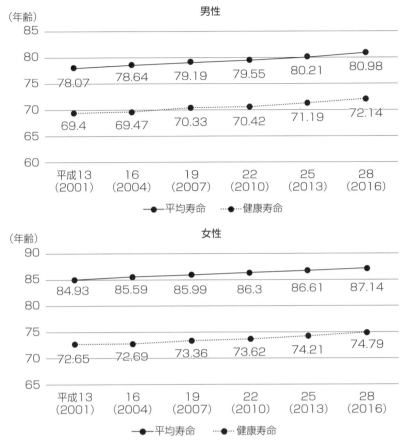

図8-9　健康寿命と平均寿命の推移

男性

（年齢）

| | 平成13<br>(2001) | 16<br>(2004) | 19<br>(2007) | 22<br>(2010) | 25<br>(2013) | 28<br>(2016) |
|---|---|---|---|---|---|---|
| 平均寿命 | 78.07 | 78.64 | 79.19 | 79.55 | 80.21 | 80.98 |
| 健康寿命 | 69.4 | 69.47 | 70.33 | 70.42 | 71.19 | 72.14 |

━●━平均寿命　┈●┈健康寿命

女性

（年齢）

| | 平成13<br>(2001) | 16<br>(2004) | 19<br>(2007) | 22<br>(2010) | 25<br>(2013) | 28<br>(2016) |
|---|---|---|---|---|---|---|
| 平均寿命 | 84.93 | 85.59 | 85.99 | 86.3 | 86.61 | 87.14 |
| 健康寿命 | 72.65 | 72.69 | 73.36 | 73.62 | 74.21 | 74.79 |

━●━平均寿命　┈●┈健康寿命

出典）厚生労働省『令和元年版　高齢社会白書』2020, p.28.

　また、現役世代においても、病との共生、特に**治療と仕事の両立**が社会的な課題となっている。疾病を理由として1ヵ月以上連続して休業している従業員がいる企業の割合は、メンタルヘルスが38%、がんが21%、脳血管疾患が12%となっている。また、仕事を持ちながら、がんで通院している者の数は、32.5万人に上る。事業者による基本方針等の表明と労働者への周知、研修等による両立支援に関する意識啓発、相談窓口等の明確化、両立支援に関する制度・体制等の整備などを通じて、病気を抱えながらも、適切な治療を継続的に行い、安心して働き続けられる環境づくりが求められている[15]。

　アメリカの社会学者**ストラウス**らは、著作『慢性疾患を生きる』の中で、疾患は単なる医学的に診断された病気ではなく、その人の人生と切り離せない病（illness）であることを指摘した[16]。そのような視点からは、本人の「語り」を傾聴し、治療にとどまらない多様で継続的な支援を行うソー

ストラウス
Strauss, Anselm
1916 ～ 1996

シャルワーカーの役割・意義がみえてくる。

## [2] 自殺

　日本の**自殺**者数は、1998（平成 10）年に 3 万人を超えたことでその問題が社会的に取り上げられ、2003（平成 15）年には 3 万 4,427 人まで増加した。その後、2006（平成 18）年の自殺対策基本法制定、2012（平成24）年の自殺総合対策大綱の見直しなどを通じて、2018（平成 30）年には 2 万 840 人と減少傾向にある。しかし、人口 10 万人当たりの自殺死亡者数（自殺死亡率）を国際比較すると、総数では 9 番目、特に先進国ではいまだ最も高いレベルとなっている（**図 8-10**）。自殺は、健康を取り巻く重要な課題として、喫緊の対策が求められている。

デュルケーム
Durkheim, Émile
1858 ～ 1917

アノミー
社会的規範が失われ、無秩序になった状態。

　フランスの社会学者である**デュルケーム**は、著作『**自殺論**』において、個人的な理由として捉えられがちな自殺を、**アノミー**などを挙げながら、不断に変動し社会的統合が失われていく近代社会における社会的な現象であるとして、社会的背景から考える必要性を主張した[17]。本章が対象とする格差との関係で言えば、日本においてもジニ係数が高い地域ほど、自殺率が高いといった研究結果などがある[18]。

　階層が再生産される不平等な社会の中で、生きる希望にも格差が見いだ

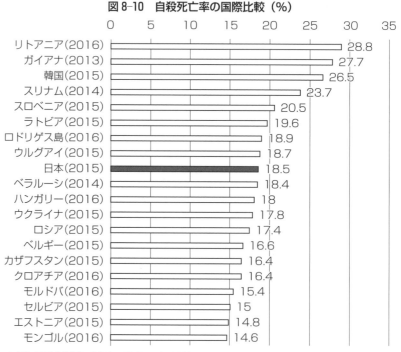

図 8-10　自殺死亡率の国際比較（%）

| 国（年） | 自殺死亡率 |
|---|---|
| リトアニア（2016） | 28.8 |
| ガイアナ（2013） | 27.7 |
| 韓国（2015） | 26.5 |
| スリナム（2014） | 23.7 |
| スロベニア（2015） | 20.5 |
| ラトビア（2015） | 19.6 |
| ロドリゲス島（2016） | 18.9 |
| ウルグアイ（2015） | 18.7 |
| 日本（2015） | 18.5 |
| ベラルーシ（2014） | 18.4 |
| ハンガリー（2016） | 18 |
| ウクライナ（2015） | 17.8 |
| ロシア（2015） | 17.4 |
| ベルギー（2015） | 16.6 |
| カザフスタン（2015） | 16.4 |
| クロアチア（2016） | 16.4 |
| モルドバ（2016） | 15.4 |
| セルビア（2015） | 15 |
| エストニア（2015） | 14.8 |
| モンゴル（2016） | 14.6 |

出典）厚生労働省『令和元年版　自殺対策白書』2020, p.35.

され、命の格差につながっているとすれば、それは社会のあり方自体が問い直される必要がある。うつや統合失調症といった精神疾患だけではなく、経済、身体的な疾病、人間関係など多様な問題を背景に起こる自殺に対して、個人を取り巻く環境に対する介入を行うソーシャルワーカーが果たすべき役割は高まっている。

## ［3］依存症

現代の社会病理として、特定の行為がやめたくてもやめられず、心身の健康や社会生活に支障をきたす**依存症**が挙げられる。依存症は、慢性疾患としても位置づけられ、アルコールや薬物など特定の物質に対する依存、ギャンブルやゲームなど行動に対する依存が含まれる。**表8-5**は、その一端を示すものであるが、2016（平成28）年度には、外来でアルコール依存症が9万5,579人、薬物依存症が6,458人、ギャンブル等依存症が2,929人などとなっている。

世界的には格差が大きい国ほど、ギャンブル依存症患者の割合が高いとの指摘もある[19]。日本ではまだ格差と依存症の関係は、十分に研究されていないが、ホームレスに対する調査においては、4割を超える人にギャンブル障害の時期があり、日本の一般男性の有病割合（6.7％）を大きく上回っていることが示されている[20]。

イギリスの社会学者である**ギデンズ**は、アディクション（依存症）を個人の病理的な問題というより、社会的コンテクストから捉えた。不安定な現代においては、自分のアイデンティティや生き方を常に考え続けなければならず、時としてその難しさは人を依存症に陥らせる[21]。現代日本における依存症の問題も、個人の責任にのみ押し付けるのではなく、その背景や影響、対策の必要性を社会的に理解する必要がある。丁寧な相談支援

ギデンズ
Giddens, Anthony
1938 ～

### 表8-5　近年の依存症患者数の推移（人）

| | | 2014年度 | 2015年度 | 2016年度 |
|---|---|---|---|---|
| アルコール依存症 | 外来患者数<br>（入院患者数） | 92,054<br>(25,548) | 94,217<br>(25,654) | 95,579<br>(25,606) |
| 薬物依存症 | 外来患者数<br>（入院患者数） | 6,636<br>(1,689) | 6,321<br>(1,437) | 6,458<br>(1,431) |
| ギャンブル等依存症 | 外来患者数<br>（入院患者数） | 2,019<br>(205) | 2,652<br>(243) | 2,929<br>(261) |

＊外来：1回以上、精神科を受診した者の数。
＊入院：依存症を理由に精神病床に入院している者の数。
＊1年間に外来受診と精神病床入院の両方に該当した同一患者は、上記の外来と入院の両方の数に計上。
出典）法務省『令和元年版　再犯防止推進白書』2020, p.139.

を行い、適切な専門的治療に結び付けるために、ソーシャルワークの果たす役割も大きく、さらに人材養成や地域の社会資源づくりが求められる。

## [4] 心身の障害

心身の**障害**を社会においてどのように位置づけるかについて、社会学は当事者の自立生活を求める運動とも結びつきながら、その理論化に取り組んできた。その1つが障害の**社会モデル**である。社会モデルは、障害とは個人の抱える心身の機能不全ではなく、社会のあり方によって障害とされることを指摘し、障害を機能の欠損や疾病の結果と捉え、治療の対象とする**医学モデル**とは異なる視点から障害を捉えなおした[22]。

それによって、障害者の自立生活を支える社会的なしくみづくりの必要性が理論化され、2006年に国連で採択された**障害者権利条約**などの国際的な障害者の権利保障の取組みや日本でも障害者差別解消法や障害者雇用促進法など、**合理的配慮**の提供義務を課するさまざまな障害者施策の基盤となってきた。

一方で、2016（平成28）年に神奈川県の知的障害者福祉施設「**津久井やまゆり園**」で発生した障害者の大量殺傷事件が浮き彫りにするように、障害者に対する社会的な差別の目は消え去ったわけではない。また、障害者の生活は、経済的にも環境的にも障害をもたない者との間に格差が生じ、社会経済的地位の継承という点においては、大きな課題を抱えている（図8-11）。ソーシャルワークの役割として、個別の障害者の地域生活や就労を支援するだけではなく、行政や制度、社会に対して変革を求めていくア

**障害者権利条約**
「全ての障害者によるあらゆる人権及び基本的自由の完全かつ平等な享有を促進し、保護し、及び確保すること並びに障害者の固有の尊厳の尊重を促進すること」（1条1項）を目的として採択された。日本は障害者制度を整備し、2014（平成26）年に批准した。

**合理的配慮**
障害をもつ者から社会的障壁を取り除くための配慮を求められた場合、公的機関や事業者は負担が過重にならない範囲で対応を取らなければならない。

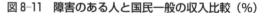

図8-11　障害のある人と国民一般の収入比較（%）

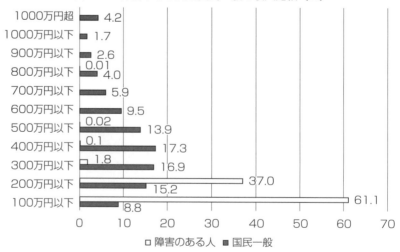

出典）きょうされん『障害のある人の地域生活実態調査の結果報告』2016, p.5.

ドボカシーの機能が求められている。

# 6. 新たな社会階層論

　日本においても、親世代の格差が子世代に受け継がれ、学校教育においても、健康的な生活においても、言わばハンディを持った状況からのスタートを余儀なくされている。冒頭の若者に対する意識調査で指摘されたように、資本主義社会では消滅したはずの「生まれ」による格差が存在し、資本主義の利点である努力や業績によるはずの結果には、それが大きく寄与していた。「資本主義は競争社会だから」格差が生まれているだけではなかった。

　そうであるならば、著しい不平等を抑制することで、少しでも子世代の**機会の平等**を達成し、階層間の社会移動の流動性を高めていくことが求められる。そのためには、働き方、社会保障、教育、医療・保健など、多岐に渡って政策的な対応が必要となる。そして、社会階層論には、格差や社会移動を理論的、計量的に分析し、政策の基盤となる知識やデータを提供することが期待されている。

　たとえば、近年では、フランスの経済学者**ピケティ**が、『21世紀の資本』において、資本主義は歴史的に株などへの投資による資産の増殖率が、賃金の増殖率を上回ってきたことを明らかにした[23]。この分析は、現代社会における格差が、構造的にもたらされることを示唆している。日本においても、**橋本健二**は、2015（平成27）年のSSM調査などから、非正規雇用が拡大し、労働者階級の中に正規雇用とは明らかに異質な階級である、**アンダークラス**が生まれていることを指摘する[24]。また、ジェンダー、エスニシティ、障害の有無といった属性の違いが、階層間の社会移動においてどのように影響をしているのかについても、今後の階層論において重要な研究課題となっている。

　現代社会における格差の実態やメカニズムを明らかにし、不平等な社会を是正するために、社会階層論の果たすべき役割は今後も大きいと言えよう。

ピケティ
Piketty, Thomas
1971 〜

橋本健二
1959 〜

注)

　ネット検索によるデータの取得日は，いずれも 2020 年 9 月 16 日.

(1)　日本財団ウェブサイト『18 歳意識調査　第 23 回─格差社会─詳細版』.

(2)　原純輔・盛山和夫『社会階層─豊かさの中の不平等』東京大学出版会，1999.

(3)　厚生労働省ウェブサイト『平成 28 年度全国ひとり親世帯等調査結果の概要』.

(4)　大竹文雄『日本の不平等─格差社会の幻想と未来』日本経済新聞出版，2005.

(5)　石田浩「格差の連鎖・蓄積と若者」石田浩編『教育とキャリア』勁草書房，
　　2017，pp.35-62.

(6)　ブルデュー，P.・パスロン，J. C. 著／宮島喬訳『再生産─教育・社会・文化』
　　藤原書店，1991.

(7)　松岡亮二・中室牧子・乾友彦「縦断データを用いた文化資本相続過程の実証的検
　　討」『教育社会学研究』95，2014，pp.89-110.

(8)　文部科学省ウェブサイト『これからの時代に求められる国語力について』.

(9)　本節の記述は，松岡亮二『教育格差─階層・地域・学歴』ちくま新書，2019 を
　　参照.

(10)　厚生労働省ウェブサイト『国民の健康の増進の総合的な推進を図るための基本的
　　な方針』.

(11)　厚生労働省ウェブサイト『平成 30 年国民健康・栄養調査報告』.

(12)　近藤克則『健康格差社会への処方箋』医学書院，2017，pp.2-4，pp.147-163.

(13)　近藤克則『長生きできる町』角川新書，2018，pp.76-78.

(14)　近藤克則『健康格差社会への処方箋』医学書院，2017，p.170．なお，70 歳から
　　74 歳の利用者負担は，2014（平成 26）年 4 月以降新たに 70 歳に達する者から 2
　　割となっている.

(15)　厚生労働省ウェブサイト『事業場における治療と仕事の両立支援のためのガイド
　　ライン』.

(16)　ストラウス，A. L. ほか著／南裕子監訳『慢性疾患を生きる─ケアとクオリテ
　　ィ・ライフの接点』医学書院，1987.

(17)　デュルケーム，É. 著／宮島喬訳『自殺論』中公文庫，2018.

(18)　国立長寿医療研究センターウェブサイト『社会格差が自殺や精神的健康に及ぼす
　　影響に関する社会疫学的影響評価研究報告書』.

(19)　ウィルキンソン，R.・ピケット，K. 著／川島睦保訳『格差は心を壊す─比較と
　　いう呪縛』東洋経済新報社，2020，pp.162-163.

(20)　ビッグイシュー基金ギャンブル障害研究グループ『ホームレス状態とギャンブル
　　障害─121 人のヒアリングから』2019.

(21)　ギデンズ，A. 著／松尾精文・松川紹子訳『親密性の変容─近代社会におけるセ
　　クシュアリティ，愛情，エロティシズム』而立書房，1995.

(22)　星加良司『障害とは何か─ディスアビリティの社会理論に向けて』生活書院，
　　2007.

(23)　ピケティ，T. 著／山形浩生・守岡桜・森本正史訳『21 世紀の資本』みすず書
　　房，2014.

(24)　橋本健二『アンダークラス─新たな下層階級の出現』ちくま新書，2018.

## ▌理解を深めるための参考文献

以下の文献は、社会階層論の面白さと社会分析のための重要性を教えてくれる。

- ●近藤克則『健康格差社会への処方箋』医学書院，2017.
  健康格差研究の第一人者による著作。健康格差の現状にとどまらず、国際比較などを通じて、その解決に向けた方策を学ぶことができる。
- ●橋本健二『アンダークラス─新たな下層階級の出現』ちくま新書，2018.
  SSM 調査などのデータを駆使しながら、新たな階級社会の構造と動態を示し、アンダークラスの置かれている困難な環境を明らかにする。
- ●松岡亮二『教育格差─階層・地域・学歴』ちくま新書，2019.
  日本における教育格差の実態を豊富なデータから検証し、「生まれ」で人生の選択肢・可能性が大きく制限される「緩やかな身分社会」であることを明らかにする。

# 第9章 社会問題と社会政策

高度な社会システムとともに生活も豊かになっている現代社会においてさまざまな問題が生じている。まず、社会問題と労働問題について代表的な社会学説を取り上げ、歴史的な社会学の理解を深める。次に社会運動、労働運動と労働政策、福祉国家と福祉社会について言及し、現代社会における人と社会の関係性、生活の特徴等について学ぶ。

## 1

社会問題について代表的な社会学者の視点から考察し、社会政策と労働問題について言及しながら現代社会におけるさまざまな問題について検証していく。

## 2

社会運動の経緯について、そのプロセスを検証し、そのメカニズムについて考えていく。社会運動の展開について学んでいく。

## 3

労働運動と労働政策について、イギリスの歴史的経緯を検証しながら学んでいく。そして、わが国の現状について言及し、理解を深めていく。

## 4

福祉国家と福祉社会の違いから、「福祉国家から福祉社会へ」の転換のプロセスについて歴史的に検証し、公共空間の可能性について検証する。

# 1. 社会問題と労働問題

## A. 社会問題とは何か

### [1] 社会問題の視点

　戦後、わが国は一貫した官民一体の高度経済成長政策のもとに、かつてみられなかった地域社会の変動が示されることになった。たとえば、1960（昭和35）年の所得倍増計画、1962（昭和37）年の全国総合開発計画、1977（昭和52）年の第三次全国総合開発計画などの中央行政レベルの経済開発優先は、産業開発を中心に展開し、地域間・産業間の格差の増大と東京・名古屋・大阪の三大都市圏への人口集中および大企業本社の三大都市圏集中を促していった。かつて、社会問題といえば都市化の問題であった。都市問題は都市固有な病理現象であり、たとえばそれは、貧困・スラム・犯罪であり、都市に住む一定の層の人びととの見方が強かったが、今日においては、インフラ未整備や過密など、生活問題としての様相を呈しており、都市地域に居住するすべての人びとの問題であるといっても過言ではない。

　経済の急速な成長・発展過程は、地域の社会構造にインパクトを与え、人びとのつながりはうすれ、地域社会の連帯感が損なわれることへの危機感から、「市民としての自主性と責任を自覚した個人、家族を主体として開放的で構成員相互に信頼感のある集団」、「古い地域共同体とは異なり、多種の住民要求と相違を実現する集団」（国民生活審議会）という**コミュニティ**の必要性が提唱されることとなる。コミュニティ形成とは、アメリカの社会学者である**マッキーヴァー**の提唱した概念であり、コミュニティとは「共同生活の一定地域であり、そのなかで人びとがさまざまな生活様式を営みながら互いに関係、交渉しあう結果、そこに自然発生的に共通の慣習や伝統、独自の文化が生まれ、多少なりとも他の社会から区別されるような独自の特徴と統一を持っている地域社会である」ということである。たとえば、村や町など、また国民社会のことを示す。**アソシエーション**とはコミュニティに内在しているものであり、コミュニティの生活を基盤として形成される組織である。一定の目的のために意図的・計画的につくられた集団であり、家族、学校、会社、組合、病院、などが挙げられる。コミュニティとアソシエーションは決して対立しているものではなく、この

マッキーヴァー
MacIver, Robert
Morrison
1882〜1970

古典的コミュニティ論が、わが国では「新しいコミュニティ形成」といっ
た展開をみせることとなるのである。「コミュニティづくり」、「まちづく
り」、「まちおこし」などはその典型であろう。

しかし、マッキーヴァーも指摘しているように、コミュニティは住民の
相互作用によって自然発生的に生まれる性質があることはあきらかである。
すなわち、行政主導型のコミュニティ政策は上からの押し付けという見方
から敬遠されがちである。そこで、コミュニティという言葉をあえて使用
せず、「まち」という言葉で、自分たちの場、すなわち空間を創る運動の
展開が拡がっている。市町村における、「地域社会計画」は、かつて専門
的領域の見方がつよく、地域住民の考えをよそに、住民不在の計画が先行
しており、計画が独り歩きしていたのであるが、今日において、その反省
から、計画こそ住民の主体的参加であるという、中央政府レベルから地域
レベルで展開する方法・手段が考えられるようになってきている。

現代社会は、個々の地域社会形成への道を今まさに探っているのである。


## [2] マルクスの視点

**マルクス**は、20世紀の国際社会および経済思想等に大きな影響力を持
ったといっても過言ではない。**マルクス主義**の**社会階級論**では、資本制社
会における社会階級の発生は、生産手段の所有・非所有に基づく労働力の
売買に基づいて起こる。生産手段を所有するものが生産手段を持たない者
から労働力を安く買うことによって資本を増強し、一層搾取・被搾取、そ
して支配と服従などの関係を強め、**資本家（ブルジョアジー）**として労働
者の上に君臨し、特有の資本家意識を持ち、行動するようになる、という
捉え方である。逆に、生産手段の非所有者は、所有者、言い換えれば資本
家に労働力を売って、その代価で生活し、資本家に服従・搾取される**労働
者（プロレタリア）**である。特有の労働者意識も芽生え行動するという。
マルクス主義の考え方では、資本家と労働者の2大社会階級（当然その2
つの階級の間には自営業主などの旧中間階級やサラリーマンなどの新階級
は存在するが）は、互いに対立・闘争し、その結果、労働者階級が勝利し、
**資本主義社会**から**社会主義社会**、そして**共産主義社会**へと体制変化が起こ
る[1]としている。「資本制的私的所有の終わりを告げる鐘がなる。収奪者
たちの私有財産が剥奪される。」のである。

すなわち、資本主義の下で労働者は抑圧されて剥奪され、そして無知に
追いやられるだけではなく、労働者たちは一緒に仕事をすることによって、
その中に、**インフォーマルグループ**を形成し、それが組織に大きな影響力
をもたらしていく。そして組織的な抵抗運動をする能力を高め、能力を持

マルクス
Marx, Karl
1818〜1883

つ労働者が資本家を打ち崩すことで、資本主義社会を解体しようとする社会主義革命につながっていくのである。

## [3] 社会解体の視点

社会解体
social disorganization

　**社会解体**とは、いままでの社会構造が崩壊することによって、その社会の成員（メンバー）にとっての行為の基準となる価値や規範が維持できなくなり、社会の統制が不可能になった状態のことである。地域社会や社会集団が機能・維持するためには、その社会の成員に対して統制力をもつ家族の存在や共同体などの社会集団が安定している必要がある。しかし、社会構造の崩壊に伴ってこれらの集団が不安定化し、社会解体の状態になると、個人や家族の生活の破綻、犯罪や非行の増加といった問題が発生することになる。社会解体は、産業化、都市化、社会移動といった急激な社会構造の変化を背景として発生するものといわれている。

　20世紀初頭から半ばにかけてのアメリカ社会においては急激な社会変動のもと、とりわけシカゴなどの大都市では都市の繁栄と豊かさが謳歌される一方でスラム街が形成され、そうした地域では、犯罪、非行、自殺、浮浪などの社会病理現象が異常に高い比率で発生し、もはや社会統制が効かないような状況が生み出されていた。こうした状況を反映する言葉として「社会解体」という言葉が使用され始めていくが、「社会解体」という言葉は「社会がその構成員を統制できない状態」を指し示している。スラム街はまさしく社会解体地域といえるような状況を呈していた。「社会解体」という言葉を初めて使用したのは、『ヨーロッパとアメリカにおけるポーランド農民』（1918～1920）を著した**トマス**と**ズナニエツキ**であるが、トマスに続くシカゴ学派の**パーク**や**バージェス**らが1920年代～1930年代にさかんにこの言葉を使用するようになった[1]。

## [4] アノミー論の視点（マートン）

　**マートン**は『社会理論と社会構造』においてアノミー現象を社会文化的な構造の問題と捉え、社会規範からの逸脱行動に多様な形態と可能性があることを明らかにした。マートンによる、アノミーは「法律などの制度的規範が揺らぎ、ある目標を効率的に達成するならば、社会的に許容されていない手段にでも訴える状況」[1]を意味している。マートンは、このようなアノミーが生じている社会では、逸脱行為が発生すると考え、アノミー下での逸脱行為を第1に、革新－文化的目標は承認するが、制度的手段は拒否する、第2に、儀礼主義－文化的目標は拒否するが、制度的手段は承認する、第3に、逃避－文化的目標も、制度的手段も拒否する、第4に、

トマス
**Thomas, William Isaac**
1863～1947
シカゴ学派の代表的な社会学者。

ズナニエツキ
**Znaniecki, Florian**
1882～1958
ポーランド生まれのアメリカ社会学者。

パーク
**Park, Robert Ezra**
1864～1944
アメリカの都市社会学者。社会学におけるシカゴ学派の基礎を築いた。

バージェス
**Burgess, Ernest Watson**
1886～1966
アメリカの都市社会学者。

マートン
**Merton, Robert King**
1910～2003
1940年代以降の社会学理論に大きな影響を与えた社会学者。

反抗－文化的目標や制度的手段のいずれにおいても、一般に受け入れられている価値を拒否し、新たな価値による代替を試みる、と４つに類型化している。

## [5] ラベリングの視点

　ラベリング理論とは、個人と集団の相互作用に着目し、新たな視点から逸脱行動を捉える理論であり、1960年代にシカゴ学派に属するベッカーらによって提唱された。それまでの逸脱行動を単なる社会病理現象として扱ってきたのに対し、逸脱というのは、行為者の内的な属性ではなく、「逸脱などの行為は、他者からのラベリング（レッテル貼り）によって生み出される」として、周囲からのラベリング（レッテル貼り）によって生み出されるものだと捉えたのである。つまり、規則をつくり執行する人びとと逸脱者を対等に扱い、双方の相互作用過程として逸脱を捉えている。ベッカーはその著『アウトサイダー』（1963）において、社会集団が設けた規則の特定の人びとへの適用が逸脱を生み出すとし、「逸脱とは人間の行為の性格ではなく、むしろ他者による規則と制裁とが違反者に適用された結果なのである」としている。そして逸脱の原因を、社会統制論のように逸脱者の中に見出そうとするのではなく、逸脱というラベルを貼る側に求め、「逸脱者とは逸脱者というレッテルを貼られた人間のことであり、逸脱行動とは人びとによって逸脱行動とレッテルを貼られた行動のことである」[1]としたのである。そして、ラベリング理論はその後、構築主義へと展開されていくのである。

## [6] 社会構築主義の視点

　1980年代になると、ラベリング理論を発展させた社会構築主義が登場してくることになる。**社会構築主義**とは、人間関係が現実をつくるという考え方である。現実、つまり現実の社会現象や、社会に存在する事実や実態、意味とは、個人の頭の中でつくられるものではなく、人びとの交渉の帰結であると考え、言語的に構築されるという社会学の立場である。すなわち、社会的慣行や社会的相互作用から人びとが世界を構成する枠組が生まれ，それは言語によって媒介されると考える理論である。構築主義と構成主義とは互換的に使用されているが、両者を明確に区別する立場からは、異なった理論として捉えられる。共通点は、客観的な世界が実在するという論理実証主義に対する批判にある。しかし、社会構築主義は神経系が世界を生み出すという捉え方の影響を受けているのに対して、社会構成主義は社会的相互作用を強調する。さらに、社会構成主義は、同じ事象や現象

ラベリング理論
labeling theory

ベッカー
Becker, Howard Saul
1928〜
アメリカの社会学者。逸脱行動をラベリング論の視点から捉えた。

社会構築主義
social constructionism
構成主義、社会構成主義ともいう。

無知のアプローチ
not knowing
無知の姿勢ともいう。ク
ライエントから教えても
らうという姿勢。

いま、ここで
here and now

ナラティブ・アプローチ
narrative approach
クライエントの語る「物
語（narrative）」を通し
て解決法を見出していく
アプローチ方法。

公共政策
public policy

社会政策
social policy

であっても、時代や地域差によって意味が異なってくるという考え方に立ち、またこれまでの主観・客観の二分的な見方ではなく「現実は人びとの間で構成される」とする。われわれが経験している現実とは別の客観的な事実というものは想定できないとして、理解は治療の場におけるクライエントとカウンセラーの間の対話そのものにあるとするものである。「**無知のアプローチ**」に基づく「**いま、ここで**」の対話とその解釈が重視され、「治療的対話」に主眼がおかれる。**ナラティブ・アプローチ**は社会構成主義の視点をソーシャルワークに応用した援助方法である。

## B. 社会政策と労働問題

国や地方自治体など公共団体の目的行為を**公共政策**といい、この**公共政策**のうち経済的側面にかかわるものが「経済政策」であり、社会的側面にかかわるものが「**社会政策**」である。すなわち、経済問題を解決し、経済の安定および成長を目指した政策が「経済政策」であり、社会問題に対応して国民生活の安定や向上を目指した政策が「社会政策」なのである。

「社会政策」は国民または住民の生活の安全保障と公正な分配の実現を目指す公共団体の選択的行動といえよう。社会保障と所得の再分配、保健および医療、社会福祉教育、住宅、障害者・高齢者等雇用促進などに関連する制度および政策は「社会政策」の領域に含まれる。すなわち、「経済政策」は配分の効率を追求する公共政策であり、「社会政策」は分配の公正を追求する公共政策ということがいえる。しかしながら両者は相対的であり、「社会政策」と呼ばれるものに経済的側面はあり、また「経済政策」と呼ばれるものに社会的側面がある。すなわち、国民生活の社会的な保障や構成の実現を目的とする「社会政策」を追求するためには各種の経済的資源の活用が必要不可欠であり、「社会政策」は「経済政策」の構成要素であるということもできるのである。現実には、さまざまな政策が実際の機能において「経済政策」と「社会政策」という2つの要素を同時に含んでいる。その典型例の1つは、雇用・労働政策である。完全雇用を目的とする安定成長政策は、経済的資源としての労働力や設備の完全な活用を目的とするという意味で、基本的に経済政策の特質をもつ。しかし、それは同時に労働者とその家族に就業機会を保障し、失業による所得の喪失を防止し、生活の安全保障を追及するという意味で、社会政策の要素を帯びているのである[2]。

わが国における1960年代の高度経済成長は、1973（昭和48）年のオイルショックを契機に頭打ちとなる。「**福祉元年**」は一転して「福祉見直

し」が叫ばれるようになり、経済も低成長の時代に突入する。1970 年代は低成長ながらも経済安定期になるが、1980 年代後半から 1990 年代初頭にかけてバブル景気となり、1990 年代にバブルはまさに泡のように弾け、加えて経済のグローバル化が進む中で、2008（平成 20）年にリーマンショックが生じ、世界同時不況となった。2020（令和 2）年には、わが国はいまだかつて経験したことのないコロナ禍において先の見えない不況のトンネルをさまようこととなった。

このような状況は、フリーターやニートを生み出し、加えてリストラや企業倒産は大きな社会問題となりわれわれの生活に重くのしかかってくる。

労働力調査（詳細集計）2011（平成 23）年平均結果によると、雇用者（役員を除く）5,111 万人のうち、正規の職員・従業員は 3,355 万人と、1 年前に比べ 25 万人減少している。これに対し、非正規の職員・従業員は 1,755 万人と、34 万人増加している。非正規の職員・従業員数の全雇用者に占める割合は、34.3%となり過去最高を示すことになった。また、完全失業者 334 万人のうち、失業期間が 1 年以上の完全失業者は 121 万人と、1 年前に比べ 26 万人増加している。2020 年 4 ～ 6 月期の労働力調査（詳細集計）によると、役員を除く雇用者 5,579 万人のうち、正規の職員・従業員は 3,543 万人と、前年同期に比べ 30 万人増加し、3 期連続の増加となっている。非正規の職員・従業員は 2,036 万人と、88 万人減少し、2 期連続の減少となっている。しかしながら、失業者は 214 万人と、前年同期に比べ 24 万人増加しており、失業期間別にみると、失業期間が「3 か月未満」の者は 93 万人と 10 万人の増加であり、「1 年以上」の者は 55 万人となり、実に 4 万人増加している。非正規の職員・従業員の割合は 36.5%と、2 期連続の低下はしているものの、依然、非正規の職員の割合は 4 割近くあり、特に若年層の割合が高く、給与格差はますます開くばかりで、働いていても給与が低く、生活ができないワーキングプアの問題を生み出している。

**ニート**
NEET：Not in Education, Employment or Training
15～34 歳までの非労働力人口のうち通学・家事を行っていない者を指す。若年無業者。

**リストラ**
restructuring
リストラクチャリング（再構築）。合理化や解雇などと訳される。

# 2. 社会運動

## A. 社会運動の定義

社会運動
social movement

　**社会運動**とは、社会問題の解決や、社会制度そのものの改良・変革を目的として行われる運動のことである。ある一定の社会的目標達成のために行われる集団的行為のことであり、運動の展開としては、目標の達成のために結成され、あるいはまた、当初は自然発生したものが、次第に形態が整備される過程を経て、さらに目標達成によって変質、解体するか、目標達成を断念して挫折するか、の過程をたどる。社会学的にみれば、社会運動の諸変化は第1に、「発端期」における集合行動の成立があり、指導者となるべき中核の発生と拡大が注目される段階である。第2に、「組織化」の時期における社会運動の形態整備、中核指導者グループの活動が注目される段階を経て、第3の「制度化」の時期には、目標の部分的達成によって、組織の拡大、目標の追求よりも、組織の現状維持問題に関心が注がれ、一般成員の参加動機も多様化してくるという。また、目標達成に伴う解散、挫折による消滅があり、さらに状況の変化、リーダーシップの改善によって制度化の局面における組織の停滞が打破され、再組織化される可能性もある。

## B. 集合行動論

集合行動論
collective behavior
theory

　**集合行動論**とは、広義には未組織の群集行動と組織された社会運動をともに含む概念である。災害時のパニック、大流行やブーム、世論形成やデマ、人種暴動や一揆のような敵意を噴出する行動、社会改良運動、社会組織運動、革命など、未組織的および組織的な運動現象を広く意味する社会学的概念である。狭義には未組織のものだけを指す場合がある。この概念は主に1920年代のアメリカ社会学によって提唱され、今日に至っている。集合行動はいくつかの段階を通って発達していく。すなわち、第1に、従来の制度がうまく働かない社会的不安定の段階、第2に、不安定状態に対して未組織の探索行動や群集行動が生じてくる段階、第3に、未組織の集合行動が組織化されていく段階、第4に、組織された集合行動が新しい制度となって定着する段階、である。このような段階を通って、社会は古い

秩序から新しい秩序へと変化していき、集合行動は新しい秩序の形成を推進するものと考えられてきた。そして人びとが集合行動のなかで一斉に同じ行動をするのは、同一の行動傾向が解発される、あるいは気分や情緒が社会的に感染する結果であると説明されてきたが、今日において、この種の考え方は批判され修正されるに至った。なぜならば、集合行動論は、分析の焦点を主に個人の不平・不満、怒り、剥奪感といった一種、心理的要因を重視するため、行動としての社会運動も非合理的なものとみなされがちであったことが挙げられる。このような社会運動を短絡的・非合理的なものとみなし、1970年代以降に資源動員論が理論化されていくのである。

## C. 資源動員論

**資源動員論**は、運動組織そのものを分析の対象として、社会運動組織が活動するのに必要な「人」、「カネ」、「ネットワーク」等、いわゆる、人材、資金、支持といった組織戦略を重視し、社会運動の合理性、戦略的有効性を検討課題としている。利用可能な資源を獲得してはじめて社会運動が起きる、というのが資源動員論の中核であろう。社会運動は、不満があるから暴動が起きるといった非合理的な行動ではなく、むしろ合理的な行動だと唱えるものであり、社会運動は目標とする変革のために、どのような資源を動員し、どのような組織で、どのような戦略をとって展開するのかを重視しているといえよう。

**資源動員論**
resource mobilization
theory

# 3. 労働運動と労働政策

## A. 労働運動

労働者が労働条件の改善や社会的地位の向上、政治的権利の獲得などを目指して団結して行う運動のことである。すなわち、労働者階級が、資本家階級から受ける搾取と抑圧に反抗して、自分たちの労働と生活の条件を守り、改善するための運動であり、資本主義社会において、労働者階級が労働条件や生活条件の改善を通じてその経済的・政治的・社会的地位の向上を目指す運動の総称をいう。

**労働運動**
labor movement

## B. 労働政策

　賃金や労働条件をはじめとした、雇用、労働全般に関する基本的な諸問題を解決するために、国家などが実施する政策のことである。

　イギリスにおいては、18世紀末から開始された**産業革命**を経て資本主義社会が構築されると、資本家と労働者という関係性が形成される。それまでの家族や地域を中心とした共同体的な生活が次第に解体され、労働者は資本家と雇用契約を結び、労働力を商品として売り、生活を維持していく労働者階級が誕生することになる。世界史的にみて最も早く資本主義を確立したのはイギリスであり、したがって労働問題に対する労働政策も同国で先行した。労働時間を規制した1833年の工場法は、労働者を保護する立法の代表的なものである。さらに、20世紀に入ると、1919年に**ILO（国際労働機関）**が設立され、国際的な労働基準を普及、啓蒙する活動が開始された。1928年には最低賃金決定制度の創設に関する条約（第26号）が採択されている。わが国で**工場法**が制定されたのは1911（明治44）年であり、これは、1947（昭和22）年の**労働基準法**へと受け継がれ今日に至っている。少子化社会、超高齢社会におけるわが国において、若年層、女性、高齢者の雇用促進をはじめとして柔軟な労働政策を打ち立てていく必要がある。

　**「働き方改革を推進するための関係法律の整備に関する法律」（働き方改革関連法）**が2018（平成30）年4月29日に成立し、同年7月6日に公布された。2019（平成31）年4月から順次、労働基準法を始めとする関連法令の改正が施行されている。誰もが意欲と能力に応じて働くことができる社会を目指し、少子高齢化社会が進む中での戦略的な労働政策、雇用情勢に応じた機動的な対策などを実施し、労使関係の安定に努めているとしている。

# 4. 福祉国家と福祉社会

## A. 福祉国家

### ［1］目標とすべき福祉国家

　福祉国家は、国家の機能を安全保障や治安維持などに限定する、いわゆ

る夜警国家にするのではなく、社会保障制度の整備を通じて国民の生活の安定を図ることを第一としている。**夜警国家**とは、国家は外敵の侵入を防ぎ、国内の治安を確保し、個人の私有財産を守るという必要最小限の任務だけを行い、その他は自由放任にせよと主張する自由主義国家観をいう。社会主義者、ラサールが『労働者綱領』（1862）のなかで，当時のイギリスのブルジョアジーの国家観を批判した言葉である。すなわち、ブルジョア的私有財産を夜警することを任務としているにすぎないとして批判したことに由来する。また広義には財政政策や雇用政策を含める場合もある。一般に国民の福祉増進を国家の目標とし、相当程度に福祉を実現している現代国家のことであり、政治的には民主主義を、経済的には混合経済の体制を採るものである。第2次世界大戦中にはイギリスが、連合国を「福祉国家」、枢軸国を「**戦争国家**」として、戦後社会の復興の柱として社会保障制度の充実を掲げ、ベヴァリッジを委員長とする委員会を設置、そして1942年に「**ベヴァリッジ報告**」が出され、1944年には国民保健省が新設され、家族手当法が制定された。さらにベヴァリッジ・プランに基づく体系的な社会保障制度が実施され、それにより医療費の無料化、雇用保険、救貧制度、公営住宅の建設などの「福祉国家」建設が本格化したのである。これにより、イギリスでは「**ゆりかごから墓場まで**」という最低限の生活が保障されることとなった。このように、第2次世界大戦後イギリス、スウェーデンなど多くの西欧諸国において、福祉国家の実現を目標とする諸政策が積極的に展開されたことにより、世界的に普及することになるのである。

## [2] 政策としての福祉国家

戦後の先進諸国では、ヨーロッパを中心に「福祉国家」を目指して社会保障が発展していくことになる。イギリスでは、ベヴァリッジ報告の内容が具体化の段階に入り、たとえば、第二子から児童手当を支給する「**家族手当法**」（1945年）、失業、疾病、障害、老齢などの場合に所得保障を行う「**国民保険法**」（1946年）、包括的な医療サービスを国の責任で提供する「国民保健サービス法」（1946年）、貧困者への公的扶助や高齢者、障害者向けの福祉サービスを行う「**国民扶助法**」（1948年）、養護に欠ける児童を地方自治体の責任で保護する「**児童法**」（1948年）など枚挙に暇がなく、法制化されたイギリスの社会保障は、当時の先進諸国のモデルとなっていく。そして、1950年代から60年代にかけて、わが国を含む先進諸国は経済成長に突入し、未曽有の経済動向を背景に、1960年代から70年代初めにかけて各国で完全雇用の実現や、わが国における所得倍増計画の

夜警国家
night-watchman state

ラサール
Lassalle, Ferdinand
1825〜1864
ドイツの社会主義者。国家の援助のもとでの生産者協同組合の設立と普通選挙権の獲得を主張。

戦争国家
warfare state

ゆりかごから墓場まで
from the cradle to the grave

第9章 ● 社会問題と社会政策 ｜ 4・福祉国家と福祉社会

ように、給付水準の引き上げ等が行われた。1970年代初め頃までに、先進諸国は「福祉国家」としての形を整えていったといえ、まさに「福祉国家の黄金時代」と呼ばれるようになる。

福祉国家の共通的特色の第1は、国民の生存権を保障するものとして、社会保障制度が確立していること。第2に、経済的には資本主義の欠陥である貧富の格差や失業その他の不安定性を修正しようとする修正資本主義のもとでの国家であり、経済に対する国家のコントロールが広範に及んでいる国家であること、第3には、政治的には、市民的自由と民主主義を基礎にしていることなどである。

そして、**ナショナル・ミニマム**などの段階を経て、障害の有無、性別、年齢などにかかわらず、障害者を含むすべての人たちが、ともに地域で暮らし、ともに生きる社会こそ普通（ノーマル）であるということを理念とする**ノーマライゼーション**に発展していく。

ナショナル・ミニマム
national minimum
国家（政府）が国民に対して保障する生活の最低限度（最低水準）のこと。

ノーマライゼーション
normalization

## B. 福祉社会

このように、福祉国家とは、「社会保障を中心とする福祉政策と完全雇用に政府が社会的責任を持つような混合経済社会体制を福祉国家と呼ぶ」と定義される。そして、**福祉社会**とは「福祉政策が積極的に行われており、福祉の水準も高い社会を指す」[1]と定義されている。近年では「福祉国家」より「福祉社会」という言葉が使われることが多くなった。

福祉社会
welfare society

福祉国家という言葉は、政府が国民生活にも深く介入している官僚主義的集権国家を連想させるが、福祉社会という言葉は、福祉国家の良い面を残しながら、官僚主義的性格を脱却した社会であることをイメージさせる。ベヴァリッジが描く福祉国家は、政府が国民最低限の生活を保障する政策を目的としていた。しかし1970年代になり国民の生活水準が高くなると、経済的福祉だけではなく、生活の質の向上を求める傾向が強まっていった。**ロブソン**はその著書『福祉国家と福祉社会』（1976）の中で福祉社会を実現することができなければ福祉国家の目的を充足することは不可能であると指摘している。しかし、福祉国家が福祉社会を支え、福祉社会が福祉国家を支える、といったことはある。そのため、福祉国家と福祉社会を本質的な対立物として捉えるのは好ましくなく、むしろ連携を追求すべきである。それは両者の間にある対立や相互批判を踏まえた上での連携でなければならない。さらに、ナショナル（国民的）な水準においてだけでなく、ローカル（地域）な水準やグローバル（地球）な水準においても考えていかなければならない。

ロブソン
Robson, William
Alexander
1895～1980

わが国では1960年代の「所得倍増計画」、「経済最優先」を契機に、経済成長が図られ、黄金の1960年代などといわれ次々に経済政策が策定された。しかしながらこの経済成長は、都市問題、住宅問題、交通問題、公害問題、核家族化問題、高齢者問題などの「新しい貧困」といわれるようなさまざまな生活上のマイナス面が顕在化し、社会福祉のニーズの量的質的変化をもたらすことになるのである。生活関連領域の向上のため、経済開発と社会開発の均衡ある発展が課題となっていく。1973（昭和48）年以降のいわゆるオイルショック後の経済計画は、福祉社会と安定社会をその焦点としている。日本経済はそれまでの成長から初めてマイナスとなり、転じて、「**福祉抑制論**」「**福祉見直し論**」がいわれるようになり「福祉の心」が強調されるようになるのである。1979（昭和54）年の「**新経済社会7か年計画**」では、新しい**日本型福祉**の社会の創造が目的とされることになった。このように、わが国においては経済計画の中で社会開発や福祉社会が構想されてきたのであるが、近年では社会福祉の視点から社会生活を計画的に変革していく**社会福祉計画**が要請されるようになった。社会福祉計画は、事業方針や政策が民主的に決定されなければならない。住民の参加を得た問題の抽出と明確化に基づいて、目標の設定と計画の作成が求められる。住民の参加による学習のプロセスと批判プロセスをフィードバックさせながら社会福祉計画を展開していくことで、地域社会にとって何が最もよい体制なのかを模索していかなければならないであろう。

# C. 公共空間

公共空間
public space

**ゲール**は、人間の活動は3つに分類されると述べており、すなわち、第1に、毎日の日課になっているような「必要活動」、第2に、活動したいという気持ちがあって時間と場所が許すと欲求される「任意活動」、第3に、複数の人たちが行う「社会活動」を挙げている。さらに、必要行動はどのような環境下においても起こるのであるが、任意活動や社会活動は環境が貧弱であると、生起せず、逆に環境を良くすることによって特に任意活動が起こってくると述べている。社会環境が急激に変化する現代社会において、誰もが住み慣れた地域で生きがいを持ち、自立した生活を送ることができる安全で快適な環境の実現が求められている。そのためには、**ユニバーサルデザイン**の理念の普及を図るのはもちろんのこと、公共施設や公共空間の整備はもとより、民間施設と連携し、まち全体のバリアフリー化など高齢者や障害者が安心して外出しやすい環境の整備を推進する必要がある。福祉サービスの充実と家庭や地域社会における人びとの連携に基

ゲール
Gehl, Jan
1936〜
デンマークの建築家。

ユニバーサルデザイン
universal design

**プレイスメイキング**
公共空間の計画、設計、
管理に対する多面的なア
プローチのこと。

づく多様な生活支援が重要なことから、住民や行政、社会福祉協議会、ボランティア団体などとの連携が必要不可欠であり、相互に支え合う地域づくりを推進しなければならないであろう。このようなことから、公共空間の新たな活用が注目されている。公共空間において多様な活動が行われることにより、他者やまちとのかかわりが次第に生まれ、人びとの暮らしが豊かになり、ひとの欲求やひとの活動から、公共空間のあり方を再構築し、公共空間に一人ひとりの居場所をつくる手法である「**プレイスメイキング**」が人びとの暮らしそのものを豊かにするのである。居心地が良く、使われる公共空間が今まさに求められているのである。

**注)**
(1) 福祉臨床シリーズ編集委員会編『社会理論と社会システム（第3版）』社会福祉シリーズ3, 第3版, 弘文堂, 2018, p.12, p.220, p.222, p.240.
(2) 正村公宏『福祉社会論』創文社現代経済学選書3, 創文社, 1989, p.12.

**引用参考文献**
● 福祉臨床シリーズ編集委員会編『現代社会と福祉（第4版）』社会福祉士シリーズ4, 弘文堂, 2017.
● 大熊信成・嶋田芳男・増田康弘編『社会福祉形成分析論』大学図書出版, 2015.
● 福祉臨床シリーズ編集委員会編『障害者に対する支援と障害者自立支援制度（第4版）』社会福祉士シリーズ14, 弘文堂, 2018.
● 福祉臨床シリーズ編集委員会編『相談援助の理論と方法 I（第3版）』社会福祉士シリーズ7, 弘文堂, 2020.
● 福祉臨床シリーズ編集委員会編『相談援助の理論と方法 II（第3版）』社会福祉士シリーズ8, 弘文堂, 2020.
● 井村圭壯・相澤譲治編『社会福祉の成立と課題』勁草書房, 2012.
● 京極高宣監修／小田兼三ほか編『現代福祉学レキシコン』第二版, 雄山閣出版, 1998.
● 厚生労働省『厚生労働白書　平成24年版』.
● ゲール, J. 著／北原理雄訳『屋外空間の生活とデザイン』SD ライブラリー, 鹿島出版会, 1990.
● 徳岡秀雄『社会病理を考える』世界思想社, 1997.
● 宝月誠『逸脱とコントロールの社会学—社会病理学を超えて』有斐閣, 2004.
● 松下武志・米川茂信・宝月誠『社会病理学の基礎理論』社会病理学講座, 学文社, 2004.
● 『ブリタニカ国際大百科辞典　小項目電子辞書版』ブリタニカジャパン, 2013.

**┃理解を深めるための参考文献**
● 秋元美世『福祉政策と権利保障—社会福祉学と法律学との接点』法律文化社, 2007.
福祉の権利構造を捉え直し、福祉権利の特性に見合った権利保障の仕組みについて考察している。
● 石井光太『絶対貧困—世界リアル貧困学講座』新潮文庫, 2011.
著者が世界各国の貧困地域を訪れて、そこに住む人びとと生活をともにし、貧困社会の現実をありのままに述べているルポルタージュである。

# 第10章 偏見と差別そして共生

社会学はさまざまな社会的排除と対峙しながら理論を発達させてきた。本章では、偏見や差別、犯罪や非行に関する理論を参照しながら、社会的排除を把握するための基礎的な考え方を確認する。また、そうした排除に対抗する共生のあり方について検討する。本章は、日常に遍在する社会的排除に目を向けてもらい、理論的に理解するための基盤を提供する。

## 1

日常生活のなかで成立する区別は、社会的な条件次第で偏見や差別に移行することがある。一般的なものである区別が民族浄化や社会的孤立にまでつながる様相を学習する。

## 2

社会学の古典的な論題である逸脱行動の主要な理論を学ぶ。また、そこから派生し、昨今の社会学において主要な分析手法の1つとなっている構築主義の考え方を学ぶ。

## 3

差別は社会構造のなかに織り込まれており、人権侵害を引き起こしながら不可視化されている。こうした潜在的な社会的排除を反省的に把握するところから共生がはじまることを学習する。

# 1. 内集団と外集団

## A. 内集団と外集団の区別

どのような人間も生活のなかで多様な集団と関わるが、そうした集団には自らが所属していると感じられる集団と、そうでない集団がある。

家族や居住地域が典型例であるように、私たちは**親密な関係**が継続する集団に愛着を抱く傾向がある。そのために、愛着のある集団に対しては、無意識的に「うちの」「自分の」という表現を用いることも少なくない。愛着の対象は基礎集団に限定されず、交際相手やメディアでつながる趣味のグループ、日本社会にまで広がることがある。また、そうした集団に何か問題が起これば、私たちは自ら関与してでもそれを解決したいと考える傾向もある。このように、自己にとって愛着と献身の対象となる集団のことを、**サムナーは内集団**と呼んだ[1]。

これに対して、関係性をもたない、あるいは内集団と競合・敵対する集団のことを**外集団**と呼ぶ。関係性をもたない集団の例には、道ですれ違う見知らぬ家族や、日常的に関わりのないクラスメイトが挙げられる。また、競合・敵対する集団の例には、応援するスポーツチームのライバルチームや、異なる政治的意見をもつ人びとが挙げられる。外集団に対しては、「あっちの」「むこうの」という表現が用いられ、特に競合・敵対する集団に対しては、揶揄や蔑視が向けられることがある。

## B. 区別の所与性と再帰性

内集団と外集団の区別は、社会的・歴史的に構築されている。河川のこちら側とあちら側、**異性愛者**と**同性愛者**などの例が示す通り、区別は長年にわたる人びとの意識や制度によって固定されている。しかし、この区別はときに揺らぐことがある。対岸の地域に居住すれば、あるいは異性愛の強制性に気づくことがあれば、所属集団に対する一面的な愛着や献身、外集団に対する揶揄や蔑視は抑止されることがある。家族やジェンダーといった帰属意識が比較的固定的だと考えられてきた集団も含め、私たちは生活条件や社会意識の変化に応じて、内集団・外集団の区別を変化させる。

だが、区別が変化したとしても外集団がなくなるわけではない。先述の

親密な関係
intimacy
私的領域内における具体的な他者との配慮や関心に媒介された結びつきを表す。現代においては相互の承認に基づいて維持される傾向にある。

サムナー
Sumner, William Graham
1840 ～ 1910

例で示すならば、対岸の地域に暮らし始めた者は、以前の居住地域の住民から区別されることがある。同様に、同性愛者は両性愛者や無性愛者などとの間に区別を設けることがある。また、同性愛者などの**性的マイノリティ**が自身に積極的な意味を見出し、異性愛者との区別を強化することもある。そのために、内集団と外集団の区別は、社会的・歴史的に構築されているだけではなく、新たな内集団が形成されるたびに外集団もまた形成されるというように、同時かつ相互規定的に更新される。

# 2. 偏見・逸脱・差別

## A. 偏見の形成

### [1] カテゴリー化と偏見

　内集団と外集団の区別は、必ずしもそれ自体が問題を含むわけではない。そもそも人間は独力で社会生活を営むことはできず、自己の確立と生活の基盤となる所属集団を必要とする。だが、それと同時に、現代では多様な生のあり方が承認され、多岐にわたる分業を可能にするために集団の分立は是認される傾向にある。つまり、自らが所属する内集団をもつことと、それと区別される多様な集団が成立することは、現代においてごく一般的に認められる状態なのである。しかし、このような集団の分化は、さまざまな契機によって偏見・逸脱・差別につながることも確かである。

　たとえば、そうした変化は、自己にとって内集団やその外部が過度に流動的になり、見通しが利かないと感じられるときに発生する。多様化や分業が進むことは社会全体の自由度や生産力を引き上げるが、同時に**リースマン**が「**孤独な群衆**」と呼んだように、隣人すらどのような人間であるかがわからない社会を成立させる[2]。流動性が拡大する社会においては、突然見知らぬ他者が自己の生活空間に流入する、あるいは一般的な理解を共有しない他者と同じ職場で働くことが求められる。

　その際、自己は他者を特定の**カテゴリー**に基づいて理解しようとすることがある。カテゴリーとは社会的に形成された単純化の図式であり、不透明な他者にひとまずの輪郭を与える機能がある。たとえば、外国人に出会ったらまずは英語で話しかけるという行為は、ある容姿をもつ者を外国人とみなしてもよい、その会話には英語が用いられるはずだという日本社会

リースマン
Riesman, David
1909 ～ 2002

147

に存在する単純化の図式を使用している場合がある。

## ［2］偏見

　確かに、カテゴリーは見知らぬ者にひとまずの輪郭を与え、相互の理解を開くための端緒にもなりえる。しかし、それが**マジョリティ**と**マイノリティ**の間で用いられるときには、しばしばマジョリティにとって都合のよい解釈や人物像をマイノリティに押し付けることにつながる。たとえば、さまざまなメディアで「挑戦する障害者」が感動の物語として取り上げられることがある。そうした情報が違和感なく流通できるのは、「本来は弱者であるはずの障害者」という理解を前提に、「それにもかかわらず挑戦する」姿がマジョリティにとって受け入れやすいものだからである。マジョリティに差別の意図はないとしても、感動という反応には、自らの常識に沿うカテゴリーを用いて対象を解釈し、その妥当性を社会的に確認するという意味を成立させてしまう部分がある。当事者の声や生活に寄り添うのではなく、マジョリティにとって自明なカテゴリーを前提とすれば、たとえそれが称賛のためであっても、障害者に「弱者」であり「挑戦しなければならない」人物であることを暗黙裡に要請してしまう。このように、相互行為の一方に都合の良い、あるいはもう一方に困難をもたらすカテゴリー化を**偏見**と呼ぶことができる。

## ［3］権威主義的パーソナリティ

　さらに、偏見は一定の社会的な条件下においては強力な「正義」とみなされることがある。その極限事例は、世界でたびたび発生している民族紛争とそれが引き起こす**民族浄化**である。自他の区別が繰り返し表明・強化される紛争地域では、他民族に対する苛烈な非人間的暴力も「正義」として正当化される。

　**フロム**は、こうした悲劇を発生させるメカニズムの一端を明らかにした。西欧の歴史において、ユダヤ人は異教徒であることに加え、宗教的に不道徳な金融業で財産を築いているというカテゴリー的理解によって、長らく偏見のまなざしにさらされてきた。感染症の流行期には毒物を水道に投げ入れた者としてユダヤ人は排斥の対象となることすらあった。しかし、だからといってユダヤ人が常に排斥と結びついていたわけではない。実際には、ユダヤ人もさまざまな仕事に携わっており、長い年月をかけて地域の一員として社会に溶け込んでいたからである。ところが、西欧における産業化の進展はこの状況を大きく変えることになった。産業化は、資本の集約、大規模な機械化、労働の細分化・断片化の過程を繰り返し、その結果、

**マイノリティ**
minority
社会における少数派を表すが、数としては多数であっても、現行の社会規範や権力関係のなかで劣位に位置づけられる個人や集団も「少数派」になることがある。社会的弱者とも訳される。

**民族浄化**
ethnic cleansing
特定の民族や集団を、虐殺、追放、強制収容などの手段によって消滅させようとすること。

**フロム**
Fromm, Erich
1900 ～ 1980

社会的な貧富の格差を急速に拡大させた。こうした過程は、特に下層中産階級に大きな影響を及ぼした。急速な経済と社会の自由化は、労働者階級に比べれば安定していたはずの中産階級の生活をも巻き込むものだったからである。ドイツにおいては、これに第1次世界大戦の敗北による多額の賠償請求が追い打ちをかけた。不透明な社会状態と安定を見通せない生活は、下層中産階級を極度の不安に陥れた。

このときに、下層中産階級が救世主として期待したのがヒトラーだった。ヒトラーはユダヤ人に対する偏見を意図的に利用し、彼らが明瞭な**外集団**であることを繰り返し喧伝することで、実際には多様なドイツ人を一枚岩の**内集団**とみなすように煽動した。不安にあえぐ下層中産階級は、労働者階級や上流階級以上に、変化を約束するヒトラーを熱狂的に支持した。急速な自由化が進む社会構造は、強力なリーダーシップに依存したいと自ら望む権威主義的な大衆を生み出したのである[(3)]。

さらに、**アドルノ**はリーダーシップへの依存が、当時のドイツにおける厳格な親子関係に支えられていたと説明した[(4)]。戦前期のドイツにおいては家族における父親の権威が非常に強く、子どものしつけのためにむち打ちなどの暴力も認められていたことが明らかになっている。こうした厳しいしつけは文化として社会に組み込まれており、さまざまなところで父親に対する子どもの服従を生み出した。同時に、子どもには、服従すれば安定感が得られるという意識や、その反発として暴力を用いて他者を服従させたいという潜在的な意識が胚胎した。一度子どもの内面に植え付けられた服従と暴力は、父親から離れた成人期においても、大衆のなかに**権威主義的パーソナリティ**として根を張っており、ヒトラーはそれに乗じることで大衆の熱狂的な支持を集めることができた。ヒトラーは、強者に対する服従と弱者に対する暴力をともに提供すると大衆に約束したのである。ヒトラーを支持した大衆の集合行動には、社会構造の変化に加えて、文化的に形成された**社会的性格**も大きな影響を及ぼしていた。

アドルノ
Adorno, Theodor W.
1903～1969

## [4] スティグマ

偏見は他者にのみ向けられるものではない。自己にもその**まなざし**は向けられる。先述したナチスの事例においては、ユダヤ人に偏見のまなざしが向けられたが、同時にドイツ人自身に対しても、「純粋なドイツ人」であることが求められた。さまざまな文書や映像から明らかになっているように、当時のドイツにおいては、アーリア人種の家系に生まれること、またその人種的特徴を保持することが重視され、血統を維持した生殖が国家にとって重要な意義をもつとみなされていた。そうしたカテゴリーをもと

まなざし
gaze（英）
regard（仏）
ある対象を客体として位置づける視線。あるいは、ある対象を区別し、カテゴリー的理解を適用するための基盤となる分類図式。

149

にすれば、実際に生きているドイツ人は、この「純粋なアーリア人種」からの距離を常に測られる存在でもあった。

こうした自己に向けられるまなざしは帝国主義政策下の植民地においても認められた。フランス占領下のアルジェリアに生まれた**ファノン**は、自らが黒人であるという事実に恥辱を覚え、必死に白人文化になじもうとした過去を告白したことがある[5]。ファノンは、白人の支配文化の基準を自明視し、自らの人種や文化を劣位に位置づけていたのである。

社会的な標準に基づく自己の評価は、現代の私たちにとってもなじみ深いものである。私たちは、自らを醜い、太っていると評価することがあるが、それは人種差別や植民地支配と同様に、社会的な標準という物差しを自らに当てはめることで成立する。私たちは、メディアや日常のコミュニケーションを介して理想的な相貌や体形、あるいはそのための数値を暗黙裡に理解し、自他を評価している。

**ゴフマン**はこうした標準や理想像に基づく劣位の評価のことを**スティグマ**と呼んだ[6]。スティグマとは、話し言葉やしぐさのようなものも含めて、主に身体に付随し、それが他者にとっての偏見を呼び起こす「印」として機能するものである。ゴフマンはその典型例として、顔に大きな傷のある少女の事例を挙げた。この少女は、日常生活だけではなく、手記という最も私的な記録のなかですら、自らを他者の目にさらしてはいけない存在とみなし続けた。こうした少女のスティグマに対して、近似する経験をもつ、あるいはそうした家族をもつ「事情通」による理解や支援が、またマジョリティによる**パッシング**（傷に触れない回避的行為）がなされることがある。しかし、こうした理解・支援や回避的行為は、スティグマの存在と劣位性を前提にしており、むしろこうした振る舞いによって、その傷がスティグマであることを裏書きしているとみなすこともできる。

# B. 社会規範と逸脱

## [1] 逸脱行動

集団がその秩序の維持を図るために蓄積した諸規則のことを**社会規範**と呼び、それを侵犯することを**逸脱**と呼ぶ。逸脱には、自殺や殺人という特に社会的に忌避される行為から日常のマナー違反まで幅広い類型があるが、それらを実行することはいずれも**逸脱行動**と呼ばれる。

逸脱行動のなかで、法律に規定される**犯罪**や、規範に抵触する少年の行為である**非行**については、近代化とともにその数が急増し、また加害と被害に対する早期の矯正・保護という社会的な要請もあり、20世紀のアメ

ファノン
Fanon, Frantz
1925 〜 1961

ゴフマン
Goffman, Erving Manual
1922 〜 1982

150

リカにおいて研究が蓄積され、逸脱行動論と呼ばれるようになった。

　この逸脱行動論のなかで、主に4つの理論枠組みが日本社会に紹介されてきた。その1つが**統制論**である。統制論によれば、犯罪や非行は社会規範が弛緩し、人間の欲望が優先されることで発生する。**デュルケーム**は、近代化によって古典的な社会規範が弱体化した結果、個人の欲望が亢進してしまう社会が成立したと考えた[7]。**ハーシ**は、逆に大多数の人間がなぜ犯罪や非行を抑止できるのかを問い、それを可能にする**4つの社会的な絆**を析出した。両親などの親密な他者に対する愛着、これまでの努力の成果を失いたくないという投資、慣習的な活動に没入して犯罪や非行に目が向かないという巻き込み、規範や道徳に対する信念がその4つの絆であり、これらが個人の行為を統制しているとハーシは指摘した[8]。

　これに対して、**マートン**の理論は**緊張論**と呼ばれる[9]。統制論とは異なり、緊張論は人間が個人的な欲望を拡大させる存在だとはみなさない。むしろ、人間とは立身出世や平穏な生活のような社会一般の目標（文化的目標）に適応しようとする存在だとみなした。しかし、**文化的目標**に適応しようと望む人間は、もし努力してもそこに到達する正当な手段（制度的手段）が用意されない場合、ときに代替的な方法によって目標に到達しようとすることがある。それが犯罪や非行である。緊張論は、こうした理解をもとに、個人を正当な文化的目標に向かわせる**制度的手段**を社会的に用意すれば犯罪や非行が減少すると考え、社会福祉をはじめとする再分配政策には重要な意義があると指摘した。

　3つ目の理論枠組みは**文化学習論**と呼ばれる。統制論や緊張論が社会の構造的な条件と個人の間の関係性を問うていたのに対し、文化学習論は、自己が接触した集団から逸脱行為を学ぶという相互行為の過程を重視した。**サザランド**の**分化的接触理論**は、逸脱経験のある他者と関係をもつ頻度や密度が、人間が犯罪や非行に向かう要因となることを明らかにした[10]。また、**コーエン**の**非行的下位文化論**は、学校文化になじめなかった子どもが、自らの価値を承認してもらえる逸脱集団に出会うと、その集団に帰属意識をもち、その集団の非行文化に沿って自らの価値を高めようとするために、犯罪・非行を繰り返してしまうという過程を明らかにした[11]。

## [2] ラベリング論

　ラベリング論は、逸脱行動論の4つ目の理論的な枠組みである。その源流の1つをなすのが、**レマート**の**一次的逸脱**と**二次的逸脱**である[12]。一次的逸脱とは、自己が逸脱だと意識していない逸脱的な行為であり、たとえば子どもが行う軽度の暴力や暴言などがこれに当てはまる。それに対し

デュルケーム
Durkheim, Émile
1858 ～ 1917

ハーシ
Hirschi, Travis
1935 ～ 2017

マートン
Merton, Robert King
1910 ～ 2003

サザランド
Sutherland, Edwin H.
1883 ～ 1950

**分化的接触理論**
differential association theory
生活過程におけるさまざまな関係や組織との接触の強弱こそが逸脱行動の重要な背景をなすとし、サザランドはその接触のあり方を9つの命題にまとめた。

コーエン
Cohen, Albert
1918 ～ 2014

レマート
Lermart, Edwin
1912 ～ 1996

ベッカー
Becher, Howard Saul
1928 〜

て、二次的逸脱とは自意識を伴う逸脱行動である。レマートは、二次的逸脱が成立するのは、周囲の他者による非難や処罰のためだと考えた。自己は、自意識のない行為に他者から非難や処罰が与えられたときに、初めてそれを逸脱だと、また自らがその担い手だと理解するからである。

ラベリング論はこうしたレマートの分析を受け継ぎ、逸脱行動の成立には他者による意味づけが大きな影響を及ぼすと考える。**ベッカー**はこのラベリング論の枠組みを薬物使用者に対する調査研究から明らかにした[13]。

ベッカーはクラブでピアニストをしながら参与観察を行い、なぜ人びとが薬物を継続的に使用するようになるのかを調査した。その結果、薬物の使用に影響を及ぼす要因は、薬効だけではないことが判明した。というのも、はじめて薬物を使用した者は、恐怖の妄想に悩まされたり、極度の体調不良に陥ったりしており、薬物が必ずしも快楽をもたらすとは言えなかったからだ。こうした不利益をふまえてもなお、人びとが継続的に薬物を使用するようになるのは、むしろ仲間集団などとの関係性のなかで与えられる**サンクション**のためである。サンクションとは、報酬とも罰則とも訳される概念であり、ここでの事例に即して例を挙げれば、「薬物をうまく扱える」という評価やそれに基づく優越感、逆に「薬物をまともに使えない」ことに対する揶揄と劣等感のことを指す。薬物が不利益をもたらすにもかかわらず、その使用を継続するのは、こうした関係性のなかで共有される匿名的な他者の評価、すなわち**状況の定義**が大きな影響を及ぼすからである。この状況の定義のなかでは、たとえ10回に1回しか十分な快楽が得られないとしても、その1回に真の薬効という意味が割り当てられ、さらなる使用が推奨されるようになる。それにより、薬物と快楽は使用者のなかで固く結びつくことになった。

薬物と快楽の結びつきは、使用者によって固定されるだけではない。まったく反対の立場をとる薬物の批判者たちによっても固定される。たとえば、薬物に対応する行政の専門機関は、その取締りを強化するために関連するデータを集め、社会的な関心を呼び込むために教育キャンペーンを展開することがある。そうしたデータや活動がメディアを通じて報道されると、薬物がもたらす快楽や妄想という理解は拡散し、社会問題として人びとの話題にのぼるようになる。こうした準備を整えたうえで、取締りの強化を目指す法案が議会に提案されると、大きな障害なく法案は通過することになる。たとえ科学的には薬効の有無を簡単に判断できない場合でも、こうした**社会問題**化の過程があれば、薬物と快楽や妄想との関係は一般的な常識として自明視され、法的な規制の対象にすらなることをベッカーは示した。

## [3] 構築主義の考え方

　**構築主義**はこうしたラベリング論の成果をふまえ、その内容をさらに洗練させている。ラベリング論が他の逸脱行動論と異なる点は、逸脱的な行為が存在することを自明の前提とせず、むしろその行為がいかに社会的な文脈によって形成されたのかを問うことにあった。構築主義は、こうした分析を逸脱行動に限定せずに、多様な社会現象に応用する。

　**ハッキング**は、20世紀後半のアメリカにおいて多重人格者というカテゴリーが広がったことを対象に、構築主義的な分析の実例を示した[(14)]。そこでは、ベッカーが示した薬物使用者のように、人びとの相互作用や語りが連鎖することによって多重人格者という特定の**カテゴリー**をもつ人間像が成立し、社会的に流通することが示された。ハッキングは特定のカテゴリーをもつ人間像の創造のことを「**人間種**」の発明と呼び、当初は医師などの専門職が仮説として提示した「人間種」が、いったん社会に提示されると人びとの反響を呼び起こし、自らの過去を思い出させたり、現在の自己の不安定性を説明する材料として利用されることを明らかにした。そして、そうした人びとの自己語りが、再び社会に持ち出されることで、さらに多数の人びとの反響を呼ぶという循環が発生した。ハッキングはこうした循環の過程を「**ループ効果**」と呼んだ。このようにして、ハッキングは「多重人格者」という「人間種」が社会的に構築される過程を説明した。

　また、人びとによる意図せざる相互作用の連鎖に言及した分析として、**ベスト**の「**鉄の四重奏**」を挙げることができる[(15)]。ベストは「**無差別的な暴力**」に対する不安が1980年代以降のアメリカ社会に広がった原因について分析を行った。そのなかで重要な役割を担ったのが、当事者団体、マスメディア、政治家、制度という4つの**アクター**である。ベストは、当事者団体による「無差別的な暴力」という社会問題の提示、マスメディアによる拡散、政治家による社会問題の受容と政策立案、政策や制度に基づいた公的機関の捜査や相談という非意図的な活動が折り重なり合うことで、結果的に「無差別的な暴力」に関する事例やデータが蓄積・事実化されるという社会的な過程を明らかにした。

　さらに、構築主義のなかにはベストの分析における市民団体の声のように、ある現象を社会問題として定義づけようとする「**クレイム申し立て**」とその後の論争の展開に焦点を合わせる分析も認められる。こうした分析は、**社会問題の社会学**と呼ばれ、論争に寄せられる意見や反論などの言葉の連鎖関係に分析の対象を絞り込む傾向がある。**中河伸俊**や**赤川学**は、その1つの例として、性的な描写を含むとされる漫画表現に関する論争を対象に、それが行政によって取り上げられ、マスメディアによって拡散され、

ハッキング
Hacking, Ian
1936〜

ベスト
Best, Joel
1946〜

中河伸俊
1951〜

赤川学
1967〜

153

市民からの反論が投げかけられるという過程を示した。昨今の日本社会においては、ある課題を社会問題化する主張を起点に、その論争の経過を綿密に記述するという分析は構築主義の主流の1つとなっている。

とはいえ、構築主義の分析は実に多種多様であり、社会問題の社会学に還元されるものではない。たとえば、新聞や雑誌をはじめとする資料の時系列的な読解から、ある概念が過去から現代に至るまでにいかにその意味を変化させてきたのかを検討する歴史社会学的な分析がある。また、日常会話などのやり取りのなかで、参加者が相互にいかなる理解に達するのかを詳細にたどり、やり取りの類型や規則を取り出そうとする構築主義もある。また、インタビュー調査のなかで、話者の語りが聞き手の問いに応じて変化したり、話者も忘れていた過去を再構成しながら語りを提示するといった対話による語りの構築性に着目し、調査という活動そのもののあり方を問い直す立場も構築主義の1つである。さらに、こうした対話の構築性という考え方は、被害・加害経験の語り直しによる「回復」や「立ち直り」の研究にもつながっており、現在ではさまざまな「臨床」場面において実践的に応用されている。このように、構築主義は一定の方向性をもちながらも、理論的、事例分析的、実践的であり、現在もなお多様な分析が試行されている。

# C. 差別的行為

## [1] 差別の定義（人権侵害行為）

**差別**とは、ある集団やその集団の特徴をもつとみなされる個人が、**マジョリティ**によって忌避され、接触がないように隔離されたり、社会的に排除されることを指す。その特徴には、被差別地域の出身、特定の性的指向性やジェンダー・アイデンティティ、外国籍、人種、障害、傷病、犯罪・非行の経歴などマジョリティにとって異質と措定されるさまざまなものが該当する。こうした特徴をもつ者に対しては、一方的に不平等な取扱いがなされたり、不利益が供与され、日常的に個人としての尊厳や市民としての一般的な権利が制限される。しかし、差別の特徴をもつ者がそのような立場に置かれたとしても、問題視されないということも少なくない。場合によっては、こうした**人権侵害**が法的に認容されることすらある。

感染症に罹患した者もこうした差別の対象になってきた。近年流行した感染症の例においても、罹患した者やそのおそれがある者に対して、接触を忌避するマジョリティから隔離や日常生活からの**排除**が要請されたが、過去の感染症においてはさらに明白な人権侵害が行われた。たとえば、ハ

ンセン病の患者は、20世紀の中葉に至り、治療薬の存在が医療関係者に
周知されるようになっても、生活していた地域においてはなお迫害を受け
続けた。また、隔離療養が当事者にとっても周囲の者にとっても有益であ
ると論され、同時に強権的な行政指導を受けることで、結果的に離島や郊
外の収容施設に移動させられた。収容施設内では私物の没収、生活や業務
の管理にはじまり、施設内の移動や関係性の形成にも徹底的な監視の目が
向けられた。施設内ではときに婚姻が認められたが、それは手術による生
殖能力の除去を前提としていた。施設内の規則に違反する行為には灯のな
い独房に拘禁することまで行われた。これらは明白な自由の奪略であり、
人権侵害行為でもあるが、マジョリティには、こうした処遇は当然視され、
法的にも妥当だとみなされ続けた。これに類する人権侵害行為は、部落、
外国人差別や思想・宗教弾圧においても明瞭に示されたことがある。

　また、多数者であるにもかかわらず、差別を受けている対象として女性
を挙げることができる。周知の通り、男女の間には家事・育児負担、就職
機会、生涯年収など、多岐にわたって明らかな格差が認められる。また、
日常的にも暗黙裡の服装規定が詳細に決まっていたり、業務や余暇におい
て周辺的な役割が付与されるといった不均衡性も認められる。そのために
個人としての尊厳や市民としての権利が制限されていると言えるが、社会
的にはそれが自明視されることも少なくない。しかし、そうした自明視こ
そが人権侵害行為を隠蔽し、助長する要因になっている。

## [2] スケープゴート（排除の論理）

　**スケープゴート**とは、社会的な区別が明示されて排除に転じる際に、そ
の排除のまなざしを一身に集める対象のことを指す。具体的にはいじめの
メカニズムがこれに該当する。いじめは、歴史的・社会的な背景をもつ特
徴が指弾の対象となる事例もあるが、その都度対象となる特徴が移り変わ
っていく事例も認められる。その際、ごく些細な特徴が指弾の対象となる
ことも少なくない。いったん、ある特徴がスケープゴートとして意味づけ
られると、その特徴に意味を見出さない周辺の者も、同調しなければ自ら
が排除の対象となるという怯えから、スケープゴートの認定に加勢するか、
積極的な関与を避けて傍観者にとどまることになる。加勢にせよ、傍観に
せよ、それらはいずれもスケープゴートに指定される他者との関係性を断
つことによって自らの安全を確保することから切断操作とも呼ばれる[16]。

　同様のメカニズムは、インターネット上の「炎上」や「祭り」としても
示される。**バウマン**は、特定の対象を糾弾するために人びとが一時的に結
集し、飽きればすぐに離散することをクローク型・フェスティバル型共同

バウマン
Bauman, Zygmunt
1925 ～ 2017

体と呼んだ。指弾の対象を起点に内集団を形成する論理は、カテゴリー化や権威主義的パーソナリティのような古典的な理論とも連接する。

## [3] マイノリティへの視線

　現代においては、**マイノリティ**に対する差別の**まなざし**は法律や教育の影響により抑止される傾向にあり、明白な差別が表明される機会は比較的減少したと言える部分がある。しかし、だからといって、差別が解消されたわけではない。先述したように、昨今においても女性が自らの性被害を告発したり、服装やエチケットのように日常化・自明化された性差別について問題提起するということは頻繁になされている。

　こうした差別は、構造的な暴力として理解が可能である。過去における家父長制的な家族制度は、それが解体した後も制度や人びとの意識のなかに残存し、再利用されている。現在においても、世帯主として男性を選択することが通例であったり、そうした意識や手続きは一般的なものである。逆に、学歴の獲得や就業の機会が不公平に分配されているにもかかわらず、女性がのぞまない形で女性性を発揮した仕事に就くことや、過酷な周辺的労働に取り組むことは公的な問題ではなく、「自由な社会」における選択の結果、すなわち**自己責任**とみなされる傾向がある。こうした不可視の強制力は、これまでに形成された社会的な構造の布置によって日常生活に織り込まれている。

　この日常に組み込まれた差別を明るみに出そうとする試みの１つに、**マイクロアグレッション**概念がある。マイクロアグレッションは、必ずしも差別意識を伴わない差別のことを指す。たとえば、ブラジル人移民に対してサッカーの試合に出場するように求める、性的マイノリティに対して美意識が高いと想定するといったことが挙げられる。こうした事例においては、マジョリティに悪意が認められない場合もあり、行為自体も些細であると解釈しうるために、差別であると直接的に批判することはむしろマイノリティの過敏な反応として処理されるおそれがある。そのために、マイノリティは批判を飲み込んだり、マジョリティの論理に自らを強引に合わせたり、感情を抑えて的確な反論をしなければならないという苦境に陥る。

　確かに、マイクロアグレッションは事例によって判断が分かれる可能性があり、さらにそうした問題を指摘すること自体がマジョリティの反感を誘発してしまう可能性がある。しかし、そもそも微細な場面における困難がマイノリティに偏在するとすれば、そうした困難を歴史的に構築・維持してきた背景をまずは理解しなければならないだろう。

# 3. 共生のあり方（社会的包摂）

　このように、偏見・逸脱・差別は社会的な関係性を前提としている。ただし、そうであるならば、現在の社会関係や規範の妥当性を検証することで、こうした問題の漸進的な緩和を図ることも、困難ではあるが可能であろう。**民主主義**には本来、多数決の論理を押し通すことではなく、マイノリティの声を明示し、その理解をふまえた決定をなすことが求められる。そうした原理を中心に置く社会を前提とするのならば、私たちは社会の多声性を十分に考慮して常に現在の規範を問い直さなければならない。

　**社会的排除**と**社会的包摂**という概念は、こうした方向性を明示するために2000年前後から用いられるようになった。社会的排除は、自殺や犯罪のように以前から取り組まれてきた問題だけではなく、子ども・若者の**社会的孤立**や日常に織り込まれた差別のように、現在は十分に社会的な課題として意識されていない問題を明るみに出すために用いられる拡張的な概念である。同様に、社会的包摂は不可視であるがゆえに自己責任とみなされやすい問題を公的な課題であると位置づけ直し、当事者の声を基盤に社会的・政策的に対応することを目指す概念である。

　ただし、包摂という概念には課題も指摘されている。包摂は内包という意味をそなえており、1つの内集団にあらゆる者を取り込むことを含意しかねないからだ。そこで、その難点を解消するために「ネットワーク」や「連携」「協働」などの概念も再び脚光を浴びるようになっている。また、近年は包摂とともに、当事者にとっての「回復」や「立ち直り」といった概念にも注目が集まっている。それは、なによりもまず当事者の生活世界と日々の選択に寄り添い、その肯定性を十二分にふまえてから、必要な支援と社会の再設計を模索するという手順で、現場と公的支援の往還関係を検討しようとする観点を重視するからである。

　とはいえ、これらの概念がいずれも、現行の社会からの変化や新しい意味の生成といった意図を表すことは確かである。社会に区別が存在し、その区別が強制的な**暴力**に転化してしまうという事実は、歴史的にも理論的にも繰り返し確認されてきた。そうであるならば、私たちはマイノリティとして区別される者の声を理解し続ける立場を放棄することはできない。区別を問い直し、変化・生成を模索する思考や実践が、**共生**社会を展望するための必須の条件である。

注）

(1) サムナー，W. G. 著／青柳清孝・園田恭一・山本英治訳『フォークウェイズ』現代社会学大系3，青木書店，2005.

(2) リースマン，D. 著／加藤秀俊訳『孤独な群衆』（上）（下），みすず書房，2013.

(3) フロム，E. 著／日高六郎訳『自由からの逃走』現代社会科学叢書，東京創元社，1952.

(4) アドルノ，T. W. 著／田中義久・矢沢修次郎・小林修一訳『権威主義的パーソナリティ』現代社会学大系12，青木書店，1998.

(5) ファノン，F. 著／海老坂武・加藤晴久訳『黒い皮膚・白い仮面』みすずライブラリー，みすず書房，1998.

(6) ゴフマン，E. 著／石黒毅訳『スティグマの社会学―烙印を押されたアイデンティティ』せりか書房，2001.

(7) デュルケーム，É. 著／宮島喬訳『自殺論』中公文庫，1985.

(8) ハーシ，T. 著／森田洋司・清水新二監訳『非行の原因―家庭・学校・社会へのつながりを求めて』文化書房博文社，1995.

(9) マートン，R. K. 著／森東吾・森好夫・金沢実・中島竜太郎共訳『社会理論と社会構造』みすず書房，1969.

(10) サザランド，E. H.・クレッシー，D. R. 著／高沢幸子・所一彦訳『犯罪の原因』有信堂，1974.

(11) コーエン，A. 著／宮沢洋子訳『逸脱と統制』現代社会学入門7，至誠堂，1968.

(12) Lemert, E. M. Social Pathology: a Systematic Approach to the Theory of Sociopathic Behavior, McGraw-Hill, 1951.

(13) ベッカー，H. S. 著／村上直之訳『完訳　アウトサイダーズ―ラベリング理論再考』現代人文社，2011.

(14) ハッキング，I. 著／北沢格訳『記憶を書きかえる―多重人格と心のメカニズム』早川書房，1998.

(15) Best, J. Random Violence: How we talk about new Crimes and new Victims, University of California Press, 1999.

(16) ジラール，R. 著／織田年和・富永茂樹訳『身代わりの山羊』叢書・ウニベルシタス170，法政大学出版局，1985.

## ▍理解を深めるための参考文献

- 土井隆義『キャラ化する／される子どもたち―排除型社会における新たな人間像』岩波ブックレット，2009.

  現代におけるカテゴリー化の一例を端的に表す。また、身近なカテゴリー化がいかに社会的な変化とつながっているかを理解するための視点を養える。

- 赤川学『社会問題の社会学』現代社会学ライブラリー9，弘文堂，2012.

  社会問題の社会学が過去の社会問題論とどのように異なるのか、その具体例はいかなるものかをわかりやすく提示している。

- 栗原彬編『証言　水俣病』岩波新書，2000.

  被差別の現実理解につながる当事者の重要な証言が並ぶ。序章は構造と人間の相互作用から日常の差別が成立するという社会科学の基本的な枠組みが提示されている。

- 日本社会病理学会監修／朝田佳尚・田中智仁編『社会病理学の足跡と再構成』学文社，2019.

  過去の業績や方法論的な論争を踏まえながら、社会病理や社会問題とも呼ばれてきた当該領域を社会的排除の社会学として再構成する方向性が示されている。

# 第11章 産業と労働市場の変動

技術革新やサービス経済化の進展を背景に、日本的雇用慣行と呼ばれる日本企業の雇用管理の形態や、非正規労働者の量的増加など、企業や労働市場には大きな変化が起こっている。急速に進んだ女性の社会進出の背景にある雇用均等施策や、仕事と家庭の調和を図り、より豊かな労働者生活の実現を目標とする日本の労働政策について学ぶ。

## 1

産業の発展段階を概観するとともに、日本の労働市場の特徴である新規学卒者の定期採用慣行、労働市場の形成、労働者生活に影響を与える日本的雇用慣行の内容について理解する。

## 2

サービス経済化の進展やIT技術革新を背景に、産業構造の高度化が進む中で、派遣労働など新たな就業形態の登場や、非正規雇用の量的増加などの近年の働き方の変化について理解する。

## 3

近年の女性労働者の量的増加の背景となった男女の平等を推し進めるさまざまな政策を概観するとともに、男女間の賃金格差など、働く場面で残された男女差の現状について理解する。

## 4

過重な労働の抑制、仕事と家庭生活との両立、地域社会への参加など、個々人の豊かな人生を保障するための日本の政策について理解するとともに、今後の社会において必要となる政策について考える。

# 1. 労働市場の概要

## A. 雇用者／従業員の定義とペティ＝クラークの法則

ペティ
Petty, William
1623 ～ 1687

クラーク
Clark, Colin Grant
1905 ～ 1989

　現代に至る産業社会の発展段階を説明する最も古典的な理論に**ペティ＝クラークの法則**（Petty Clark's Law）がある。ペティによれば、国の経済の中心は、農業などの**第一次産業**から製造業などの**第二次産業**へ、さらに、サービス業などの**第三次産業**へと徐々に変化していくといった産業の発展段階が示されており、クラークはペティのこの説を統計的に証明したことで知られている。日本においても、サービス経済化や ICT 技術革新により、近年、第三次産業の発展が目覚ましい。

　それぞれの産業で働く人びとの幅広い定義に**就業者**がある。総務省が実施している『労働力調査』において、就業者とは 15 歳以上の労働力人口のうち、月末 1 週間に仕事をした者を指し、就業者と**完全失業者**を合わせたものを**労働力人口**、15 歳以上人口のうち労働力人口以外の者を**非労働力人口**という。

　〈就業者〉は、自営業主、家族従業者、雇用者に分かれる。個人経営の商店や農家で家業を手伝っている家族は、仮に無給でも仕事をしたとされる。第二次から第三次産業へと経済の中心が変化していくのに伴い、就業者のうち、雇用者の占める割合の増加が顕著にみられる。すなわち、企業や団体などと雇用契約を結ぶなどして雇われる労働者が増えてきたのが、現代社会の特徴であるといえる。

　**雇用者**という概念の中には、いわゆる正社員、非正社員が含まれる。正社員ないし正規従業員とは、企業などと期限の定めのない雇用契約を結んでいる労働者を指し、非正社員ないし非正規従業員とは、企業などと期限の定めのある雇用契約を結んでいる労働者ならびに、直接雇用された企業とは別の企業で働く労働者を指す。

　すなわち、第二次産業やその後の第三次産業の発展は、〈雇用者〉が働く人びとの中心を担っていく過程を示している。

## B. 第二次産業と新規学卒者の採用

　製造業などの第二次産業では、新規学卒者を年に 1 度だけ採用するとい

う長年の慣行がある。第1次世界大戦による好景気の中、労働力不足が顕著になり、転職率が100%を超えるなど労働移動が非常に激しくなった。物価が高騰したこともあり、労働運動が激化し、全国で大規模な**労働争議**が続発した。こうした中確立したのが、大学生などを卒業時点でのみ採用する**定期採用制**である。さらに、戦時下においては、労働者の採用や転職に対して厳しい**労務統制**が行われ、政府の許可のない採用や経営者による恣意的な解雇、転職もまた制限されるなど、国家による強力な雇用保障が行われることによって、戦後に続く終身雇用制のきっかけになった。また、熟練労働者が不足する中、組織的な技能者養成を義務づけた1939（昭和14）年の工場事業場技能者養成令により、主に大企業において企業内教育が定着し、新卒者を企業で一から訓練し、一人前の労働者に育成するという現代に至る**新卒一括採用**の枠組みの下地となった。

## C. 日本的雇用慣行の特徴

広く知られる日本的雇用慣行とは、①終身雇用、②年功序列、③企業別労働組合、④福利厚生の重視である。**アベグレン**は1958（昭和33）年の著書『日本の経営』において、これらの特徴を初めて指摘した。日本的雇用慣行の具体的な特徴について以下で説明する。

### [1] 終身雇用

学校を卒業した直後に企業に採用され、定年年齢まで同一企業に継続して雇用され続けるのが一般的に言う**終身雇用**である。企業内部だけでなく、子会社、関連会社といった企業グループや取引先まで、出向や転籍という形態を通じて雇用が守られるといった強力な雇用保障である。

1990年代初頭まで多くの企業では、雇用は聖域として企業経営の最優先課題として守られてきた。解雇に対する厳しい制限（**解雇規制**）の存在があったせいもあるが、企業が労働者の生活保障を第一義的に考えるという、日本の草創期の産業社会学者達が**集団主義**と呼んだ、経営者と労働者がともに末広がりの未来を期待するような労使間のつながり、文化的・精神的な価値観がその背景に存在した。また、こうした〈集団主義〉を支えてきたのは、日本のメインバンクシステムである。多くの企業の経営の後ろ盾になる銀行が存在し、経営不振の時は積極的に融資を行うなどして、長期視点での企業経営を可能にした。業績悪化で解雇を積極的に行うアメリカ企業とは対照的な終身雇用慣行は、このメインバンクシステムが可能にしていたと言っても過言ではない。

**労働争議**
labor dispute
労働関係調整法6条によれば、「労働関係の当事者間において，労働関係に関する主張が一致しないで，そのために争議行為が発生している状態又は発生する虞がある状態」を指す。

**定期採用制**
periodic hiring
学校卒業時または兵役終了時といった一定の時期にのみ採用を行い、それ以外の時期に中途採用をしないという制度であり、主に大企業で顕著にみられた。

**労務統制**
labor control
1938年の学校卒業者使用制限令、1939年の従業員雇入制限令、1940年の従業員移動防止令、1941年の労務調整令などによって、戦時下における国策の中心を成す軍需産業だけでなく、重要な工場における政府の許可のない採用、解雇、退職をすべて禁止した。

**アベグレン**
Abegglen, James
1926 ～ 2007

**終身雇用**
life-time employment

**解雇規制**
dismissal regulations
解雇規制とは、使用者（雇用主）が労働者を恣意的に解雇することを制限するもので、日本においては、判例法理によるものである。

**競争優位**
competitive advantage
企業における競争優位とは他社が模倣できない自社の能力を指し、国における競争優位とは、他国の複数企業と自国を比較した場合の産業競争力の高さを示す。

しかし、1990年代初頭のバブル経済の崩壊に伴い、メインバンクシステムも機能不全を起こし、ほぼ同時期に、近隣アジア諸国の経済発展により、日本の**競争優位**が損なわれる事態が進行し始めた。この時、日本の経済団体である日本経営者団体連盟が、正社員だけでなく多様な人材を活用することの重要性を主張し、その後、多くの企業の雇用管理に大きな変化をもたらすことになる。総務省統計局『労働力調査』によれば、非正規雇用者は、1997（平成9）年度の1,152万人から2019（令和元）年度の2,165万人とほぼ倍増し、全体に占める非正規雇用者の構成比は、23.2%（1997年度）から38.3%（2019年度）と15ポイント増加している。

## ［2］ 年功序列

企業において、入社からの勤続年数を基準に人事評価を行い、処遇を決定する仕組みが、広く知られている**年功序列**である。文字通り年齢によって処遇が決定する場合は少なく、企業内での**勤続年数**が基準となっている。一般的には、勤続年数が長くなるほど、企業内での格付け（職位）や給与などが高くなっていく企業内の評価基準であるが、ほとんどの企業においては、50代など一定の年齢への到達以降は、給与が緩やかに下がっていく。年功序列に理論的な根拠を与えたのは、電機産業の労働組合が実施した、労働者の生計費調査の結果に基づいて提案された**電産型賃金**である。この電産型賃金が戦後の日本で普及していったのだが、その後修正を余儀なくされ、結果的に多くの企業では、勤続年数ではなく、職務遂行能力によって社内の格付けが決められるようになった。この仕組みを具現化した制度が〈**職能資格制度**〉と呼ばれる人事制度である。しかし、その運用実態は、従来の年功的な管理とあまり変わることがなかった。

変化が訪れるのは、バブル経済崩壊以降の1990年代初頭である。この時期、**団塊世代**が40代半ばに突入し、人件費負担が急激に上昇することが多くの企業で懸念されていた。この時期に多くの大企業が導入を始めたのが、年齢や勤続年数、家族の人数などの属人的な要素ではなく、あくまで仕事の結果（成果、業績）によって給与の額を決めるべきという**成果主義**という考え方である。成果主義は、1990年代後半以降、日本の大企業を中心に急速に普及し、年功序列という特徴は、今日の日本の大企業では以前と比べて顕著ではなくなっている。

## ［3］ 企業別労働組合

欧米など諸外国においては、**労働組合**は産業別ないし職業別など企業横断的に組織される傾向がある。これに対して、日本においては、①ホワイ

**勤続年数**
service years
同一企業内に勤務し続けた期間を指す。

**職能資格制度**
ability-based grade system
企業内における処遇制度の1つ。職能資格という職務遂行能力を示す資格が何段階かに序列化されており、資格に応じて処遇が決定される。

**団塊世代**
baby boomers
第2次世界大戦直後の1947（昭和22）年～1949（昭和24）年に生まれた約806万人の人びとであり、団塊世代は、他の年齢層に比べて突出して人口に占める構成比が高い。

**労働組合**
labor union
資本主義社会において、経営者と労働条件の交渉を行うために労働者が組織する団体であり、世界各国に見られる。労働組合を組織する権利（団結権）は日本国憲法28条によって保障されている。

トカラーによる労働組合の主導、②ホワイトカラーとブルーカラーの格差の是正や職場の一体感を重視した労働組合の組織化戦略、③同一産業においても企業間での企業業績に大きなばらつきがあることなどの事情を背景として、企業ごとに労働組合が設置される〈企業別労働組合〉が主流となっている。したがって、他社の労働者と経営者の交渉過程は、賃金などの〈相場〉の情報提供に留まり、具体的な労働条件の決定は個別の企業レベルで行われている。こうした結果、企業内での職種を超えた労働者同士の一体感が高まり、所属企業に対する相対的に大きな貢献が引き出される精神的な土壌を形成しているとされる。

## [4] 福利厚生の重視

**福利厚生**とは、企業が社員に提供する賃金以外のサービスのことである。福利厚生は、すべての企業に義務化されている社会保険料などの**法定福利厚生**と、提供が任意とされる法定外福利厚生に分かれる。法定外福利厚生は、具体的には、住宅補助、家賃手当、交通費、財産形成、健康促進、自己啓発などさまざまな内容がある。歴史的にみて日本の大企業は、法定外福利厚生を重視してきた。たとえば、終戦直後の石炭が日本のエネルギー産業の中核だった時代には、石炭産業の企業が炭鉱の側に１つの町を作り、食料品店などの小売業、理美容店、映画館、公衆浴場などサービス業に至るまで、さまざまな事業を企業が提供することで、炭鉱で働く労働者やその家族の生活を支えていた事例もある。

> **法定福利厚生**
> **legal benefits**
> 健康保険料、厚生年金保険料、介護保険料などの社会保険料、雇用保険料、労災保険料などの労働保険料の会社負担が法定福利厚生と呼ばれる。

# 2. 産業構造の高度化と雇用形態の流動化

## A. 産業構造の高度化

### [1] 産業構造の高度化の特徴とは

産業構造の高度化の２つの特徴として、①サービス経済化という現象と、②IT産業の発展ならびに、ITを用いた既存の製造技術やサービスの高度化が指摘できる。

一般に、サービス経済化という現象は、第三次産業の中でも、卸・小売業、金融・保険業、運輸・通信業、飲食・宿泊業といった従来型のサービスを提供する産業が高度に発展した後、新しいタイプのサービスである、

教育、医療、家事、レジャー、IT などのサービス産業が発展していく様を指す。また、最近の IT を中心とした技術革新によって、IT を提供する情報サービス産業のみならず、メーカーや流通などさまざまな産業で生産性の向上やサービスの高度化、省力化などの現象が生じている。こうした一連の現象を指して、産業構造の高度化と表現することができる。

### [2] 消費のサービス化の進展

所得の増加や 1990 年代以降の女性の職場進出などを通じて、従来は家庭内で主に主婦が担っていた従来の家事労働が、さまざまな形で外部化されていった。この結果、外部化されたサービスに対する消費が増加することによって、サービス関連産業が急速に発展した。

さらに、現代日本社会における人びとの消費性向の変化として、「**モノ消費からコト消費へ**」が指摘できる。具体的には、趣味、旅行、飲食、パーティー、習い事や資格取得など、漠然とした行動ではなく、体験することを目的とした一連の行動のための消費が増加傾向にある。

**モノ消費・コト消費**
〈モノ消費〉とは、モノすなわち商品を購入し、所有することで得られる満足を指すのに対し、〈コト消費（experiential consumption）とは、レジャーやサービスを購入することで得られるさまざまな経験（experience）によって発生する精神的な満足を指向する消費のことである。

# B. 第三次産業化と働き方

## [1] 第三次産業化とコンピュータおよび通信技術の革新

第三次産業の目覚ましい発展の背景にあるのは、IT 技術革新であり、コンピュータ技術やインターネット利用技術の急速な発達によって、現代人を取り巻く IT を中心とした環境は激変した。

製造業においては、さまざまな生産設備がコンピュータで制御されるようになり、生産性の向上や省力化、納期の短縮などの変化が起こっている。小売業では、POS（販売時点管理）システムの普及や、物流システムの高度化によって、在庫の圧縮や商品ごとの売れ行きに応じた仕入れが可能になり、こうしたビジネスモデルが、コンビニやスーパーなどさまざまな業態において普及した。銀行では、インターネットバンキングやキャッシュレス決済、FinTeck（Finance と Technology を組み合わせた造語）と呼ばれる革新的な金融サービスの登場を背景に、業務内容の変化と省力化が進んだ。われわれの生活に密着した場面では、スマートフォン上で、通話以外にもさまざまなサービスが利用可能になり、電子決済を用いたインターネットショッピング、SNS によるコミュニケーションなどが可能になった。

## [2] 労働集約型産業と働き方の変化

**労働集約型産業**とは、人間の労働が業務の大半を占める産業を指し、小

売業やサービス産業がその典型と考えることができる。機械化が進む前の製造業も労働集約型産業であった。労働集約型産業に対応する概念として、**資本集約型産業**と**知識集約型産業**がある。

　現代社会では、製造業に典型的にみられるように、コンピュータやAI（人工知能技術）の発展を背景に、人間の労働をコンピュータやコンピュータに制御された機械が代替していく過程がさまざまな場面で観察される。したがって、労働集約型産業では、雇用が喪失する一方で、既存のさまざまな人間の労働をコンピュータに置き換えていく役割を担うIT産業では、雇用が創出されている。こうした技術発展を背景に、それに対応できる職業能力が要求されるような社会の変化を**技能偏向型技術進歩**と表現することもある。

## ［3］非正規雇用と労働者派遣法

　現代の労働市場の質的な変化の特徴として、**非正規雇用**の量的な増加がある。こうした非正規雇用の増加の背景には、2つの要因がある。第1に、非正規雇用を促すような制度面での変化である。第2に、企業の人材活用戦略の変化である。

　第1の要因として、1986（昭和61）年の**労働者派遣法**の施行がある。企業に直接、正社員もしくは非正社員として雇われる従来の働き方に加えて、直接雇用された企業から別の企業に派遣されて働く、**派遣労働**という新しい選択肢が生まれ、就業形態が多様化する契機となった。就業形態の多様化そのものは、失業を未然に防止する観点から有効だと考えられた反面、派遣労働という働き方が、不安定な雇用であることや、労働者のキャリアが考慮されていないことなどの問題点があり、労働者派遣法は、2012（平成24）年に「労働者派遣事業の適正な運営の確保及び派遣労働者の保護等に関する法律」に改正され、法律の目的にも、派遣労働者の保護のための法律であることが明記された。

　第2の要因である企業の人材活用戦略の変化として、正社員中心の人材活用から、非正社員の積極的活用への転換が指摘できる。事実、総務省『労働力調査』によれば、日本の非正規雇用者数（パート、アルバイト、派遣社員、契約社員、嘱託、その他の非正規雇用者の合計）は、1994（平成6年）度の971万人から2019（令和元）年度の2,165万人へと、飛躍的な増加を遂げている。2019年度の雇用者数（5,660万人）に占める非正規雇用者の割合は、38.2％に達している。さらに、2019年度の15歳から24歳までの若年者に注目すると、約半数が非正規雇用者であるなど、若年層での非正規雇用者の比率が高いという特徴がある。

**資本集約型産業**
capital-intensive industry
巨大な生産設備や資本が業務の中心を担っており、機械化が進んだ製造業（例：半導体製造）、化学工業、エネルギー産業、鉄道などの一部の輸送産業、通信産業などが資本集約型産業に含まれる。

**知識集約型産業**
knowledge-intensive industry
人間の専門的で高度な知識や頭脳労働が業務の大半を占める産業を指し、人間の労働という意味では、労働集約型産業の一部であると考えることもできる。医薬品製造や情報サービス産業（ソフト開発、受託計算、インターネット関連技術提供）、弁護士やデザイナーなどの専門職もこの類型に含まれる。

**技能偏向型技術進歩**
skill-biased technological progress

**労働者派遣法**
Worker Dispatch Law
正式な法律の題名は「労働者派遣事業の適正な運営の確保及び派遣労働者の就業条件の整備等に関する法律」。

# 3. 女性労働者の自立

## A. 女性労働者の増加

　明治から大正期にかけての日本の殖産興業政策の下、官営の工場が各地に作られ、軽工業を中心とした生産活動が本格化した。なかでも紡績業、製糸業などが活況を示し、これらの工場の労働力の中心となったのは、女性労働者であった。彼女らの長時間、低賃金労働の結果、綿糸や生糸の大量生産が可能となり、それらの輸出を通じて、日本は資本主義国家としての土台を築くことが可能となった。

　重工業の本格的発達に伴い、女性労働者の役割は後退していくとともに、戦後になって、夫が一家の大黒柱となって家計を支える世帯モデルが一般化していった。専業主婦が働く場合であっても、それは家計補助的なパートタイマーが主であり、夫婦ともに正社員の共働き世帯は一般的ではなかった。

　こうした女性労働を取り巻く状況に大きな変化が起こったのは、1985（昭和60）年に制定された「雇用の分野における男女の均等な機会及び待遇の確保等に関する法律」、いわゆる**男女雇用機会均等法**の影響によるところが大きい。この法律は、もともとは1972（昭和47）年に「勤労婦人福祉法」として登場し、国際条約である女子差別撤廃条約批准のために、1985年に男女雇用機会均等法へと改正されたものである。その後、幾度かの改正が行われたが、法の趣旨には、①性別を理由とする差別の禁止、②妊娠、出産等を理由とする不利益取り扱いの禁止、③母性保護、④ハラスメントの防止などが盛り込まれていた。男女雇用機会均等法をきっかけに、それまで女性労働者が少なかった職場にも女性が進出し、従来は管理的な役割を果たすことの少なかった女性が、各企業や団体などで管理職として活用されるようになった。また、総合職、一般職といったいわゆる**コース別雇用管理制度**も男女雇用機会均等法に対応する企業の雇用管理上の工夫であり、日本の大企業を中心に急速に普及するとともに、女性総合職という将来の幹部を期待されるような新しい女性の働き方も広がっていった。

**コース別雇用管理制度**
**personnel management**
**based on career path**
企業内の職種を総合職と一般職の2つに分け、前者は転居を伴う転勤があるなど配置転換が柔軟に行われるのに対して、後者は一般事務を担当し、原則として転居を伴う転勤はない。男女雇用機会均等法の施行に対応するために、大企業を中心に広がっていった人事制度である。

# B. 女性労働者に対する政策

## [1] 男女共同参画社会

〈男女共同参画社会〉とは、「男女が、社会の対等な構成員として、自らの意思によって社会のあらゆる分野における活動に参画する機会が確保され、もって男女が均等に政治的、経済的、社会的及び文化的利益を享受することができ、かつ、共に責任を担うべき社会」であると、〈男女共同参画〉を推し進める基本法である男女共同参画社会基本法（1999〔平成11〕年施行）の第2条において定義されている。

女性の社会進出に男女雇用機会均等法が果たした役割も大きいが、日本が〈男女共同参画〉という政策目標に真剣に取り組まざるを得なかった背景には、深刻な**少子化**の進展がある。1989（平成元）年の**合計特殊出生率**は1.57と、1966（昭和41）年の**丙午**の際の1.58を下回り、少子化という社会問題に対する関心が急激に高まった。合計特殊出生率はその後、2005（平成17）年に1.26にまで減少し、出生数も2016（平成28）年には100万人を下回り、2019（令和元）年には90万人を下回るなど深刻な少子化が現在進行中である。子どもを産み、育てやすい環境を整えるためには、育児の責任を女性が担うという性別役割分業を見直す必要がある。女性も男性も対等に育児や家事に参加することで、負担を平準化し、子育てのしやすい社会を構築するという狙いが男女共同参画社会基本法の背景にある。

## [2] 女性活躍推進法

男女共同参画社会基本法を基に、職業生活の上での女性の活躍を一層推し進めるために、2015（平成27）年に成立したのが、「女性の職業生活における活躍の推進に関する法律」（**女性活躍推進法**）である。この法律の特徴は以下の2点にある。第1に、事業主（国、地方自治体等含む）に対して、職場で女性が一層活躍するための具体的な工夫を義務づけた点である。そのために、女性活用に関する行動計画の策定や公表が求められている。第2に、こうした行動計画に数値目標を設定した点である。努力目標といった曖昧な要請ではなく、達成度合いが明確になる数値目標を盛り込むことによって、実効性を確保する意図がこの背後に存在する。男女雇用機会均等法が、男女平等に至るために守らなければならないガイドラインを設定するという、どちらかと言えば消極的な目的があったとすれば、女性活躍推進法は、女性活用の方法を個々の企業、団体などにあわせて自己決定させるという、積極的な目的のある政策であると評価することができる。

**丙午（ひのえうま）**
干支の組み合わせで丙午の年（西暦年を60で割って46が余る年）には災厄が多いことや、この年に出生した人間が災いに遭うという江戸時代から続く迷信によって、この年の出産を避ける傾向がある。直近の丙午である1966年の出生数は、前年よりも25%少ない。

**女性活躍推進法**
**Act on Promotion of Women's Participation and Advancement in the Workplace**
女性活躍推進法の第1章総則、1条には法律の目的が以下のように示されている。「近年、自らの意思によって職業生活を営み、又は営もうとする女性がその個性と能力を十分に発揮して職業生活において活躍することが一層重要となっていることに鑑み、男女共同参画社会基本法の基本理念にのっとり、女性の職業生活における活躍の推進について、その基本原則を定め、並びに国、地方公共団体及び事業主の責務を明らかにするとともに、基本方針及び事業主の行動計画の策定、女性の職業生活における活躍を推進するための支援措置等について定めることにより、女性の職業生活における活躍を迅速かつ重点的に推進し、もって男女の人権が尊重され、かつ、急速な少子高齢化の進展、国民の需要の多様化その他の社会経済情勢の変化に対応できる豊かで活力ある社会を実現することを目的とする」。

# C. 女性労働者の問題

## ［1］男女間賃金格差

　男女雇用機会均等法施行前は、賃金をはじめとする処遇面で、女性が男性よりも劣る現象が広くみられていた。例として、男女別の賃金表という賃金の額や昇給のルールが男女で異なるような雇用管理を行っていたケースも存在した。さらに、企業内の職種で、女性が就く可能性が高い職種は、男性が就く可能性が高い職種に比べて賃金が低いといったケースもある。これは、性別の違いによって処遇が異なるのではなく、職種によって処遇が異なるのであり、問題がないようにみえるが、どの職種に配置されるか、男女間でその可能性が異なる以上、差別と捉えられる可能性もある。

　日本の労働基準法第4条においては、「使用者は、労働者が女性であることを理由として、賃金について、男性と差別的取扱いをしてはならない」と定めている。したがって、性別による賃金の差は生じないはずであるが、国の賃金に関する統計（例：厚生労働省『賃金構造基本統計調査』）を用いて、一般労働者（パートタイマーなど非正規労働者を除く）の賃金の平均値を男女別に単純比較すると、男性に比べて女性の賃金が低いことが明らかになっている。以下の**表11-1**は、フルタイムで働く労働者の男女間の賃金格差の国際比較の結果である。男性の賃金を100としたときの女性の賃金が指数で表されている。日本の場合をみると73であり、男性の賃金に比べて女性の賃金が27%低いことがわかる。

　賃金格差が最も小さいのはスウェーデンの88である。賃金と同様に、勤続年数の男女差も指数で示されており、日本は69.9と西欧に比べて女性の勤続年数がかなり短く、これが日本の男女間の賃金格差を拡大させている大きな要因となっていることがこのデータからある程度推察できる。

　これまでの政府の賃金統計のマイクロデータを用いた労働経済学者らによるさまざまな推計では、労働者の男女間の、平均年齢、企業内の職位に占める男女別構成比、男女間での最終学歴の違いを一定に調整すると、男女間の賃金格差は大きく縮小することが見いだされている。男女間の賃金格差に影響を与える要因のうち、大きなウェイトを占めるのは、勤続年数と勤続年数が到達度合いに影響を与える職位であり、これらの男女間での違いが見かけ上の賃金格差の多くを作り出しているといわれている。こうした勤続年数の違いやその結果生じる上位の職位への昇進可能性の違いによって、男女間で賃金の差が生じてしまう現象は、〈**統計的差別**〉にもつながる。すなわち、「女性は出産や育児などで早期に退職する可能性が高いから、男性を優先して採用した方が良い」といった判断を企業が採用活

**統計的差別**
statistical
discrimination
属性の構成比などの違いから、結果的に生じる現象の観察結果に基づき、本来あるはずのない違いを観念の上で差別という形で固定化してしまうこと。

表11-1　一般労働者の男女間賃金格差の国際比較

| | | 賃金格差[1]<br>Wage Gap | 勤続年数　Job Tenure | | |
| | | | 男 Male | 女 Female | 格差 Gap |
| | | （男／male＝100） | （年／Year） | （年／Year） | （男／male＝100） |
| 日本 | JPN | 73.0 | 13.3 | 9.3 | 69.9 |
| アメリカ | USA | 81.9 | 4.3 | 4.0 | 93.0 |
| イギリス | UK | 85.9 | 8.2 | 7.9 | 95.7 |
| ドイツ | DEU | 84.3 | 11.0 | 10.2 | 92.9 |
| フランス[2] | FRA | 84.2 | 11.3 | 11.5 | 101.8 |
| スウェーデン | SWE | 88.0 | 8.4 | 8.8 | 104.7 |
| 韓国 | KOR | 68.6 | 7.3 | 4.8 | 65.8 |

資料出所　日本：厚生労働省（2017.2）「平成28年賃金構造基本統計調査」.
　　　　　アメリカ：U.S.Department of Labor（2017.2）Labor Force Statistics from the CPS,
　　　　　　　　同（2016.9）Emoloyee Tenure in 2016.
　　　　　イギリス（賃金）：ONS（2017.10）Annual Survey of Hours and Earnings 2016, revised.
　　　　　ドイツ（賃金）：連邦統計局（2017.8）Statistisches Jahrbuch 2017.
　　　　　フランス（賃金）：Eurostat（2017.3）Gender pay gap in unadjusted form.
　　　　　スウェーデン（賃金）：統計局（2017.5）Women's salary as a percentage of men's salary.
　　　　　欧州（勤続年数）：OECD Database ウェブサイト 2017年12月現在.
　　　　　韓国：雇用労働部ウェブサイト 2017年12月現在.
（注）　1）原則、産業計の賃金額より算出。労働者の範囲は国により異なる場合がある。日本は民営企業における
　　　　　一般労働者の1か月当たり所定内給与額。
　　　　2）フランスの賃金格差は2015年の速報値。

動の際に行えば、これがまさに統計的差別であり、社会学でいう〈ラベリング〉が行われていると考えることができる。こうした統計的差別をなくすためにも、前述した女性活躍推進法のような積極的な政策による差別解消が求められているのである。

ラベリング
labeling
ネガティブなレッテルを貼ることにより、当事者の行動自体ではなく、レッテルそのものを当事者の評価として置き換える行為を指す。

## ［2］パートタイム労働者

　女性の就業者全体に占める短時間労働者（パートタイマー）の比率についての国際比較の結果が**表11-2**に示されている。日本では、2005（平成17）年には31.7％であった短時間労働者が、2016（平成28）年には37.1％にまで増加している。これは前述したような、非正規労働者全体の増加を背景にした現象と考えることもできるが、男性の短時間労働者の比率が、2005年は8％、2016年は11％であることと比較すると、男女間で大きな開きがある。短時間労働者の比率が比較的低い、アメリカ、スウェーデン、フィンランド、韓国、ロシアなどと比べると、日本の女性の短時間労働者の割合はかなり高い水準にある。

**表 11-2　就業者に占める短時間労働者の国際比較（女性）**

（女性／Female）　　　　　　　　　　　　　　　　　　　　　　　　　　　　　　　　　　　（%）

| | | 2005 年 | 2010 | 2011 | 2012 | 2013 | 2014 | 2015 | 2016 |
|---|---|---|---|---|---|---|---|---|---|
| 日本[2)3)] | JPN | 31.7 | 33.9 | 34.8 | 34.5 | 36.2 | 37.2 | 36.9 | 37.1 |
| アメリカ[4)] | USA | 18.3 | 18.4 | 18.1 | 18.3 | 17.7 | 17.9 | 17.4 | 17.6 |
| カナダ[5)] | CAN | 27.0 | 27.7 | 27.0 | 26.7 | 26.7 | 27.0 | 26.4 | 26.4 |
| イギリス[6)] | UK | 38.5 | 39.3 | 39.3 | 39.4 | 38.7 | 38.1 | 37.7 | 37.5 |
| ドイツ[6)] | DEU | 38.8 | 38.2 | 38.3 | 38.0 | 38.1 | 37.5 | 37.4 | 36.9 |
| フランス[6)] | FRA | 22.6 | 22.5 | 22.3 | 22.6 | 22.5 | 22.5 | 22.3 | 22.0 |
| イタリア[6)] | ITA | 28.8 | 31.0 | 31.2 | 32.2 | 32.8 | 32.9 | 32.8 | 32.6 |
| オランダ[6)] | NLD | 60.7 | 60.6 | 60.6 | 60.9 | 61.1 | 60.6 | 60.7 | 59.8 |
| デンマーク[6)] | DNK | 23.9 | 25.4 | 25.2 | 24.9 | 24.7 | 25.4 | 25.8 | 26.7 |
| スウェーデン[5)] | SWE | 19.0 | 19.4 | 19.0 | 18.6 | 18.4 | 18.3 | 18.0 | 17.8 |
| フィンランド[7)] | FIN | 14.8 | 16.0 | 16.0 | 16.5 | 16.7 | 16.8 | 16.4 | 17.7 |
| ノルウェー[8)] | NOR | 32.9 | 29.8 | 30.0 | 29.1 | 28.8 | 27.7 | 27.6 | 27.2 |
| ロシア | RUS | 7.4 | 5.6 | 5.4 | 5.4 | 5.8 | 5.3 | 5.6 | 5.6 |
| 韓国[3)] | KOR | 12.5 | 15.5 | 18.5 | 15.0 | 16.2 | 15.6 | 15.9 | 16.5 |
| オーストラリア[9)] | AUS | 38.7 | 38.6 | 38.4 | 38.2 | 38.1 | 38.4 | 38.0 | 38.4 |
| ニュージーランド[10)] | NZL | 35.1 | 33.7 | 34.4 | 35.0 | 33.5 | 32.7 | 32.7 | 32.1 |
| メキシコ[5)] | MEX | 27.2 | 28.1 | 28.0 | 28.4 | 27.6 | 27.5 | 27.5 | 26.9 |

資料出所　OECD Database ウェブサイト "Incidence of FTPTemployment-commondefinition" 2017 年 9 月
　　　　　現在.

（注）　1）短時間労働者の定義は、主たる仕事について通常の労働時間が週 30 時間未満の者。
　　　　2）2011 年は、岩手県・宮城県・福島県を除く。
　　　　3）労働時間は通常の労働時間ではなく、実労働時間。
　　　　4）賃金・給与労働者のみを対象。通常の労働時間。
　　　　5）主たる仕事の通常の労働時間。
　　　　6）通常の労働時間（所定外労働時間、残業時間を含む）。
　　　　7）主たる仕事の通常の労働時間（通常の残業時間を含む）。
　　　　8）通常の労働時間（所定の、もしくは契約で定められた時間）のみ。所定外労働時間、残業時間は含ま
　　　　　ず。
　　　　9）通常の労働時間（直前 3 ヵ月間の労働時間パターンを参照したもの。残業時間が直前 3 ヵ月間の労働
　　　　　時間パターンに常時含まれていた場合はこれも含む）。
　　　　10）通常の労働時間（労働が発生したすべての時間）。

# 4. 新しい雇用政策と課題

## A. ワーク・ライフ・バランス

　〈ワーク・ライフ・バランス〉は、一般的には「仕事と生活の調和」を
意味するが、政策目標としてのワーク・ライフ・バランスは、幅広い内容

をもっている。具体的には、①労働時間政策、②男女均等政策ならびに男女共同参画社会、③少子化対策、④高齢者介護政策、⑤非正規雇用政策、⑥労働者の能力開発政策、⑦**ボランティアや地域社会への参加の実現**などである。ワーク・ライフ・バランスが注目を集めた背景として次のような事情がある。日本では、戦後から高度経済成長期を経て現代に至るまで、長時間労働が常態化していることが問題となってきた。仕事が最優先され、家庭は二の次になるか、家庭内にいる女性にその負担が集中する傾向がみられた。少子化対策をはじめ、女性の社会進出を進め、長時間労働に付随して生じるさまざまな社会問題を解決するためには、仕事と家庭生活の調和を図るという国としての政策が必要とされたのである。

# B. 働き方改革

近年、長時間労働をはじめとする高い労働負荷の存在が社会問題となり、〈過労死〉と呼ばれる働き過ぎを起因とする死亡などが、さまざまなメディアで報道されるようになった。これを受けて、労働者保護の枠組みを再検討する機運が高まったのに伴い、日本ではこれまでの労働法制を大幅に変更する取組みを行った。それが〈働き方改革〉と呼ばれる一連の労働法制上の改革である。「**働き方改革**——一億総活躍社会の実現に向けて」と題された国の取組みは大きく分けて2つの骨子から成り立っている。

まず第1に、労働時間法制の見直しである。「働き過ぎ」を防ぎながら、ワーク・ライフ・バランスと多様で柔軟な働き方を実現するために、さまざまな具体的な取組みを行っている。残業時間については、1947（昭和22）年に制定された労働基準法の第36条において、〈３６ 協定〉（さぶろくきょうてい）と呼ばれる労使間の協定を結べば、上限なく労働者が残業を行うことが可能であった。これに対して、実質的な上限を設けることにより、長時間労働に伴う過労による疾病や過労死を防ぐことが目指されている。

第2に、雇用形態に関わらない公正な待遇の確保である。同一企業内における正社員（無期雇用フルタイム労働者）と非正規社員（パートタイム労働者・有期雇用労働者・派遣労働者）の間の不合理な待遇の差をなくすことが目指されている。これまで日本においては、正社員と正社員以外の労働者との間の、賃金、教育訓練、福利厚生などにおけるさまざまな待遇格差が存在していた。こうした待遇格差について、①均等待遇と②均衡待遇という2つの側面からの是正が求められることになった。①は、**同一労働同一賃金**原則に基づくものであり、職務内容が同じであれば賃金その他の処遇も同一にしなければならない。②の均衡待遇については、職務内

**過労死**
overwork death
2014（平成26）年に施行された「過労死等防止対策推進法」2条により、過労死は次のように、定義されている。
①業務における過重な負荷による脳血管疾患・心臓疾患を原因とする死亡
②業務における強い心理的負荷による精神障害を原因とする自殺による死亡
③死亡には至らないが、これらの脳血管疾患・心臓疾患、精神障害

**働き方改革**
work style reform
働き方改革のうち労働法制の見直しの具体的内容は以下の6点である。①残業時間の上限規制、②勤務間インターバル制度の導入、③60時間を超える残業に対する割増賃金率の引き上げ、④事業主に対する客観的労働時間の把握の義務づけ、⑤フレックスタイム制の拡充、⑥高度プロフェッショナル制度の新設。

**同一労働同一賃金**
equal pay for equal work
国際労働機関（ILO）のILO憲章に掲げられた基本的人権の1つであり、同一の職務に就く労働者は、性、人種、民族などのさまざまな属性の違いにかかわらず、同一の報酬を受けるべきとする原則を表す言葉である。

容・配置の変更範囲、その他の事情の内容を考慮して、不合理な待遇差を禁止している。正社員と同一職務内容の非正社員との間に、待遇格差をつける場合は、合理的な理由が求められるようになったのである。

# C. 雇用政策の課題

　近年、日本においては、男女の差別待遇、過労などの労働者の健康を害する労働、雇用形態の違いによる待遇格差などの問題に対して、積極的に政府が介入することで、解決を図ってきた。こうした社会問題化した労働問題の背後にあるのは、雇用システムと呼ばれる、制度や制度化されてはいない慣行・文化の存在である。とりわけ、日本では長らく正社員中心の雇用管理が展開されており、正社員比率の高かった男性を中心とした企業の雇用管理が行われてきたという経緯がある。こうした諸制度が時代の変化に伴い、さまざまな歪みを生んできたと言え、丁寧な見直しをすべき時期に来ている。

　雇用形態の多様化だけでなく、フリーランスといった雇われない働き方の登場や、その他の既存の枠組みに収まりきらない労働者をどのように保護していくのか、国や個々の企業の努力が問われている。

　グローバル化やIT技術革新なども従来の労働を根本から変える要因になる。企業内のみならず、自社の業務の外注先、部品・材料の供給を受ける企業など、自社と関係のある企業の雇用・労働におけるコンプライアンス（法令遵守）にも企業は目配りする必要がある。そうした社会・経済情勢の変化にどのように対応するのかが、今後の雇用政策に求められる課題となる。

**引用参考文献**

　ネット検索によるデータの取得日は，いずれも2020年9月20日．
- ●総務省統計局ウェブサイト「労働力調査の概要」．
- ●労働政策研究・研修機構編『データブック国際労働比較—Databook of International Labour Statistics 2018』労働政策研究・研修機構，2018．

**┃理解を深めるための参考文献**

- ●労働政策研究・研修機構編『**日本の企業と雇用—長期雇用と成果主義のゆくえ**』労働政策研究・研修機構，**2007．**
  日本企業の雇用システムや労働者意識の変化を、大規模アンケート調査に基づき実証的に解明し、今後の労働政策のための基礎資料を提供している。
- ●濱口桂一郎『**日本の雇用と労働法**』日本経済新聞社，**2011．**
  日本型雇用の特徴、労働法制の実態、労使関係や非正規労働者問題などについてバランス良く解説している。

# 第12章 人口構造と人口問題

人口の変化は社会・経済・環境等と密接な相互関係をもつ。本章では、人口変動を適切に理解するため、人口学的な基礎知識を学ぶとともに、少子高齢化および人口減少のメカニズムやその背景にある要因について学習する。

## 1

人口問題を理解するため、人口学的な基礎概念や指標、さらに人口減少ないし少子化のメカニズムについての理論を学ぶ。

## 2

現在の日本で進行中の少子高齢化および人口移動の問題について、これまでの経緯やその実態を、具体的なデータをもとに理解する。

## 3

少子化が進む日本の将来人口予測を知るとともに、現在の少子化対策のあり方を概観し、その課題について考察する。

# 1. 人口の基礎概念

人口とは、ある観点から分類された人間の集団と考えることができる。たとえば、「日本人口」と言った場合、日本という一定の地域に居住する人の総数をいい、居住している人は国籍に関係なくすべて含まれる。一方で「日本人人口」と言った場合は、居住場所ではなく国籍で分類されることになり、逆に居住場所が日本以外でも日本人であれば含まれることになる。人口システムは、他の社会・経済現象や自然環境との密接な関連の中で変化し、人口の変化はまた、社会・経済・環境システムに影響を与える。人口問題は社会科学にとって非常に重要な問題領域である[1]。

集団としての人口は、集団の**大きさ**と、内容すなわち**構造**をもっている。人口の大きさ、つまり人口を構成する個体の量のことを「**人口の量**」という。また、集団の構造、すなわち**人口構造**（人口構成）のことを「**人口の質**」という。人口構造とは、人口を構成している人びとをその属性に従って特定の標識を作り、分類したものである[1]。

人口の大きさは、**出生、死亡、転入、転出**という4つの要因によって決定される。死亡に対する出生の超過を**自然増加**、転出に対する転入の超過を**社会増加**といい、転入と転出を総称して**人口移動**という。

一方で、人口の構造も時の経過とともに変容する。人びとの加齢や死亡の状況によって、年齢別・性別の人口の構造は変わる。また、結婚や離婚によって、配偶関係からみた人口の構造は変化する。疾病の発生によって、健康という点からみた人口の構造も変わる。したがって、人口の大きさだけでなく、人口の構造も常に変化している。このような、人口の大きさの変動と、人口の構造の変動をあわせて、「**人口変動**」と呼ぶ[1]。

**人口構造**
人口構造のうち最も基本的なものは性や年齢で分けたものだが、その他にも、職業、配偶関係、国籍、教育水準、世帯、宗教、言語等に関する人口構造がある[1]。

**出生、死亡、転入、転出という4つの要因**
ある期間の増加人口と、4つの要因との関係は、「増加人口＝（出生－死亡）＋（転入－転出）＝自然増加＋社会増加」という式で表される（人口学的方程式）。

# 2. 人口学と指標

## A. 人口構造を表す指数

人口構造のうち最も基本的なものは、性や年齢であり、性別、年齢別人

口構造を、とくに「人口学的基本構造」という[1]。男女別人口構造は、
「**男女比**」または「**性比**」で表される。性比は、一般に女性 100 に対する
男性の人口比として表されることが多い。2018（平成 30）年時点におけ
る日本の総人口における男女比は、女性 51.3 に対し、男性 48.7 である。
女性を 100 とした時の性比は 94.8 である[2]。男女別人口構造は過去の出
生性比と死亡性比によって決まるため、戦争などがあるとその影響をうけ
る。また、地域別にみると人口移動が大きく反映する。

　年齢構造は、しばしば下表のように年齢を大きく 3 つに区分して把握さ
れる（**表 12-1**）。15 歳未満を「**年少人口**」、15 歳から 64 歳までを「**生産年
齢人口**」、65 歳以上を「**老年人口**」（高齢者人口）と呼ぶ。15 歳から 64 歳
までのすべての人が実際に生産活動に従事しているとは限らないが、暫定
的にこのように区分されている。少子高齢化の進む日本社会では、老年人
口の比率が高まる一方で、年少人口と生産年齢人口は減少の局面にある。
なお、65 歳以上人口が総人口に占める割合のことを「**老年人口係数**」（老
年人口比率）という。日本の老年人口係数は 2018 年現在で 28％を超えて
おり、世界で最も高い水準となっている。

**性比**
性比＝女性 100 人に対す
る男性の数＝（男性の人
口）÷（女性の人口）×100
となる。性比は年齢によ
って異なる。日本の総人
口においては、0 〜 4 歳
の時には男性人口の方が
多く、性比は 2018 年時
点で 104.7 である。しか
しこの比は次第に低下
し、50 代後半で 100 を
割って女性のほうが多く
なり、100 歳以上では
15.7 と圧倒的に女性が多
くなる[2]。

**老年人口係数**
「高齢化率」という用語
もまた、65 歳以上の人
口が総人口に占める割合
を指し、老年人口係数と
同義である。

### 表 12-1　人口の年齢構造と従属人口指数

| 年次 | 人口割合（%） | | | 平均年齢 | 従属人口指数 | | | 老年化指数 |
|---|---|---|---|---|---|---|---|---|
| | 0 〜 14 歳 | 15 〜 64 歳 | 65 歳以上 | （歳） | 総　数 | 年少人口 | 老年人口 | |
| 1884 | 31.6 | 62.6 | 5.7 | 28.9 | 59.6 | 50.5 | 9.1 | 18.1 |
| 1920 | 36.5 | 58.3 | 5.3 | 26.7 | 71.6 | 62.6 | 9.0 | 14.4 |
| 1930 | 36.6 | 58.7 | 4.8 | 26.3 | 70.5 | 62.4 | 8.1 | 13.0 |
| 1940 | 36.7 | 58.5 | 4.8 | 26.6 | 70.9 | 62.7 | 8.2 | 13.1 |
| 1950 | 35.4 | 59.7 | 4.9 | 26.6 | 67.5 | 59.3 | 8.3 | 14.0 |
| 1960 | 30.0 | 64.2 | 5.7 | 29.1 | 55.7 | 46.8 | 8.9 | 19.1 |
| 1970 | 23.9 | 69.0 | 7.1 | 31.5 | 44.9 | 34.7 | 10.2 | 29.5 |
| 1980 | 23.5 | 67.4 | 9.1 | 33.9 | 48.4 | 34.9 | 13.5 | 38.7 |
| 1990 | 18.2 | 69.7 | 12.1 | 37.6 | 43.5 | 26.2 | 17.3 | 66.2 |
| 2000 | 14.6 | 68.1 | 17.4 | 41.4 | 46.9 | 21.4 | 25.5 | 119.1 |
| 2010 | 13.1 | 63.8 | 23.0 | 45.0 | 56.7 | 20.6 | 36.1 | 175.1 |
| 2018 | 12.2 | 59.7 | 28.1 | 47.2 | 67.6 | 20.4 | 47.2 | 230.8 |

出典）国立社会保障・人口問題研究所『人口統計資料集（2020）』表 2-6「人口の年齢構造に関する指標：1884 〜
　　2018 死」より抜粋.

　また、年齢別人口構造を 1 つの代表値で表す方法として、「**平均年齢**」
がある。これが高いほど集団の高齢化が進んでいるといえる。

　生産年齢以外の人口を「**従属人口**」といい、年少人口と老年人口は従属
人口に数えられる。従属人口が生産年齢人口に対してどの程度の割合を占

**従属人口指数**
従属人口指数＝（年少人口＋老年人口）÷（生産年齢人口）×100

**人口ボーナス**
日本は 1970 年から 2000 年にかけて人口ボーナスの時代だったとみられている[3]。

**年少人口指数**
年少人口指数＝（年少人口）÷（生産年齢人口）×100

**老年人口指数**
老年人口指数＝（老年人口）÷（生産年齢人口）×100

**老年化指数**
老年化指数＝（老年人口）÷（年少人口）×100

め、生産年齢人口の扶養負担がどの程度あるかを示す指標として、「**従属人口指数**」がある（**表 12-1**）。従属人口指数の低い状態は、生産年齢人口割合が高く、経済的には有利に作用することから、「**人口ボーナス**」と呼ばれる[3]。その逆に、従属人口指数が高まり、経済にマイナスに作用する状況を「**人口オーナス**」という。

従属人口指数はさらに、**年少人口指数**（年少従属人口指数ともいう。生産年齢人口 100 に対する年少人口の比）と**老年人口指数**（老年従属人口指数ともいう。生産年齢人口 100 に対する老年人口の比）に分かれる。2018 年の従属人口指数は 67.6 であるが、そのうち老年（従属）人口指数は 47.2、年少（従属）人口指数は 20.4 であった[2]。働き手 2.1 人で高齢者 1 人、また働き手 4.9 人で年少者 1 人を扶養するイメージとなる。また、**老年化指数**（**表 12-1**）は、老年人口と年少人口の対立比例数であり、生産年齢人口の数による影響がないため、人口高齢化の程度をより敏感に表す指標となる[1]。これらの年齢構造にかかわる指標を**年齢構造指数**という。

## B. 人口静態と人口動態

**国勢調査**
基幹統計調査の 1 つで、全世帯を対象として行う。初回は 1920（大正 9）年に実施され、戦後は統計法により 10 年ごとに大規模調査（西暦年の末尾が 0 の年に実施）、その中間年に簡易調査（西暦年の末尾が 5 の年に実施）を行っている。

人口は不断に変動しているが、ある特定の時点で捉えた人口の大きさやその構成を「**人口静態**」という。また、ある特定の瞬間での人口静態を捉えた統計のことを、「**人口静態統計**」という。人口静態統計の調査方法には、①人口調査、②登録人口調査、③推計がある。人口調査のうち、国レベルで行う最大のものが国勢調査であり、5 年ごとに全世帯を対象として行われる。登録人口調査は公簿によって間接的に算定されるもので、住民基本台帳に基づくもの等が代表的である。推計は既存の統計を材料として分析総合し、推算したもので、総務省統計局の「人口推計」や、国立社会保障・人口問題研究所の「日本の将来推計人口」などがある。

**人口動態**
出生と死亡によって起こる人口変動の状態を「自然動態」、流入と流出によって起こる人口変動の状態を「社会動態」という。

それに対し、一定の期間内における人口の変動を「**人口動態**」といい、人口変動を起こす要因（出生、死亡、結婚、離婚等）についての統計を「**人口動態統計**」という。厚生労働省による「人口動態統計」では、出生、死亡、死産、婚姻、離婚が調査され、過去との対比・変動が示されている。

人口静態統計と人口動態統計をあわせて「**人口統計**」と総称する[1]。

## C. 人口転換理論と人口ピラミッド

**マルサス**
Malthus, Thomas Robert
1766 ～ 1834

18 世紀末に『人口論』（1798 年）を著した**マルサス**は、人口は制限されなければ 1、2、4、8、16…という等比数列（隣り合う二項の比が一定で

ある数列）において増大するのに対し、食糧は1、2、3、4、5…という等差数列（隣り合う二項の差が一定である数列）において増大すると述べた[4]。そのため、人口増加を抑制しなければ食糧の供給が追いつかない事態となる。このマルサスの古典的理論においては、人口増加が最大の問題であった。しかしその後、1960〜70年代において途上国での「人口爆発」などは見られたものの、現在世界規模でみると増加率は減速している。かわって、先進国を中心に急速な少子化・高齢化が最大の人口問題になってきた[3]。

　近代化とともに少子高齢化が起こるメカニズムを説明した理論に、**人口転換理論**がある。**人口転換**とは、18世紀の産業革命を契機として近代的経済発展、都市化、工業化を経験した北部・西部ヨーロッパにおいて、死亡率と出生率がそれぞれ異なるタイミングで低下するプロセスであり、**多産多死**から**多産少死**を経て**少産少死**に至る過程のことをいう（**図12-1**）。

　古典的なモデルによると、人口転換の第一段階は産業化以前の段階であり、出生率・死亡率ともに高い。第二段階に入ると死亡率の低下が顕著に

### 図12-1　人口転換モデル

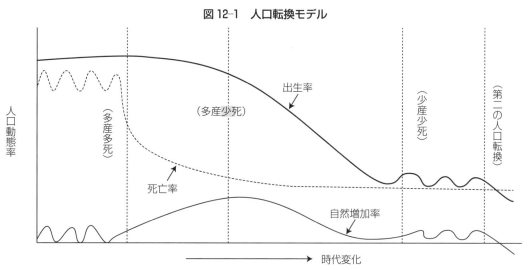

資料：阿藤誠「現代人口学」を元に内閣府で修正.
出典）内閣府ウェブサイト「平成16年版　少子化社会白書」第1-補-7図　人口転換モデル.

なる。この背景には、医療・公衆衛生技術の導入や、生活水準の向上による栄養状態の改善、教育水準の上昇による衛生意識の高まりなどがあり、特に乳幼児死亡率が低下することが大きな変化につながっている。一方で、出生率は依然として高い水準を維持するために、多産少死の状態となる。第三段階では、出産抑制による出生率の低下が進み、少産少死の状態が出現する[3][5]。

**人口置換水準**

人口置き換え水準ともいう。人口が長期的に増加も減少もしない均衡した状態となる合計特殊出生率の水準のことを指す。日本の人口置換水準は、2018 年現在、2.07 である[2]。なお、人口置換水準を下回った場合に人口がすぐに減少するわけではなく、この慣性を（プラスの）「人口モメンタム」という。その要因は、合計特殊出生率が高い時代に生まれた人びとが生む側となることで、合計特殊出生率が低下しても全体としての出生数が増えることにある。日本では、1956 年から断続的に、また 1970 年代

人口転換理論は、もともとこうした先進国のプロセスを説明するものであったが、その後先進国・途上国の出生率低下について古典的理論を拡張・修正した理論が登場している[3]。なお、かつては少産少死の状態で人口動態が安定すると考えられていたが、出生率が当初の予測を超えて低下し、人口置換水準を下回ることで人口の減少が起こっていることから、これを第二の人口転換と呼ぶ[3]。

なお、日本では 1920 年代に人口の近代化が始まった。工業化に伴う近代的都市生活の形成等で、すでに都市部で 20 世紀初めにみられた出生率低下は、1920（大正 9）年以降には地方でも明確となり、一方で、死亡率も 1920 年以降に着実に下がっていった。その後、出生率は戦後のベビーブームが過ぎた 1950（昭和 25）年以降は急激な低下をみせ、死亡率も 1948（昭和 23）年以降急速に低下して、1960 年代に人口転換が成就されたとみられている[7]。さらに現在は、高齢者人口の増大により亡くなる人が増え、「少産多死」社会と言われるようにもなっている。

### 図 12-2　日本社会の人口ピラミッド―1920 年と 2015 年

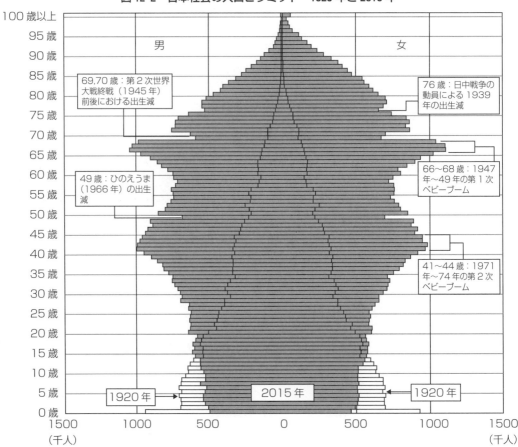

出典）総務省統計局「統計 Today」No.114（平成 28 年 10 月 21 日）.

人口変動の過程は、性別と年齢階級で構成した**人口ピラミッド**の型に反映する。**図12-2**は、1920年の人口ピラミッドに2015（平成27）年国勢調査の結果による人口ピラミッドを重ねたものである。日本の人口ピラミッドは、1950年までは多産多死を反映した「富士山型」であったが、その後出生率が急速に低下したことで、すそ野が徐々に狭くなった[1]。2015年の型では、上部は富士山型の形態を残しながら、第一次ベビーブーム（団塊世代）および第二次ベビーブーム（団塊ジュニア）の人口が突出し、その下は出生数減少の影響を受けて人口が減少していることが読み取れる。この先、さらにすそ野が狭まり、2055年には重心の高い逆ピラミッド型に変貌するとみられている[8]。

# 3. 日本の人口問題

## A. 人口高齢化

2015（平成27）年の国勢調査では、日本の人口が1920（大正9）年の調査開始以来初めて減少に転じたことが明らかになった[9]。国内の人口減少は、主に出生数（率）の減少と死亡数（率）の増加によって生じている。死亡数の増加は、年齢ごとの死亡率の改善にかかわらず、人口の年齢構造が高年齢化することにより、結果として死亡数が増加することに起因する[8]。

2節Aで示したように、日本における**65歳以上の人口割合**は急速に上昇している。**平均寿命**の伸長は、高齢者人口比率上昇の要因の1つである。日本の平均寿命は、1920年代前半には男女ともに40代前半と低い水準であった。これは、当時乳幼児死亡率が高かったことの影響が大きい。戦後は主な死因が感染症から内因性疾患に転換し（**疫学的転換**）、若年で死亡する人が減少するとともに、生活水準の上昇や医療システム全体の発達などの影響でさらに中高年期における死亡率が下がり、平均寿命の伸長につながった。現在は男女ともに80歳を超えているが、寿命が延びるとともに男女差も開き、2018（平成30）年時点で6年程度の差がある。寿命の男女差の要因は、**死因**が悪性新生物や心疾患、脳血管疾患など、生活習慣の蓄積により発症する疾病になってきたことが大きいといわれる[7]（**表12-2**）。

からは継続的に、合計特殊出生率が人口置換水準を下回るようになっていたが[2]、総人口の減少が初めて確認されたのは2015年の国勢調査においてである。一方で逆向きのときにはマイナスの「人口モメンタム」（減少モメンタム）が働く。現在は合計特殊出生率が長期的に人口置換水準を下回っているため、出生率の回復がすぐに人口増加にはつながらず、人口減少がしばらく継続する。

**第二の人口転換**
第二の人口転換の背景には、1960年代後半以降北西ヨーロッパで見られた世俗化や自己実現を重視する価値意識の登場と、効果的な避妊方法の普及があるとされる。これらがあいまって、晩婚化や非婚同棲、離婚の増加、婚外出生の増加など家族形成パターンの変容につながったと考えられている[6]。この第二の人口転換理論が日本にそのまま当てはまるかについては、議論がある[3]。

**65歳以上の人口割合**
全人口に占める65歳以上の人口比率が7％以上になった社会を「高齢化社会」、14％以上を「高齢社会」、21％以上を「超高齢社会」と呼ぶ。日本はそれぞれ1970年、1994年、2007年に到達した。「高齢化社会」から「高齢社会」になるまでに要した年数（倍加年数）は24年であり、欧米諸国に比較してスピードが速いことが特徴である。

**平均寿命**
ゼロ歳時点での平均余命のことをいう。

**疫学的転換**
人間の寿命の延びに大きくかかわる死亡パターンの歴史的変化。次の5つ

表 12-2　平均寿命 1921 〜 2065 年

の疫学的転換が指摘されている[7]。
①近世以前：外的傷害から感染症②近代以降：感染症から内因性疾患③1970 年以降：脳血管・心疾患死亡率の低下④1990 年以降：がん死亡率の低下⑤将来の可能性：老化の減速

**死因**
2018 年現在で、日本人の死因のうち多いものは、1 位 悪性新生物（27.4 %）、2 位 心疾患（15.3 %）、3 位 老衰（8.0 %）、4 位 脳血管疾患（7.9 %）である。
なお 1950 年の 1 位は結核（13.5 %）であった[2]。

**合計特殊出生率**
「15 歳から 49 歳までの女性の年齢別出生率を合計したもの」であり、1 人の女性が一生の間に生む子どもの数に相当するものとみなされる。

**優生保護法**
1948 年制定・施行。「優生上の見地から不良な子孫の出生を防止する」こと、および「母性の生命健康を保護する」ことを目的として、優生手術（不妊手術）、人工妊娠中絶、受胎調節などについて規定した法律。法律中に「不良な子孫の出生を防止する」という目的や、優生思想に基づく条項があり、1996 年にこれらを削除した「母体保護法」に改正された。

**丙午（ひのえうま）**
干支の 1 つ。江戸時代より、丙午生まれの女性は夫を殺すなどという俗信があり、縁談を忌避する傾向もみられたことから、丙午年の 1906（明治 39）年、1966 年ともに、出生率の低下がおこった。

**婚外子**
欧米諸国では規範の変化や法的保護の整備なども

| 年　次 | 平均寿命 | | |
| --- | --- | --- | --- |
| | 男 | 女 | 男女差 |
| 1921 〜 25 | 42.06 | 43.20 | 1.14 |
| 1935 〜 36 | 46.92 | 49.63 | 2.71 |
| 1947 | 50.06 | 53.96 | 3.90 |
| 1950 〜 52 | 59.57 | 62.97 | 3.40 |
| 1960 | 65.32 | 70.19 | 4.87 |
| 1970 | 69.31 | 74.66 | 5.35 |
| 1980 | 73.35 | 78.76 | 5.41 |
| 1990 | 75.92 | 81.90 | 5.98 |
| 2000 | 77.72 | 84.60 | 6.88 |
| 2010 | 79.55 | 86.30 | 6.75 |
| 2018 | 81.25 | 87.32 | 6.07 |
| 2065 | 84.95 | 91.35 | 6.40 |

出典）国立社会保障・人口問題研究所『人口統計資料集（2020）』表 5-12「特定年齢の平均余命：1921 〜 2065 年」より抜粋.

# B. 家族の変容と少子化

　一方で、人口に占める高齢者割合の増加には、少子化によって若年人口が減少してきたことも大きく影響している。日本の出生数は戦後の**第一次ベビーブーム**（1947 〜 1949 年）の後、急速に低下し、1960 年代の初めには**合計特殊出生率**が 2.0 前後の水準となった。この背景には、**優生保護法**（1948〔昭和 23〕年）による人工妊娠中絶の合法化や、家族計画の普及などがあるとみられている[10]。1973（昭和 48）年のオイルショック後、合計特殊出生率は 2.0 を割るようになり、1989（平成元）年には戦後の最低記録であった「**丙午**」年（1966〔昭和 41〕年）の 1.58 を下回る 1.57 となった（「**1.57 ショック**」）。合計特殊出生率はその後、2005（平成 17）年に最低の 1.26 を記録している（**図 12-3**）。このような低い出生率が、少子高齢化、および人口減少につながっている。

　日本では**婚外子**が少ないという事情から、出生数の減少は結婚行動と関連しており、親になる層の減少以外に、結婚年齢の上昇や**未婚化**（非婚化）、結婚した夫婦の出生行動の変化が要因であるとみられている。**図 12-4** は、1975（昭和 50）年以降に生じた出生数の減少が、①人口規模・年齢構造の変化（親となる年齢層の人口の変化）、②結婚行動の変化（出生の主力となる結婚した人びとの数の変化）、③夫婦の出生行動の変化（結婚した人びとの持つ子どもの数の変化）のどの要因によって、どれだけ生じていたのかという推計を示したものである。これによると、1980 年代

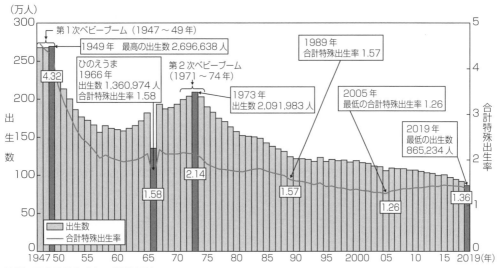

**図 12-3 出生率および合計特殊出生率の年次推移**

（万人）
第1次ベビーブーム（1947～49年）
1949年　最高の出生数 2,696,638 人
ひのえうま
1966年
出生数 1,360,974 人
合計特殊出生率 1.58
第2次ベビーブーム
（1971）～74年）
1973年
出生数 2,091,983 人
1989年
合計特殊出生率 1.57
2005年
最低の合計特殊出生率 1.26
2019年
最低の出生数
865,234 人

4.32
1.58
2.14
1.57
1.26
1.36

出生数
合計特殊出生率

1947 50　55　60　65　70　75　80　85　90　95　2000　05　10　15　2019（年）

資料：厚生労働省「人口動態統計」.
出典）「令和 2 年版少子化社会対策白書」1-1-3 図.

**図 12-4 出生数推移の構造分析**

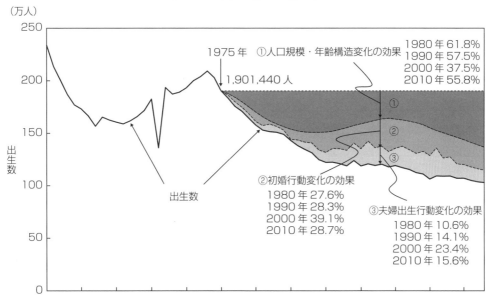

（万人）

1975年　①人口規模・年齢構造変化の効果
1,901,440 人

1980年 61.8%
1990年 57.5%
2000年 37.5%
2010年 55.8%

①
②
③

②初婚行動変化の効果
1980年 27.6%
1990年 28.3%
2000年 39.1%
2010年 28.7%

③夫婦出生行動変化の効果
1980年 10.6%
1990年 14.1%
2000年 23.4%
2010年 15.6%

出生数

1950　1955　1960　1965　1970　1975　1980　1985　1990　1995　2000　2005　2010（年）

資料：金子(2014)。図のデータは厚生労働省大臣官房統計情報部「人口動態統計」出生数年次推移、総務省統計局「国勢調査」「人口推計」年次別・性・年齢別人口、国立社会保障・人口問題研究所「第 14 回出生動向基本調査」結婚合計出生率年次推移を用いて算出。
引用文献：金子隆一（2014）「少子化の構造と動向―40 年の過程が問うもの」『調査季報』（横浜市）第 175 号.
（注）図中の数値（%）は 1975 年の出生数と比較した各年次の出生数の減少に対する各要因（①～③）の寄与率を表す。例えば、2000 年の出生数は 1975 年より 710,893 人減少したが、その 37.5%は①人口規模・年齢構造変化、39.1%は②結婚行動変化、23.4%は③夫婦出生行動変化による（計 100%）。ただし2010 ～ 13 年は②③については 2009 年の構成比を用いている。
出典）厚生労働省ウェブサイト「平成 27 年版　厚生労働白書　人口減少社会を考える」.

あり、婚外子割合が高まっている。日本の非嫡出子割合は 2018 年時点で 2.29 であり[2]、OECD 平均の 40％（2016 年）と比較すると、非常に低いといえる[11]。

**未婚化**
未婚化を表す指標には 50 歳時点での未婚者の割合（国勢調査における 45 〜 49 歳と 50 〜 54 歳における割合の平均値）が使われる。これは「生涯未婚率」と呼称されてきたが、国立社会保障・人口問題研究所などでは、2019 年より「50 歳時の未婚割合」等の表現に変更している。

**夫婦出生力**
国立社会保障・人口問題研究所の「第 15 回出生動向基本調査」（2015 年）によると、完結出生児数（結婚持続期間 15 〜 19 年夫婦の平均出生子ども数）は、2010 年の調査から 2 人を下回っている[13]。

**国際移民数**
国連では、国境をまたいだ移民（international migrant）を「自分の常住する国を変更する人」と定義し、移動の理由や合法かどうかは問うていない。ここで発表された移民数（migrant stocks）は、ある国に住む、特定の時点における移民の総数である。

**在留外国人数**
国籍別にみると最も多いのが中国で 2014 年末以降増加傾向にあり、2019 年末で約 81 万人、在留外国人全体に対する構成比は 27.7％である。2 位の韓国は減少傾向にあり、2019 年末での構成比は 15.2％であるのに対し、3 位のベトナム（14.0％）、4 位のフィリピン（9.6％）はともに増加を続けている。5 位のブラジルは、2007 年末に

半ばまでの出生数減少は、親となる年齢層の人口の減少によりもたらされた部分が大きいが、晩婚化とそれに伴う若年層の未婚化も要因として加わっている。1980 年代後半からは、それまで 2.2 前後で安定していた**夫婦出生力**も縮小し、影響を及ぼしている[12]。

このような人口構造の少子高齢化、そして総人口の減少は、社会的、経済的にさまざまな影響をもたらす可能性がある。たとえば、生産年齢人口の大規模な減少により労働力の供給が減り、経済の縮小を招くこと、またその一方で高齢者人口の増大により、医療や福祉、年金など社会保障に関する財政問題が深刻化することなどは、しばしば指摘されるところである。また、貯蓄や投資、消費が縮小することも、経済活動にマイナスの影響を与えると推測されている。さらに、福祉領域における人材の不足や、子どもの育ちをめぐる環境の変化、地域社会の不活性化なども、今後の懸案事項といえる[5]。

# C. 人口の移動

## [1] 国際移動

国連の人口部会が発表したデータ[14]によると、世界の国際移民数は上昇して 2019 年には約 2 億 7,000 万人となり、世界の総人口（約 77 億 1,000 万人）に占める割合は約 3.5％となった。総人口に対する移（入）民割合が多いのは中東諸国や北米、オーストラリア、ヨーロッパ等であり、日本における移民割合は多くないものの、動向としてはやはり増加傾向にある。

日本における、日本人と外国人の一定期間の入国数と出国数の差を捉えたものが、**図 12-5** である。1975（昭和 50）年からの動きを見ると、世界の社会経済状況に大きく影響をうけている。日本人についてはおおむね出国超過であり、企業の海外進出のもとで日本人の出国が拡大しているが、2001（平成 13）年にはアメリカ同時多発テロ、2003（平成 15）年には中国等を中心に広がった新型肺炎（SARS）の影響で帰国者が増えている。

外国人はおおむね入国超過だが、1990 年代半ばのバブル景気の崩壊、2009（平成 21）年には世界同時不況（リーマンショック〔2008 年〕）、2011（平成 23）年には東日本大震災に起因する急激な減少がみられる[12]。全体として、日本では、国際的な人口移動の動向が人口の増減に与える影響は小さく、1980 年代半ばまでの外国人比率は 0.7％前後であった。しかし、1980 年代半ば以降は若干上昇し、2019 年末現在における**在留外国人数**は 293 万 3,137 人、総人口に占める割合は過去最高の 2.32 パーセントとなっている[15]。

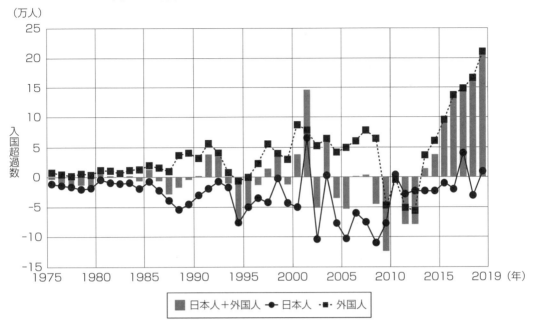

図 12–5　日本人・外国人別入国超過数の推移―1975 ～ 2019 年

資料：総務省統計局「人口推計」.
(注) 1. 各前年 10 月 1 日から当年 9 月 30 日における入国者数から出国者数を引いたもの.
　　　2. 2005 年までの日本人については、海外滞在 90 日以内の入国者数、出国者数を含めている.
出典) 2013 年まで「平成 27 年版厚生労働白書―人口減少社会を考える」図表 1-1-17「日本人・外国人別入国超過数の推移」；2014～2019 年は「人口推計 2019（令和元）年 10 月 1 日　結果の概要」より作成.

　なお、国際人口移動は、受け入れ国の労働力不足という牽引力（Pull）と、送り出し国の過剰労働人口という押出力（Push）によりもたらされると考えられてきたが、今後は労働力の送り出し国でも若年人口が減っていくことから、国内の人口減少を補う移民による労働力確保は難しいものになると考えられている[16]。

## [2] 国内移動

　国内の地域間移動は、社会や経済の変化に影響をうけ、地域の人口変動を左右する要因となる。日本では特に高度成長期以降に、若年層を中心とした人口が地方から都市部へ大量に流出した。1960 年代以降の各地域の人口の社会増減をみると、東京圏、名古屋圏、関西圏が転入超過、それ以外は各地域ともおおむね転出超過であった。1960 年代には都市圏と地方圏のあいだに所得水準の格差があり、人口移動の契機になっていたと考えられる。低成長期には所得格差が縮小し、移動の勢いが弱まるが、1970 年代後半から 1980 年代、およびバブル崩壊後の 1990 年代後半以降もまた東京圏の転入超過となり、都心回帰傾向が続いている（図 12–6）[17]。ただ

ピークとなって以来減少傾向にあったが、2016 年末以降は増加に転じており、現在構成比は 7.2 % である。性別では女性が 50.7 % を占め、年齢別では 20 代と 30 代で 53.5 % を占めている[15]。

**移民による労働力確保**
国連人口部が 2000 年に行った試算では、日本が人口減少と人口高齢化を移民によって代償する場合（「補充移民」）、シナリオ（総人口維持から生産年齢人口の確保まで）により、年間 34 万人から 1047 万人までの移民受け入れが必要であるとされた[9]。

図 12-6　各地域の転入超過数の推移──1954 年〜 2018 年

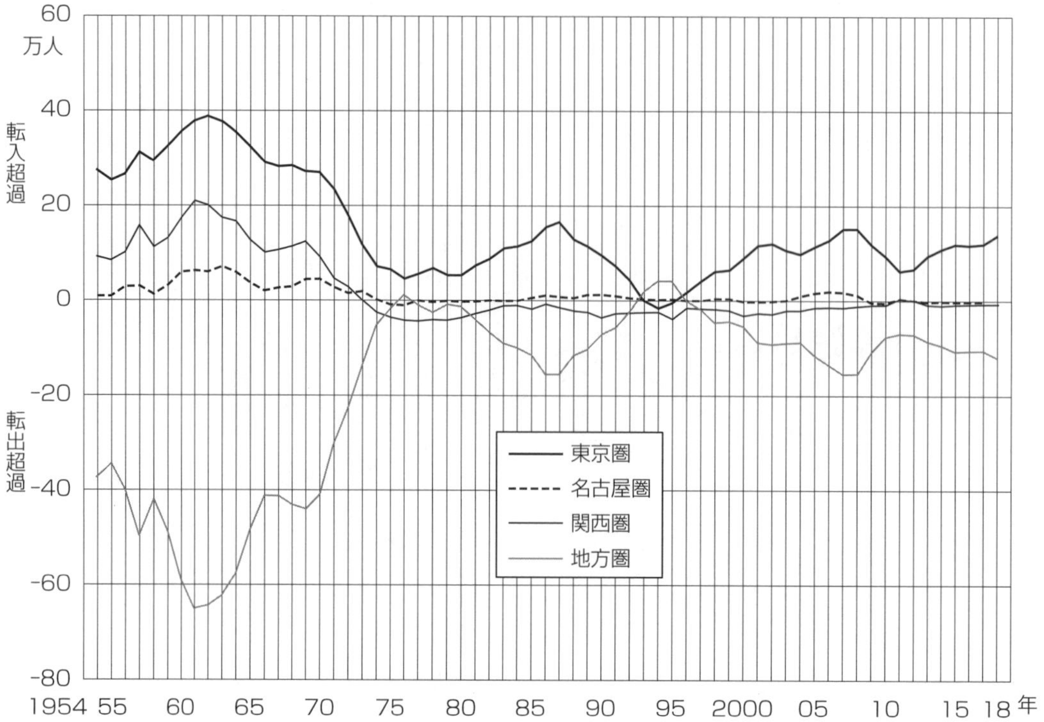

注）1：日本人移動者．
注）2：地域区分は次の通りで、各都道府県の数字を合計した。
　　　東京圏：埼玉県，千葉県，東京都，神奈川県 / 名古屋圏：岐阜県、愛知県、三重県 /
　　　関西圏：京都府，大阪府，兵庫県，奈良県 / 地方圏：上記以外
出典）独立行政法人労働政策研究・研修機構ウェブサイト「早わかり　グラフでみる長期労働統計」I 人口
　　　図 3 地域間移動 / 資料出所：総務省「住民基本台帳人口移動報告」．

し長期的には、社会経済情勢の変化や、かつて存在した地方と都市の出生力格差が縮小し、都市に転出する地方の若年人口が減少したことなどから、国内の人口移動は沈静化している⁽⁸⁾。

# 4. 少子化対策

出生中位・死亡中位
「日本の将来推計人口」では、将来の出生推移・死亡推移についてそれぞれ中位、高位、低位の 3 仮定を設け、それらの組合せにより 9 通りの推計を行っている。

## A. 将来人口と少子化対策の取組み

　国立社会保障・人口問題研究所が、2015（平成 27）年の国勢調査をもとに公表した「日本の将来推計」によれば、**出生中位・死亡中位推計**に基

184

づいた場合、2015年の日本の総人口（1億2,709万人）は、以後長期の人口減少過程に入り、2040年に1億1,092万人、2053年には1億人を割って9,924万人となり、2065年には約8,808万人になるという。また、2065年の人口構造は、年少人口898万人（10.2％）、生産年齢人口4,529万人（51.4％）、老年人口3,381万人（38.4％）となり、高齢化がさらに進むとみられている[18]。第3節Bで述べたとおり、こうした人口構造の変化は、労働力供給や消費、社会保障、介護問題など、社会のあり方に大きく影響を与えると考えられている。

　日本では1989（平成元）年の「1.57ショック」を契機に少子化への本格的な取組みがようやく始まり、**育児休業法**（1991〔平成3〕年）、育児休業給付制度（1995〔平成7〕年）などがその嚆矢となった。1994（平成6）年にエンゼルプランが作成され、保育所の量的拡大や、低年齢児保育、延長保育などの保育サービスの充実が図られ、1999（平成11）年の新エンゼルプランでは、雇用、母子保健・相談、教育等の事業も加えた幅広い内容が示された。2002（平成14）年の少子化対策プラスワン以降では、働く女性の増加や長時間労働、雇用の非正規化などを背景に、労働政策への取組みも行われるようになり、労働時間の短縮、正社員化、同一労働同一賃金などのワーク・ライフ・バランス施策も推進されている[8]。2003（平成15）年には少子化社会対策基本法と次世代育成支援対策推進法が制定され、子育て支援における行政や事業主の役割も示された。2012（平成24）年には**子ども・子育て関連3法**により、教育・保育・子育て支援の総合的な充実が図られた。しかし、こうした対策にもかかわらず、大きな変化には結びついていない。

## B. 少子化対策の課題

　少子化の要因については多岐にわたる議論があるが、大きくは、産む主体である女性の減少という人口学的問題のほかに、非婚者の増加、晩婚化による出産年齢の上昇、さらに夫婦の出生力の低下に焦点が当てられている。非婚化、晩婚化の要因については、社会の価値観や女性の経済的立場の変容のほか、男女双方の非正規雇用の増加などが要因とされてきた[19]。一方で、国の政策は既婚者の仕事と家庭の両立支援が軸となっており、その量的・質的な有効性や対象の妥当性、他の政策との整合性等をめぐって批判がある[20]。さらに、そもそも人口政策というものがはらむ個人の権利との相克や、また「家族」に対する価値観の多様化などを背景に、政策の方向性を定めるうえで留意、調整しなければならない課題は多い[21]。

**2065年の人口構造**
老年（従属）人口指数（生産年齢人口100に対する老年人口の比）は、2015年現在の43.8（働き手2.3人で高齢者1人を扶養）から、2065年には74.6（同1.3人で1人を扶養）となるものと推計される。老年（従属）人口指数と年少（従属）人口指数を合わせた従属人口指数は、生産年齢人口の縮小傾向のもとで、2015年現在の64.5から、2065年に94.5に達するとみられている[18]。

**育児休業法**
1991年制定、1992年施行。1995年に「育児・介護休業法」に改称された。

**子ども・子育て関連3法**
2012年に成立した「こども・子育て支援法」「認定こども園法の一部改正法」「子ども・子育て支援法及び認定こども園法の一部改正法の施行に伴う関係法律の整備等に関する法律」を指す。

注)

(1) 山口喜一編『人口分析入門』古今書院，1989，p.9，pp.10-12，pp.12-13，pp.130-141．

(2) 国立社会保障・人口問題研究所「人口統計資料集 2020」表 2-2，表 2-6，表 4-3，表 4-18，表 5-21．

(3) 河野稠果『人口学への招待—少子・高齢化社会はどこまで解明されたか（第 4 版）』中公新書，2015，p.4，p.108，pp.111-113 および「平成 16 年版　少子化社会白書」「人口転換モデル」．

(4) マルサス著／永井義雄訳『人口論』中央公論新社，1973，p23．

(5) 内閣府ウェブサイト「平成 16 年版　少子化社会白書」．

(6) 岩澤美帆「「ポスト人口転換期」の出生動向：少子化の経緯と展望」『人口問題研究』71-2，2015．

(7) 鬼頭宏『人口から読む日本の歴史』講談社学術文庫，2000，pp.18-20，pp.112-120，pp.132-139，p.140，pp.217-227．

(8) 京極高宣・高橋重郷編『日本の人口減少社会を読み解く—最新データからみる少子高齢化』中央法規出版，2008，pp.18-21，pp.29-31，pp.85-92，pp.112-120，pp.148-165，pp.179-181．

(9) 総務省ウェブサイト「平成 27 年国勢調査人口等基本集計結果要約」．

(10) 荻野美穂『「家族計画」への道—近代日本の生殖をめぐる政治』岩波書店，2008，p.159-189．

(11) OECD ウェブサイト「Family Database」．

(12) 厚生労働省ウェブサイト「平成 27 年版　厚生労働白書　人口減少社会を考える」pp.31-34，pp.40-42．

(13) 国立社会保障・人口問題研究所「現代日本の結婚と出産—第 15 回出生動向基本調査（独身者調査ならびに夫婦調査）報告書」2017．

(14) 国連ウェブサイト「国際移民は世界全地域で増大を続け、2 億 7,200 万人に達する、と国連が予測（プレスリリース日本語訳）」．

(15) 法務省ウェブサイト「令和元年末在留外国人統計」．

(16) 林玲子「国際人口移動の現代的展望—日本モデルは可能か」『人口問題研究』70-3，2014，pp.196-197．

(17) 内閣府ウェブサイト「地域の経済」2011 補論 1．

(18) 国立社会保障・人口問題研究所「日本の将来推計人口（平成 29 年推計）報告書」2017．

(19) たとえば、内閣府ウェブサイト「第 3 章　人口・経済・地域社会をめぐる現状と課題」や筒井淳也『仕事と家族』中公新書，2015．

(20) たとえば、山田昌弘『日本の少子化対策はなぜ失敗したのか？』光文社新書，2020．

(21) たとえば、シンポジウム報告「家族研究と政策提言—少子化対策に焦点を当てて」『家族研究年報』43，2019．

## 理解を深めるための参考文献

● 河野稠果『人口学への招待—少子・高齢化社会はどこまで解明されたか』第 4 版，中公新書，2015．

人口学の基礎的概念や少子化のメカニズムを解説するとともに、人口減少社会の原因・背景について分析し、人口問題への適切な理解を促している。

● 落合恵美子『21 世紀家族へ—家族の戦後体制の見かた・超えかた』第 4 版，有斐閣選書，2019．

日本の戦後における家族形態や規範の変容が、人口動態とどのように結びついてきたかを分析している。人口学的変化が社会に与える影響を具体的に理解することができる。

# 第13章 環境と生活

　環境社会学は、人間と環境との関わりを探求する比較的新しい学問である。本章では、日本における環境問題の歴史を振り返りながら、環境問題を理解するためのさまざまな概念を提供する。その上で、持続可能な社会の実現を目指してわれわれに何ができるのかについて考えてみたい。

## 1

　公害問題や気候変動などの環境問題の歴史を振り返るとともに、環境社会学の基本的な概念である被害構造、受益圏・受苦圏、リスクについて学習する。

## 2

　われわれ人間と自然環境との関係をどのように理解したらいいのか。そのことを、社会的ジレンマ、コモンズ、生活環境主義といった考え方を通じて学習する。

## 3

　環境問題に対して、われわれは何ができるのか。SDGs の考え方を理解するなかで、持続可能な社会へ関わり方を学習する。

# 1. 環境問題の歴史

## A. 環境破壊の歴史

### ［1］公害問題

まずは、われわれの社会における環境問題の歴史を振り返っておこう。総じて言えば、人間の生産活動による**環境破壊**から、グローバル化に伴うシステムとしての地球環境問題へと、環境問題の性格は変化しつつある。最初に公害問題について、次に地球環境問題としての気候変動について説明したい。

**環境破壊**
environmental
distruction

**公害**とは、企業などの生産活動等により排出された汚染物質が原因となって、人間の健康や生活環境に被害が生じることである。環境基本法（旧：公害対策基本法）における公害とは、具体的に大気汚染、水質汚濁、土壌汚染、悪臭、騒音、震動、地盤沈下のことを指す。

**公害**
environmental pollution

日本における公害問題は戦前においても生じていたが（たとえば足尾鉱毒事件）、戦後、高度経済成長に伴う工業開発に伴いより激化していった。水俣病、新潟水俣病、イタイイタイ病、四日市公害が「四大公害」と呼ばれたが、それ以外にも全国各地で公害問題が発生している[1]。

ここでは水俣病について紹介しておこう。1950（昭和25）年前後から、熊本県水俣市の水俣湾周辺で魚介類の大量斃死、鳥の狂ったような乱舞など、生物界に異常な変化が見られるようになった。また、すでにこの頃から手足が硬直し、たえずふるえが起こり、目がうつろになるといった症状を発症する患者が発生している。水俣病が公式発見されたのは1956（昭和31）年だとされるが、それ以前から水俣病患者が発生している。

水俣病の原因は日本窒素肥料株式会社（以下、日本窒素）の水俣にあるアセトアルデヒド製造工場からの排水に含まれた有機水銀であった。戦前、熊本県水俣村（現：水俣市）に会社が進出し、化学肥料を製造していた。その製造の過程でメチル水銀化合物が発生し、日本窒素はそれを水俣湾に放流していた。戦中には生産量が減少したものの戦後に生産は回復し、それに伴い水質汚染が拡大していった。

ただし公式発見当初は原因が特定されず、「謎の奇病」と捉えられ、患者は伝染病患者として差別された。特に水俣病の症状は漁民において多く発症しており、彼らが汚染源企業に操業差し止めを求めても全く相手にさ

れなかった。むしろ漁民たちは日本窒素を中心とした水俣という地域社会の秩序を脅かす存在であるとして差別された。また、汚染源が会社の工場排水であると明らかになっても、厚生省（現：厚生労働省）は健康被害との因果関係を認めず、漁獲中止を認めなかった。よって漁民たちは社会的にも経済的にも追い詰められた。その上、屈辱的な見舞金契約まで結ばされることとなった（後に撤回された）。

　最終的に工場排水との因果関係が認められたのは1968（昭和43）年であった。また、患者たちは日本窒素を相手に裁判を行い、1973（昭和48）年に勝訴した。ただし、「誰が水俣病患者か」をめぐって今も裁判が行われている。その意味で半世紀を経ても水俣病は終わっていないのである。

## ［2］ 被害構造論

　公害被害によって生命を奪われたり、障害が残ったりと健康被害が生ずる。しかし**飯島伸子**によれば、公害による被害は生命被害や健康被害に限られるわけではない。ここでは飯島の被害構造論を見ていきたい。

**飯島伸子**
1938〜2001

　飯島は、公害問題における被害を理解するために被害構造論を示し、環境被害を以下の9つに分けて整理すべきとしている[2]。①生命被害、②健康被害、③生活水準上の被害、④人間関係上の被害、⑤生活設計上の被害、⑥文化的側面に関する被害、⑦自然的資源に関する被害、⑧空間的・時間的被害、⑨精神的負担、の9つである。公害問題においては、各被害が連関し、連鎖的に別の被害を生み出す。たとえば生計維持者が健康被害により働けなくなり、一家の生活水準が低下することがあるだろう。また、地域の自然環境が破壊されたことにより生業が成り立たなくなることも考えられる。**図13-1** は被害が相互に連関し、さまざまな被害を生み出していることを示したものである。

　そして上記の各種被害は、（a）被害者の家庭内での役割分担や地位、（b）被害者の社会の中での役割分担や地位、（c）被害者の所属集団、（d）加害源企業、行政、マスコミ、一般市民などの言動や対応、などの社会的要因によっても増幅したり、軽減されたりする。たとえば先ほど紹介した水俣病で言うと、生計維持者が被害を受けると他の家族構成員が生活できなくなる。また、健康被害を受ける中で周囲から差別を受けたり、加害企業から屈辱的な対応を強いられたことも、水俣病患者の被害が社会的に増幅されていることを示している。

## 図13-1　健康被害の受苦に始まる関連被害図式

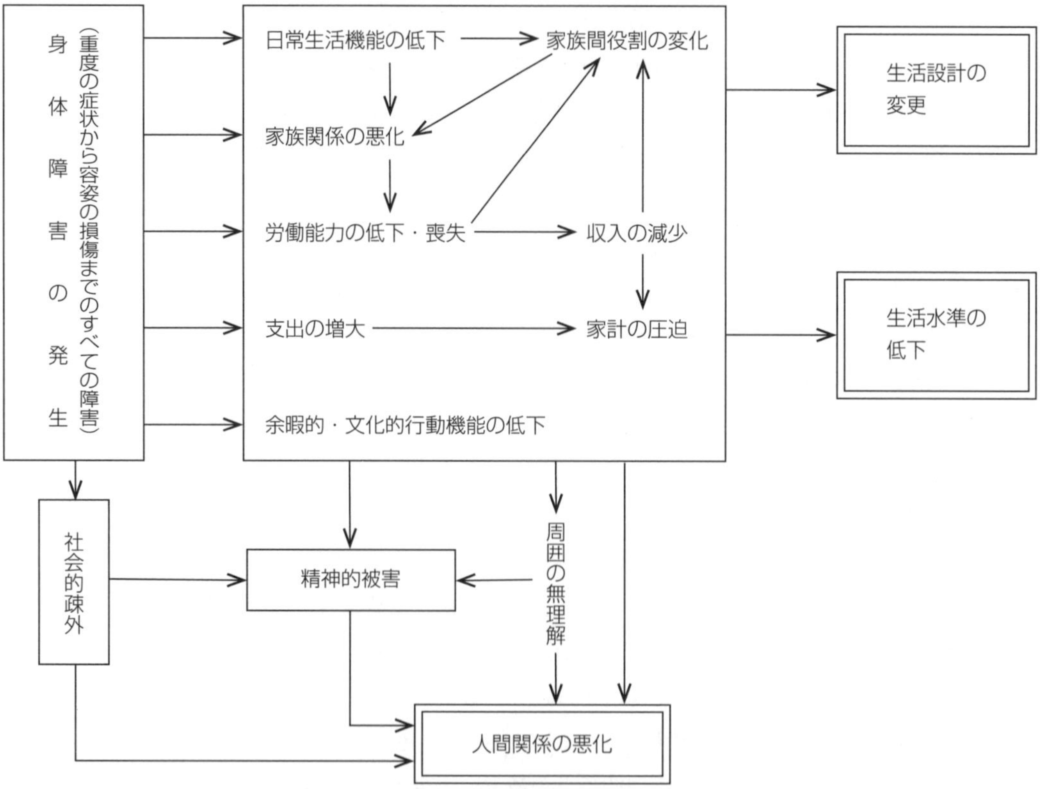

身体障害の発生（重度の症状から容姿の損傷までのすべての障害）

- 日常生活機能の低下 → 家族間役割の変化
- 家族関係の悪化
- 労働能力の低下・喪失 → 収入の減少
- 支出の増大 → 家計の圧迫
- 余暇的・文化的行動機能の低下

生活設計の変更

生活水準の低下

社会的疎外

精神的被害

周囲の無理解

人間関係の悪化

出典）飯島伸子『改訂版　環境問題と被害者運動』現代社会研究叢書，学文社，1993，p.83.

このように公害問題による被害を健康被害に限らず、社会的にも理解していくことが重要である。

### ［3］公共事業による環境破壊と受益圏・受苦圏

公害は工場などの民間企業だけが生み出すとは限らない。国も環境を破壊し、公害を生み出すことがある。**公共事業**による環境破壊について、ここでは新幹線公害について考えてみたい[3]。

東京オリンピック開催の直前の1964（昭和39）年に開業した東海道新幹線は、それまで人の移動に東京−大阪間で約8時間かかっていたものが、4時間へと短縮された（現在は約2時間半）。開業当初は往復で1時間4本程度の運行だったが、その後、本数は増えていく。開業当初から名古屋地域を中心に騒音公害が発生した。100ホンを超える強烈な騒音であり、これは近くで雷が落ちた音と同程度の騒音である。通常、70ホン以上が騒音として認定されるため、相当の音量である。沿線住民は新幹線の差し止めを求めて日本国有鉄道（現：JR、以下、国鉄）を訴えることにした。

裁判の結果、慰謝料の支払いは認められたが、新幹線自体の差し止めは認められなかった。

　このような騒音公害は、新幹線に限らず、沖縄などの米軍基地周辺や、伊丹空港周辺でも生じている。各地で裁判が行われているが、差し止めまでには至っていない。新幹線は乗客の安全や利便性は常に考えるが、沿線住民のことはほとんど考えていない。国の掲げる「公共性」の前に周辺住民の被害回復はなかなか図られていない。

　公害問題について考える際、その問題状況を把握するために環境社会学には**受益圏、受苦圏**という概念がある。これは**梶田孝道**という社会学者が提唱した概念である[4]。受益圏は利益を受ける人たちの集まりを、受苦圏とは被害を受ける人たちの集まりを空間的に示したものである。

　その上で梶田は、受益圏と受苦圏の重なり方によって、環境紛争の解決のされ方が異なってくることを指摘する。ここでは、重なり型としてゴミ処理場問題を、分離型として新幹線公害を取り上げてみる（**図13-2**）。ゴミ処理場問題においては、ゴミを出すという点において自治体住民すべてが受益者であり、彼らの意見を集約しているのが清掃行政部局である。他方、ゴミ処理場周辺の住民が受苦者であり、騒音や悪臭、などその環境被害を受ける。ただしこの場合、受益圏と受苦圏は重なっており、ゴミ処理場周辺の住民も、自らもゴミを出さなくてはいけないという点では比較的理解は得られやすい（とはいえ、関係者含めた合意形成は簡単ではない）。

受益圏／受苦圏
benefitial sphere /
costly sphere

梶田孝道
1947～2006

### 図13-2　受益圏と受苦圏

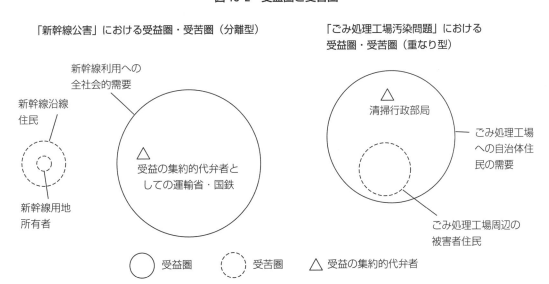

「新幹線公害」における受益圏・受苦圏（分離型）

「ごみ処理工場汚染問題」における
受益圏・受苦圏（重なり型）

新幹線利用への
全社会的需要

新幹線沿線
住民

受益の集約的代弁者と
しての運輸省・国鉄

新幹線用地
所有者

清掃行政部局

ごみ処理工場
への自治体住
民の需要

ごみ処理工場周辺の
被害者住民

◯ 受益圏　　◯（破線）受苦圏　　△ 受益の集約的代弁者

出典）梶田孝道『テクノクラシーと社会運動―対抗的相補性の社会学』東京大学出版会，1988，p.49.

191

他方、新幹線公害はどうか。ここにおける受益者は地域間を高速で移動できるという意味で乗客である。その便益は乗客一人ひとりにとって大きなものではないが、その空間的分布は全国に及ぶ。そのような乗客のニーズを集約しているのが国鉄である。他方、新幹線公害で被害を受けているのは沿線住民である。騒音・振動など、新幹線の走行によってとてつもない被害を受けているが、その被害を空間的に示すと非常に局所的になってしまう。沿線住民からすると、騒音・振動から受ける被害を上回る便益を新幹線乗車で得られる訳ではない。場合によっては、新幹線をほとんど利用しない沿線住民もいるだろう。ここにおいて、受益圏と受苦圏は分離している。

　新幹線公害においては、加害者である国鉄と被害者である沿線住民との間の溝は埋まりにくい。新幹線を運行している国鉄はテクノクラートの視点で、つまりは日本社会を合理的にコントロールするという視点で、そのことを正当化するだろう。それに対して沿線住民たちは、自らの被害の絶対性を訴える生活者の視点で新幹線公害を捉えるからである。両者の意見は交わりにくく、問題解決の糸口の設定を困難にしている。ここにおいて、国が示す「公共性」の中身、つまりテクノクラートの視点による公共事業の合理性について、相対的に捉えていくことが必要である。

## B. 地球環境問題

### [1] 資源の枯渇―ローマ・クラブの警告

　近代化に伴う産業化・工業化の進展は、先進国を中心に、大量のエネルギーを用いて大量に商品を生産し、それを大量に消費するという生活スタイルを成立させた。大量生産という生産様式、大量消費という生活様式である。

　そしてこの大量生産、大量消費の前後において環境問題が生じることとなる。大量生産の前には資源の大量採取が、大量消費の後には大量廃棄という問題が生じる。前者について1972年にローマ・クラブが発表した『成長の限界』は、シミュレーションを行った結果、近い将来に各種資源が枯渇し先進国水準の豊かな生活を維持できなくなると警告した[5]。同じ時期に生じたオイルショックも含めて、各国は省エネルギー対策に取り組むことを迫られた。

　後者については、廃棄物の処分という形で問題が現れることになる。各地で廃棄物処分場の建設をめぐる問題が生じた。特に東京都では自区内処理を原則とする対応のなか、廃棄物受け入れをめぐる自治体間のゴミ戦争

が生じた。また、資源の有効活用として分別ならびにリサイクルが制度として定着した。とはいえ廃棄物の問題は完全に解決したわけではなく、特に近年においては、海洋プラスチック汚染が深刻な問題となり、各国で対策が取られている。日本においても2020（令和2）年から小売店におけるプラスチック製のビニール袋の有料化が義務づけられたのは記憶に新しいところである。

## ［2］気候変動

　近年、地球規模の環境問題としては、地球温暖化による**気候変動**がある。世界の平均気温はこの100年で0.69℃上昇した[(6)]。もちろん年ごとの変動もあるし、地域によるばらつきもあるので、国や場所によってはもっと高くなっているところもある。さらに陸上だけに限ると0.92℃も上昇している[(6)]。このような平均気温の上昇は地球上の自然環境にさまざまな影響を与えている。ゲリラ豪雨の発生、北極の解氷面積やヒマラヤ山脈の氷河の縮小、海面上昇とそれに伴う低地の水没、生態系の変化による種の絶滅、農産物の生産適地の変化、などである。これらの事象の発生により、地域によっては水害に遭遇したり、水不足に直面したりする可能性がある。また、ツバルなどの国では海面上昇によって国家存続の危機に見舞われている。

　このような気候変動による異常気象の発生は、これまでの人間活動の結果であることが最近の研究において明らかになっている。具体的には、国連の気候変動に関する政府間パネル（IPCC）がこれまで5次にわたる報告書を作成しており、そのなかで化石エネルギーの使用による$CO_2$などの温室効果ガスの排出が地球温暖化をもたらしていることが、科学的に証明されている[(6)]。その結果として、上記で紹介した平均気温の上昇や海面上昇などの気候変動に伴う災害が生じている。要するに、地震や津波とは異なり、気候変動による異常気象の発生は人間の活動が原因なのである。

　この地球温暖化に伴う気候変動において重要なのは、誰もがその影響を多かれ少なかれ被っているが、他方で誰もがそれに多かれ少なかれ関与している、ということである。少し考えてみればわかるが、われわれは電気を使ったり、車を走らせたりと、便利な生活を享受している（もちろん社会によって生活レベルに差はあるが）。しかしその積み重ねの結果として$CO_2$を排出し、地球温暖化が進んでいる。このように考えると、われわれの生活は環境破壊のシステムの中に組み込まれているのである。

　地球温暖化を食い止めるために、国際的なその取組みがなされている。1992年に国連で気候変動枠組条約が締結された。そして気候変動に関する政府間パネルという国際機関が、地球温暖化が人間活動によるものかど

気候変動
climate change

**パリ協定**
2020年以降における気候変動に関する国際的な枠組み。世界の平均気温上昇を産業革命以前に比べて2℃より低く保ち、1.5℃に抑える努力をすること。そのために各国は温室効果ガスの排出量削減の目標を定めている。

うかを最新の科学的な知見を踏まえて報告書をとりまとめており、それを元に条約締結国会議で国家間交渉が行われている。とはいえ、どの国も自国に不利な条約を結ぶことはしたくないので、なかなか合意に至ることは難しい。各国の温室効果ガスの削減目標を定めたパリ協定が2015年末に締結されたが、トランプ米国大統領（当時）は2017年に一方的に協定から離脱してしまった。ただし2021年に就任したバイデン米国大統領はパリ協定に復帰する政策文書に署名している。

このように、気候変動に対する世界的な取組みはまだまだ不安定な状況である。各国政府と企業、環境NGO、市民との連携のなかで解決が模索される必要がある。

## ［3］リスクという考え方

環境問題について考える際に、もう1つ指摘しておく必要がある。それは、これまでとは異なる性格を持つ環境問題が出てきていることである。それは、汚染物質を五感で感じることもできないような環境問題である。このことについて福島第一原発事故を例に考えてみよう。

原発事故によって大量の放射性物質が拡散した。放射線は目で見ることも、鼻で感じることはできない。あくまでも測定器でもって放射線量を測定することでその量が明らかになる。放射性物質から出る放射線を受けると、人間の身体に影響が出る可能性がある。高いレベルの放射線を浴びるとすぐに死に至る可能性があるが、低線量に関してはすぐに死ぬということはない。ただし、低線量被ばくの影響はわかっておらず、何千、何万人に1人は身体に影響が出るかもしれない。

このような原発事故による被害をどのように考えたらいいのだろうか。

**ルーマン**
Luhmann, Niklas
1927〜1998

**リスク**
risk

ドイツの社会学者の**ルーマン**は、危険と**リスク**とを対語として設定する[7]。危険とは、地震や津波といったハザードのように、人間の行為の選択とは関係なく生じる「よくないこと」が生ずることを言う。それに対してリスクとは、人間の行為の選択の帰結として生じる「よくないこと」が生じることを言う。たとえば原発事故で避難元に帰還した避難者がもし甲状腺がんを発症したら、それは避難者が元の場所に戻ったからかもしれない（原稿執筆時点で日本政府は低線量被ばくと健康被害との因果関係を認めていない）。そもそも、原発自体がリスクであると言える。それは人間が原子力発電所を建設し稼働させた結果に生じたという意味で、それはリスクなのである。

このように考えるとわれわれは、人間活動の結果として生じるさまざまなリスクの可能性と隣り合わせであると言える。それはあくまでも可能性

であり、必ずよくないことが生じるわけではない。あくまでも確率の問題である。帰還したからといって甲状腺がんを発症するとは限らない。原発を再稼働させても事故が生じるとは限らない。ただし現代社会が抱えるリスクは、原発事故のように、仮に生じる可能性が低くてもそれが一度生じてしまうと、とてつもなく広範囲に取り返しのつかない被害をもたらす。

このように自らが生み出したリスクの生ずる可能性に満ちあふれ、それが自分たちのあり方を決めてしまう社会のことを、同じくドイツの社会学者のベックは「**リスク社会**」と呼んだ[8]。

ベック
Beck, Ulrich
1944〜2015

リスク社会
risk society

# 2. 環境と人間との関わり方

## A. 資本主義と消費社会

近年ますます環境問題が深刻になるなかで、われわれは環境問題にどういう立場で臨めばいいのだろうか。自然環境とどう接していけばいいのだろうか。環境問題が大量生産、大量消費という社会のしくみの帰結として生じているならば、それを生み出す資本主義について理解しておく必要があるだろう。

資本主義に基づく社会は、商品を売り、利益を生み出すことによって成立する。つまり、消費者が商品を購入してくれなければ、社会が行き詰まる。不況に陥り、失業者が増える。そのため、資本主義というシステムは不断に市場を作り出す必要がある。資本主義というしくみを成立させるために、国が経済に介入することがある。たとえば1929年に発生した世界大恐慌では、ルーズベルト米国大統領はダム開発など公共事業を行うことで失業者を吸収し、資本主義を支えた。日本においても不況になると公共事業によって景気を下支えしてきた歴史をもつ。そのことによって事業自体の効果が不明な公共事業が行われ、環境を破壊してきた。

そして、資本主義というシステムはさまざまな手段を通じて人びとの消費意欲を喚起する。その1つが広告である。テレビのCMやインターネット広告では、さまざまなブランドの商品が提示される。そのような商品は、「機能」ではなく「ブランド」や「ネーミング」など、他者との差異化を行うことで消費が喚起されている。このようなモノの差異＝記号に基づく消費がなされることを、**ボードリヤール**は**消費社会**と名付けた。

ボードリヤール
Baudrillard, Jean
1929〜2007

消費社会
consumer society

資本主義社会においては、そのシステムを維持するために人びとの消費を必要とする。そのことが必然的に大量生産、大量消費という消費スタイルの形を取ることなり、資源の大量採取と大量廃棄という問題を生み出すのである。

## B. 社会的ジレンマとコモンズ

このような資本主義社会を前提とすると、そのなかで暮らす人びとは必然的に利益を追求するような行動を取ると思われるかもしれない。ハーディンはそのことの帰結を共有地の悲劇として示した。

ハーディン
Hardin, Garrett
1915〜2003

共有地の悲劇の話は以下の通りである。ある一定の大きさの共有牧草地がある。それを牧夫たちが共同で管理している。これまで牧夫たちは牛を1頭ずつ所有し、その牧草地の草を食べさせ、大きくし、出荷していた。ある時、ある牧夫は、もう1頭多く牛を飼うことにした。もう1頭多く牛を飼うことで牛の成育が遅くなったが、その牧夫はもう1頭追加したことによってより多くのもうけを得られた。そのためほかの牧夫もそれに習ってもう1頭ずつ牛を追加していった。そうしているうちに牧草地の草は荒廃し、牛の飼育ができなくなり、牧夫たちは共倒れとなった……[9]。

以上が共有地の悲劇の内容である。このように、個人の立場から見ると合理的な行為（もう1頭追加して利益を得ること）であっても、社会的には非合理な帰結（牧草地が壊滅する）に至ることを、**社会的ジレンマ**と呼ぶ。ハーディンは、資本主義を前提とすると必然的に環境破壊が進むことを示し、それゆえ資本主義社会のあり方を変えていくことを訴えた。

社会的ジレンマ
social dilemma

たしかにハーディンの言うこともわかるが、もし資本主義がグローバルに展開すれば、牧草地のような共有地は地球上からとっくに消えて無くなっていなければならない。しかし現実にはそうなっていない。そのことを理解する手がかりが、**コモンズ**という概念である。

コモンズ
commns

井上真はコモンズを「自然資源の共同管理制度、及び共同管理の対象である資源そのもの」と定義している[10]。たとえば、入会林野と呼ばれる共有林がその代表的なものであろう。日本の農村集落はたいてい入会林野をもっていて、そこに肥料源や飼料源、燃料源などを求めた。たいていの集落ではその入会林野の利用に関する数多くの取り決めを作ってきた。これらのルールは、集落の構成員が自分勝手な行動をとらないように定められており、混乱や対立を生じさせない効果を持っている。

ここで重要なのは、人びとがコモンズの所有、管理・利用の仕方について明確なルールを定めていることである。それぞれのコモンズによって、

そのルールが異なる。そのことを理解することは、人と自然環境との関係を理解する上で大切なことである。

# C. 生活環境主義

　コモンズという考え方によって、われわれはルールを決めて自然を管理していることを学んだ。しかし、そもそも人間と自然との関係をどう考えるべきか。このことについていろいろな考え方がある。まずはわれわれになじみのある、近代技術主義と自然環境主義について見てみよう。

　近代技術主義とは、科学技術によって自然を完全にコントロールできると考える立場である。たとえば、洪水という自然災害を避けるために、河川の上流部にはたくさんのダムが建設され、さらに河川の三面部分をコンクリートで覆うことによって堤防が強化されている。これは、河川工学という科学技術によって洪水は防止できるという思想に基づいている。このような考え方を発展させると、**エコロジー近代化**という考え方に行き着く。つまり、環境問題はすべて技術革新によって解決できるという立場である。

　それに対して自然環境主義とは、人間によって支配されない、手つかずの自然を残すべきだという考え方である。たとえばアメリカの国立公園では、自然は人間によって手が加えられない状態のままで保全されている。もし地域の気候が異常気象に見舞われ、公園内の川が干上がってしまい、それによって動植物が死滅したとしても、それはそれで仕方がないという考え方をとる。日本における国立公園も基本的にそのような考え方に基づき運営されている。だが、この考え方を突き詰めると、環境問題を解決するためには、近代化、工業化により成立する近代社会自体を否定するところまで行き着く。

　近代技術主義か、自然環境主義か。このような二項対立以外に選択肢はないのだろうか。環境社会学では、**生活環境主義**という考え方が調査研究から示されてきた。生活環境主義とは、その場所で生活する人びとの価値観や知識、社会的関係を重視して、生活者の立場から環境との関わりを探求する立場である[11]。この立場においては、人びとは周囲の自然を使い続けることにより、自然に手を加えながらも、自然と調和した暮らしを成り立たせている、と考える。

　森林を具体例に考えてみよう。日本の国土の3分の2は森林に覆われているが、その森林の約4割は人の手が入った人工林である。人びとが杉などの針葉樹林を植え、下草を刈り、間伐を行い、枝打ちを行って、50年後に伐採し、木材資源として活用する。しかし戦前・戦中には過剰な伐採

エコロジー近代化
ecology modernization

生活環境主義
life-environmentalism

が行われ、日本の山は至る所でハゲ山となった。そのため戦後すぐには洪水が頻発した。また最近でも森林の手入れはうまくなされておらず、管理が行き届いていない。

　人間と自然との関係は、技術で克服するか、距離を取るか、という単純な形では理解できない。世界の至る所を見渡せば、ミクロなレベルで自然を使いこなす人びとの実践を見いだすことができる。

# 3. 持続可能な社会を求めて

## A. 社会の持続可能性

　さて、われわれはこれからどのように環境問題と付き合っていくべきか。地球温暖化や気候変動などというと、どうしてもわれわれの手の届かないところにあるように感じられる。身近なところからどのように環境問題に関わっていくことができるのか。

SDGs（持続可能な発展目標）
sustainable development goals

　そのヒントが**SDGs**（持続可能な開発目標）である[12]。これは、2015年の国連総会で全加盟国が合意した、持続可能な開発目標のことである。SDGs は 17 の目標を定めた。その 17 の目標とは、①貧困をなくそう、②飢餓をゼロに、③すべての人に健康と福祉を、④質の高い教育をみんなに、⑤ジェンダー平等を実現しよう、⑥安全な水とトイレを世界に、⑦エネルギーをみんなに、そしてクリーンに、⑧働きがいも経済成長も、⑨産業と技術革新の基盤をつくろう、⑩人や国の不平等をなくそう、⑪住み続けられるまちづくりを、⑫つくる責任つかう責任、⑬気候変動に具体的な対応を、⑭海の豊かさを守ろう、⑮陸の豊かさも守ろう、⑯平和と公正をすべての人に、⑰パートナーシップで目標を達成しよう、からなる。17 の目標の下には 169 のターゲット（達成基準）が具体的に定められている。加盟各国はそれぞれの国において実施体制を整え、目標達成に向けて企業や地方自治体、市民などの活動を後押ししていく。

　SDGs の 17 の目標を見ると、環境問題と関連している項目もあれば、そうでない項目もある。⑦や⑬〜⑮は環境問題に直接関係するが、それ以外は環境問題と関係ないと思われるかもしれない。ここで重要なのは、それぞれの課題が相互に関連しあっていることであり、環境問題だけを解決しようとしても目標達成を果たせない、ということである。気候変動問題

を解決しなければ水害などの自然災害はますます増え、その結果として貧困問題が生じる。その逆に、人びとの貧困問題が解決しなければ、ますます海や陸の資源の過剰採取に向かうことになるだろう。

SDGsについては、国や地方自治体、企業だけでなく、市民一人ひとりが自分にできることを求められる。たとえば、地元の山の木材を使って自宅を建てる、さらにその家の屋根に太陽光パネルを設置し、再生可能エネルギーを生み出すこともその1つかもしれない。また、近くの里山保全の活動に参加することもその1つかもしれない。SDGsに関連したさまざまな取組みを行う中から、他の目標との関連が見えてくるだろう。一人ひとりが小さな入り口からSDGsに関わり、いろいろな目標に関わり、結果として持続可能な社会の実現のために関わっていくことが求められている。

## B. 環境正義・世代間正義

SDGsに取り組むだけでは環境問題は解決されない。環境問題には、個人や企業、国でさえも簡単には解決できない構造的な課題がまだまだ残っている。

たとえば、産業廃棄物の処理場や原子力発電所など、環境汚染や環境リスクは地方や社会的弱者の居住地の近くに集まりやすい。資本主義というシステムのもとでは、どうしても地価が安かったり、人口密度が低いところに環境負荷がかかってしまう。アメリカにおいては、廃棄物処理場がエスニック・マイノリティの居住地の近くに建設されることが多い。そこにおいては、環境正義の実現、つまり、環境問題に関して人種や階層による不平等な取り扱いがなされている現実に対し、すべての人にとって公平な環境保護の実現が、つまり**環境正義**の実現が目指された[13]。この考え方はアメリカの環境正義運動を通じて普及してきた考え方であるが、日本におけるさまざまな環境問題を考える上での示唆に富んでいる。

また、環境正義の問題はもう少しグローバルに捉える必要があるかもしれない。たとえば太平洋の島国が海面上昇により水没の危機にさらされているが、そういった国々はあまり豊かな国々ではなくこれまで温室効果ガスの排出をしてこなかったにもかかわらず、そのような危機にさらされている。このように、先進国の産業活動による温暖化が途上国の生活環境の悪化をもたらしているのは、公平とはいえないだろう。また近年になって地球温暖化が問題となり温暖化対策が世界的に求められてきたなかで、これまで先進国が$CO_2$を排出して発展してきたのに対し今になって途上国の産業活動が抑制されるのも公平ではない。

**環境正義**
environmental justice

環境正義という考え方は人種や階層の間、または国家間における環境面での不公正を示しているだけではない。世代間での不平等も考えるべきである[14]。持続可能な社会を実現するためには、地球上にある資源をわれわれの世代だけで消費していいわけがない。このような世代間の不平等の問題についても考えていく必要がある。

注)
(1) 政野淳子『四大公害病―水俣病、イタイイタイ病、四日市公害』中公新書，2013.
(2) 飯島伸子『改訂版　環境問題と被害者運動』現代社会研究叢書，学文社，1993.
(3) 舩橋晴俊ほか『新幹線公害』有斐閣選書，1985.
(4) 梶田孝道『テクノクラシーと社会運動―対抗的相補性の社会学』東京大学出版会，1988.
(5) メドウズ，Donella H. ほか／大来佐武郎監訳『成長の限界―ローマ・クラブ「人類の危機」レポート』ダイヤモンド社，1972.
(6) 鬼頭昭雄『異常気象と地球温暖化―未来に何が待っているか』岩波新書，2015.
(7) ルーマン，N. 著／小松丈晃訳『リスクの社会学』新泉社，2014.
(8) ベック，U. 著／東廉・伊藤美登里訳『危険社会―新しい近代への道』叢書ウニベルシタス，法政大学出版会，1998.
(9) ハーディン，G.「共有地の悲劇」フレチェット，S. 編／京都生命倫理研究会訳『環境の倫理（下）』晃洋書房，1993.
(10) 井上真『コモンズの思想を求めて―カリマンタンの森で考える』岩波書店，2004.
(11) 嘉田由紀子語り／古屋桂信構成『生活環境主義でいこう！―琵琶湖に恋した知事』岩波ジュニア新書，2008.
(12) 蟹江憲史『SDGs（持続可能な開発目標）』中公新書，2020.
(13) 戸田清「環境正義の思想」加藤尚武編『環境と倫理―自然と人間の共生を求めて』有斐閣アルマ，1998.
(14) 蔵田審一郎「「未来世代に対する倫理」は成立するか」加藤尚武編『環境と倫理―自然と人間の共生を求めて』有斐閣アルマ，1998.

**■ 理解を深めるための参考文献**

●政野淳子『四大公害病―水俣病、イタイイタイ病、四日市公害』中公新書，2013.
　現在、公害問題についてなかなか新聞で見かけることがない。本書では四大公害について詳しく説明されており、現代に生きる人間にとっての公害の意味が示されている。
●宮内泰介『歩く、見る、聞く―人びとの自然再生』岩波新書，2017.
　本書で紹介した森林や、半栽培の例などから、コモンズや生活環境主義について具体的な事例を用いてわかりやすく紹介されている。
●蟹江憲史『SDGs（持続可能な開発目標）』中公新書，2020.
　SDGs についてその内容や意味について解説されている。17 の目標について具体的に説明されており、読者が SDGs にどう関わっていけばいいのかが示されている。

# 第14章 現代社会と災害

本章では、災害に関する社会学理論を紹介しながら、災害の発生、被害、被災者支援について検討する。こうした議論を通じて理解してもらいたいのは、災害とは極めて社会的な現象である、という点である。災害社会学の基本的な考え方を学ぶことで、災害に対して社会としてどのように取り組むべきか、そのための基盤を提供する。

## 1

災害社会学の基本的な考え方を理解することができる。ハザードと災害、脆弱性、レジリエンスといった基本的な用語を理解する。

## 2

災害過程のプロセスに即して求められる社会的な対応を理解することができる。特に災害ボランティアの役割について学ぶ。

## 3

災害に直面した被災者の生活破壊を理解するとともに、そこからの生活再建の一般的過程とそこにある課題について学ぶ。

## 4

自治体における危機管理体制がどのように作られているのかを理解するとともに、将来発生するであろう災害に対するソフト面の備えとして防災教育について理解する。

# 1. 災害とは何か

## A. ハザードと災害

災害
disaster

　われわれが**災害**と聞くとき、具体的には地震、津波、洪水、台風、火災、竜巻など、自然界で発生するさまざまな事象を思い浮かべるかもしれない。しかしそれらは、正しくは災害ではない。それらは単に大地が大きく揺れたりするなど自然現象に過ぎない。災害とは、そのような自然現象が、ある社会的な環境の中で生じることで成立する[1]。

　具体的に考えてみよう。地震は地球を構成するプレートに別のプレートが潜り込む過程で生じる大地の揺れであるが、人間が住んでいないところで地震が起きても基本的になんら被害は発生しない。あくまでも大地が揺れただけである。同じく洪水も、河道から水があふれ出す現象であるが、これもあふれ出た先に人びとの営みがなければ被害は発生しない。床上浸水したり、家が流されたりと被害が発生してはじめて洪水は水害となる。

ハザード（災害因）
hazard

　このように考えると、災害とは、地震や津波などの自然現象とは区別されるものである。災害社会学では、災害を生み出す自然現象のことを**ハザード（災害因）**と言う。そして災害とは、われわれの社会がそのハザードを受け止めた結果として生じるものである。地震がハザードであり、震災が災害である。そのため、われわれの社会がハザードに対して準備をしていれば最小限度の被害にとどまるかもしれない。逆に、われわれがハザードに対する準備を怠れば大きな被害を生み出す可能性がある。

## B. 脆弱性（ヴァルネラビリティ）とレジリエンス（復元＝回復力）

　災害社会学とは、ハザードと災害を区別した上で社会の脆弱性とレジリエンスの解明を目指す研究領域である。この点について説明していきたい。

脆弱性（ヴァルネラビリティ）
vulnerability

ワイズナー
Wisner, Ben

　**脆弱性**とは何か。**ワイズナー**は脆弱性について「自然の加害性の力が非日常的な大きさで作用する場合、それを予測して対応する行動を取り、対処あるいは対抗し、その後、回復するために必要な人ならびにそのグループの能力」と定義している[2]。

　もう少しわかりやすく説明すると、たとえば震災ならば、耐震基準をクリアした建物が整備されているかどうか、火災の延焼を防ぐために幅の広

い道路が整備されているかどうか、などが地震に対する地域ならびに社会の脆弱性として指摘できるだろう。そういった対策が取られていなければ、地震に対する脆弱性が高いと言えよう。津波ならば、その浸水を防ぐ防潮堤が沿岸部に建設されているかどうか、さらに常日頃から避難訓練を行い津波に対する意識を醸成しているかどうか、などが挙げられる。このようにハザードに対する脆弱性は、建築環境などのハード面から、地域住民の意識や人間関係などのソフト面まで、幅広く想定することができる。

災害発生時の社会の対応力を見るのが脆弱性だとすると、そこからの社会の復旧・復興の側面に着目するのが**レジリエンス（復元＝回復力）**である。

レジリエンスとは、被災者ならびに被災地が被害から回復していく際に、それらが持つ物理的、生物学的、社会的、文化的な潜在能力のことを指す[3]。これについても具体的に説明してみたい。1995（平成7）年の1月17日に発生した阪神・淡路大震災の被災地の事例で考えてみたい。阪神・淡路大震災で被災した神戸市長田区真野地区は震災前からまちづくりが盛んな地域であった。公害問題の発生をきっかけとしてまちづくり協議会が発足し、地域住民の組織化が行われていた。言い換えると、真野地区には**コミュニティ**ができており、住民間の**ソーシャル・キャピタル**が非常に高い状態にあった。真野地区は阪神・淡路大震災に直面したが、このまちづくりの取組みを活かして震災対応から復旧・復興段階のあらゆる段階に対応した。その取組みは、生き埋めになった住民の救出、避難所での炊き出し、食料や救援物資をめぐる行政との交渉、住宅補修や住宅の共同建替への支援など多方面に及んでいる[4]。

レジリエンスとして想定されうるものは多様である。そこには、個人的なレベルから集団的なレベルまでさまざまなものが想定されうる。

## C. なぜ災害社会学が必要か

**災害社会学**では、ハザードと災害を区別した上で、災害をハザードと脆弱性との関数として定義する。つまり災害は、ハザードを社会が受け止めた結果として生じるのである。その上で、災害を受け止める社会の側の脆弱性と、社会が災害から復旧・復興していくレジリエンスを明らかにするのが災害社会学の大きな目的である。

なぜ災害社会学という学問が必要なのか。それはこれまでにも見てきたように、災害は極めて社会的な現象だからである。災害研究といえば、どうしても地震や津波が発生するメカニズムの解明に目が行きやすい。それはそれで非常に重要な研究である。しかし、災害自体は社会がそれを受け

復興
reconstruction

レジリエンス（復元＝回復力）
resilience

ソーシャル・キャピタル
social capital
人びとの間で持たれている信頼関係、互酬性規範、ネットワークのこと。ソーシャル・キャピタルに関する代表的な研究者であるパットナムは、その高さが社会の豊かさやパフォーマンスを説明すると述べた。被災後の復興状況の違いを説明する際にも用いられる。

災害社会学
disaster sociology

止めた帰結として生じる。人的被害や家屋被害などは、社会のしくみによって規定される側面が非常に大きい。

だからこそ、**防災**や**減災**という考え方が重要になってくるのである。これらはハザードに対する社会の脆弱性を低めるような取組みをすることである。防災はハザードによる被害を生み出さないことを意味するが、これだけ大規模な災害が発生している中で被害を全く出さないことは不可能である。そこで現状より被害を少なくするという意味で減災という考え方が登場した。ここでは、災害による被害を軽減する社会の側の取組みのことを防災・減災と言うことにしよう。

防災心理学者の**林春男**は、地震を念頭に防災・減災に向けた6つの要素を整理している[1]。**図14-1**はそれを示したものである。地震が発生した際、被害が発生し、それに対してなんらかの社会的な対応が求められる。その際、被害を規定するのは地震の規模（外力）と社会の防災力である。これらは、それぞれハザード、脆弱性と言い換えられるだろう。その際、地震などのハザードがどのように発生するのかを理解することに加えて、ハザードの発生メカニズムに関する知識を前提に社会の防災力を高める取組みを行うことが求められている。さらに、一度大きな災害が発生すれば、その災害をきちんと理解し、次に同じような災害が発生しても被害を（なるべく）生み出さないような取組みを行って、次の災害に備えることが求められる。防災まちづくりという視点であり、このように災害を経験して社会の防災力を高めていくことが求められる。

**防災**
disaster prevention

**減災**
disaster mitigation

**林春男**
1951～

## 図14-1　防災の6つの基本要素

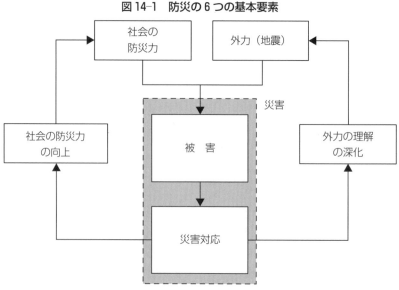

出典）林春男『いのちを守る地震防災学』岩波書店，2003，p.3.

# 2. 災害の発生と対応—災害過程と救援・支援活動

## A. 災害過程のサイクル

　それでは、災害の発生から復興に至る流れに即して、実際の出来事と社会として求められる支援について考えてみたい。その前に災害過程のサイクルについて紹介しておきたい。

　災害過程のサイクルとは、災害の発生から復旧・復興に至る過程を1つのサイクルとして捉えたものである。吉川忠寛によれば、①災害の発生を契機として緊急避難や救助・救命が行われる緊急段階、②避難所生活や瓦礫撤去が行われる応急段階、③住宅再建などの生活再建や地域再生が行われる復旧・復興段階、そして④次の災害に備えるための予防段階に移行していくという4つの局面から構成される[(5)]。それぞれについて簡単に見ていきたい。

　緊急段階とは、ハザードによる直接被害が発生し、拡大する被害から「命を守る」段階である。被災地では消火活動や救命活動が行われ、被災者が安全な場所へと避難する。避難所が立ち上がり、そこで避難生活が始まる。

　応急段階とは、住まいを失い、あるいは住まいに戻れない被災者が一時的な生活を確保する段階である。避難所とは、災害救助法23条によると国によって提供される被災者に対する収容施設であり、そこでは食料や飲料水の供給、生活必需品の給与・貸与、医療などのサービスが提供される。とはいえ避難所には、段ボールで区切られた場所に多くの被災者が押し寄せ、プライバシーを確保するのはなかなか難しい。特に持病を持っている人や高齢者、ペットがいる人は他者に迷惑をかけるので避難所に入りにくい。そのため避難所以外の場所として、親戚宅や友人・知人宅など、さまざまなところに一時居住する被災者も多数いる。また、在宅被災者といって、被災家屋で生活する人もいる。

　復旧・復興段階とは、避難所から仮設住宅などの一時提供住宅を経て、最終的に被災者が生活再建を果たす段階である。阪神・淡路大震災の被災地では家屋の損壊に加え、火災により大規模に市街地が焼けてしまった。そのため土地区画整理事業を行い、火災の延焼を防ぐための道路の拡幅が行われ、新たに土地が造成された。自宅を再建する被災者もいれば、自力

205

再建できない人は災害公営住宅に入居した。とはいえ、密集市街地が大規模に被災したため、被災地の中に仮設住宅を建設することができず、被災者は住んでいたところから遠く離れた場所の仮設住宅に入居せざるを得なかった。その結果、多くの避難者が元の場所のつながりを失い、孤独死が発生した。

　予防段階とは今後迫り来る災害に対して事前に備える段階である。過去の災害を見直し、次の災害では被害をなるべく生み出さないための防災・減災の復興まちづくりが求められる。それは、耐震・耐火を備えた建物を作ったり、幅の広い道路を作るといったハード面だけでなく、行政の防災対応や住民の防災意識向上などのソフト面も含めて行われる必要がある。場合によっては将来の災害に向けて事前の取組みを実施しておくことも求められる。そのことを事前復興という。

## B. 災害時における生命保持への対応

　このような災害過程のサイクルを前提とした時、最初の緊急段階において重要なのは「命を守る」ことである。地震ならば家具などの転倒から身を守る、津波ならば高台に逃げる、などの避難行動が求められる。

　緊急避難時においてまず重要なのは、「自分の身は自分で守る」ということである。東北地方の三陸沿岸では「津波てんでんこ」という言葉がある。津波が来たら、まずは自分の安全を最優先にして避難することを言う。各自が適切な状況判断を行うことが重要である。そのためにも学校教育の場で、地域のハザードマップを踏まえた避難訓練や教育を行うことが重要である。この点は後ほど説明する。

　ハザードによって、どのように自らの身を守るのかが変わってくる。たとえば、過去の大災害では多くの人命が失われたが、災害因によって死因が異なる。阪神・淡路大震災では、死者の約8割が建物の崩壊による圧死であった。それに対して2011（平成23）年3月11日に発生した東日本大震災では、死者の9割が津波による溺死である。このように、ハザードによってどのようなリスクがあるのかをきちんと理解しておくことが求められる。

　また、ハザードの発生によって多くの死者だけでなく、怪我人が発生する。そのために救命活動が行われる。一般的には災害発生から72時間が人命救出のデッドラインと言われている。阪神・淡路大震災でも家屋の下敷きになった人が近所の人の助けを得て救出された例がある。また、災害発生時においてはD-MATと呼ばれる災害派遣医療チームが立ち上がり、

D-MAT
Disaster Medical
Assistance Team

被災地に派遣される。D-MAT は医師や看護師などから構成され、おおむね 48 時間以内に活動を開始できる機動性を持っている。

被災地はまだまだ混乱しており、訓練を受けた専門家による応急対応が中心となる。災害ボランティアによる被災地支援は次の応急段階において開始されるのが一般的とされる。

## C. 災害とボランティア

被災地における混乱が収まり、多くの被災者が避難所に入る応急段階になると、行政による支援に加え、多くの**ボランティア**による支援活動が始まる。ボランティアとは、自らの意志により対価を求めずに他人や社会に貢献する人または活動のことを指す。

阪神・淡路大震災では行政が機能不全に陥る中、全国各地からボランティアが駆け付け、瓦礫の撤去や被災者の支援などを行った。そして震災の発生した 1995（平成 7）年はボランティア元年と呼ばれ、その活動を制度的に支えていくために 1998（平成 10）年に **NPO** を法的に位置づけた**特定非営利活動促進法**が制定された。阪神・淡路大震災の被災地には多くのボランティアが駆け付けたが、ボランティアの手を借りたい人と、その担い手とをどのように結び付けるのかが課題となった。阪神・淡路大震災の経験を踏まえ、それ以降は被災地の**社会福祉協議会**が**災害ボランティアセンター**を立ち上げ、両者を結ぶ機能を果たすことになる。

災害ボランティアセンターの業務は、被災者のボランティアニーズを集め、そのニーズを他方でボランティア参加者とマッチングさせることである。もちろん災害ボランティアによる支援活動も、災害過程のサイクルに応じて変化していく。応急段階においては、被災地における瓦礫の撤去や、避難所における被災者支援、炊き出し、物資の荷下ろしなどが中心となる。仮設住宅ができれば被災者の引越の手伝いなどの活動も出てくる。他方、復旧・復興段階においては、仮設住宅入居者への交流訪問などが主な活動内容になってくる。

社会福祉協議会によるボランティアセンター運営については、メリットとデメリットの両方を指摘できる。メリットとしては、ボランティアセンターの運営がある程度マニュアル化されたことにより、全国どこの被災地でもある程度の質を伴った災害ボランティア活動が展開できるようになったことである。他方デメリットとしては、行政的な運営によってボランティアのカバーする領域が広がらない、という点である。被災地では新たな支援ニーズが生み出される。場合によっては職員が**アウトリーチ**を行って

ボランティア
volunteer

NPO
non profit organization

アウトリーチ
「外に手を伸ばす」という意味であり、支援ニーズに対して支援者側から積極的に働きかけて情報や支援を提供することである。

ニーズを見つけ出していく必要がある。また、平等性、公平性という観点で活動の内容を制限する動きも見られた。阪神・淡路大震災の被災地でボランティア活動を行っていた村井雅清は「最後の一人まで救う」を合い言葉に活動をしており、その中でユニークな活動が行われている[6]。

# 3. 生活再建と復興

## A. 災害による生活破壊

生活破壊
life destruction

　災害に直面すると、人びとの生活はどのような被害を受けるのか。ここでは、東日本大震災に伴う福島第一原発事故を事例に被災者の**生活破壊**とそこからの再建について考えてみたい。

　避難を余儀なくされた地域の住民が、原発事故によって何を失ったのか。避難者は避難に伴い、元の場所での住宅や仕事を失ったことはすぐに理解しうるだろう。ただしそれだけではない。たとえば別の地域から結婚して嫁いできた女性は、これまで避難元で築いてきた近所づきあいなどの人間関係、さらには「暮らし」や「人生」までも失った。また、多くの避難者が住宅などの都合から世帯分離を余儀なくされている。場合によっては3世帯、4世帯と分かれる場合もある。そのような家族生活が失われたことは、日常生活のあらゆる場面に影響を及ぼす。

　このように災害による被災者の生活破壊は、第13章で見た被害構造論と同じように考えることができる。生命の被害や健康被害に加え、生活水準上の被害や文化・自然に関する被害など多岐にわたる。被害者支援を行う際には、彼ら／彼女らのどの側面に被害が現れているか、それがどう連鎖反応的に次の被害を生み出しているのかを見ていくことが重要である。さらに被災者が受けた被害は、彼らが居住していた地域社会の被害程度とも大きく関係してくる。仮に、ある個人は何の被害を受けていなくても、地域社会が大きな被害を受けていれば、その個人は生活において大きな支障をきたすことになる。

　原発事故による被災者の生活破壊については、舩橋晴俊の「生活環境の五層の破壊」に関する議論が役に立つ。舩橋は原発事故による生活破壊を、人びとの日常生活を支える自然環境、インフラ環境、経済環境、社会環境、文化環境がまるごと崩壊した、と指摘した[7]。福島第一原発事故では地域

の生活環境が丸ごと破壊された。除本理史はそのことを「ふるさとの喪失」という言葉で表現するが、それは舩橋の言う五層の生活環境について、その一体性が破壊されたことを強調する[8]。被災地のどの側面が被害を受けたのかを理解することが重要である。

もちろん、被災者の生活破壊や生活環境の破壊は、ハザードの種類によっても規定されるが、それ以上に個人ならびに地域社会の脆弱性を適切に見極めることが重要である。

## B. 被災者の生活再建とその課題

このような災害による生活破壊から、被災者はどのように生活を建て直していくのか。被災者が自らの生活を建て直していくことを生活再建と言うが、ここでは**生活再建**について考えてみたい。

阪神・淡路大震災における研究で明らかになったものに、「生活再建7要素」がある。これは、その震災から5年目が経過した段階で「被災者が災害を乗り越えていき、生活を再建するための課題」を明らかにする目的でワークショップが開催され、そこでの意見を整理した結果として出てきたものである。その研究から、被災者の生活再建には7つの要素、①すまい、②人と人とのつながり、③まち、④そなえ、⑤こころとからだ、⑥くらしむき、⑦行政とのかかわり、から構成されることが示された。その中でも特に「すまい」と「人と人とのつながり」が自らの生活が回復するための重要な要素であったという[9]。ここでは、被災者の住宅再建とコミュニティ形成について紹介しておきたい。

まずは住宅再建についてである。住宅を失った被災者の多くは、**仮設住宅**などを経由するなどして、最終的に自宅を再建する（自力再建）。その際、被災者は住宅再建支援法に基づいて最大300万円を国から受け取ることができるが、それ以外は基本的に自己資金で住宅を再建することになる（自治体によって別途補助がある場合もある）。とはいえ、すべての被災者が資力を持っているわけではないので、自力再建できない被災者は基礎自治体などが整備した災害公営住宅に入居することになる。

日本における住宅再建に関してはさまざまな問題がある。第1に、大規模災害では被災地の復旧整備や避難指示解除に時間がかかるため、仮設住宅への入居期間が必然的に長期化する。災害救助法に基づいて仮設住宅の入居期間は原則2年間となっているが、東日本大震災の被災地では9年以上が経過しても入居している人がいる[10]。第2に、資力のない被災者にとって住宅再建のパターンが「避難所→仮設住宅→災害公営住宅」しかな

**生活再建**
life reconstruction

**仮設住宅**
temporary housing

いことが指摘される。塩崎賢明はそのことを**単線型住宅復興**と呼んでいる[11]。

　次にコミュニティ形成について考えてみたい。被災地において大きな課題になっているのが孤独死の問題である。これは、被災し元々居住していた地域から遠く離れた仮設住宅や災害公営住宅に移動する中で、被災者が元々のコミュニティから切り離されてしまうことに起因する[12]。これは先ほど紹介した単線型住宅復興とも関係しており、避難所から仮設住宅へ、仮設住宅から災害公営住宅へ移動するたびに入居者の構成がシャッフルされ、被災者はそのたびに最初からつながりを作らないといけないからである。特に年配の人においてつながり作りを不得手とする傾向があり、資力のないことも合わさって孤独死に至るケースがあるという。このことは、復興政策が被災者を追い詰めているという点で**復興災害**であるといえる[11]。

　このように見ていくと、生活再建がうまくいくかどうかは、被災者の生活破壊の程度に加え、被災者の社会階層によっても大きく規定される。これは、冒頭で紹介したレジリエンスと言ってもいいだろう。その中で資力を有していない人はどうしても復興から取り残されていく。つまり、災害弱者と呼ばれる人びとが出てきてしまうのである。

　ここで重要なのは、それぞれの被災者の置かれた状況を適切に把握し、支援していくための体制である。近年、**災害ケースマネジメント**が提唱されている。津久井進によれば、「被災者一人ひとりに必要な支援を実施するため、被災者に寄り添い、その個別の被災状況・生活状況などを把握し、それに合わせたさまざまな支援策を組み合わせた計画を立てて、連携して支援を実施する仕組み」と定義される[13]。被災者に対する支援メニューは多岐にわたるが、被災者にとってどれが自分に利用可能なのかが理解しづらい。被災者の状況に合わせた支援メニューを提案し、同伴支援していくことが必要とされている。

# 4. 危機管理の確立と防災教育

## A. 危機管理体制の確立

　東日本大震災の発生は、行政の**危機管理体制**の見直しを迫るものであった。岩手県宮古市田老の防潮堤は世界的にも有名であったが、東日本大震

災の津波で破壊されてしまった。また岩手県大槌町では地震によって役場機能が使えなくなり、庁舎前に災害対策本部を設置していたところ、そこに大津波が押し寄せ、町長をはじめとして町役場幹部の多くが犠牲になった。さらに宮城県南三陸町の防災庁舎では、そこに避難してきた人も含めて当初の6メートルという津波予想を前提に防災庁舎にとどまり続けた。結果、多数の犠牲者を出してしまった。

防災・減災という点では、行政の危機管理体制も重要になってくる。各自治体では各種災害に対応した**地域防災計画**を立案している。これは、政府の中央防災会議が防災基本計画を立て、それに基づき、県単位、地方自治体単位で立案されるものである。地震や津波、風水害などハザードごとに立案されることが多いが、災害が発生した時に、どのような理念・体制のもとで災害対応を行うのかが明記されている。具体的には、行政職員の配置、避難計画、救急・救助、避難所の運営、物資の供給体制、など多岐にわたる。**表14-1**には災害の各段階における行政の防災対応と求められる情報について整理した。ここに示したのはごく一部に過ぎない。

地域防災計画において重要なのは災害時**避難計画**であろう。自治体の人口規模や地域特性を踏まえた上で、どこに避難所を設置するか。さらに災害時要支援者をどう避難させるのか。盛り込むべき項目は多岐にわたる。

**避難計画**
地震や津波などの具体的なハザードの発生時を想定して、住民を迅速かつ安全に避難させるための行政計画のこと。そこには、避難経路に加え、避難所や要配慮者への対応などが明記されている。

### 表14-1 災害の各段階における行政の防災対応と求められる情報

| 災害の段階 | 平常時 | 警戒期 | 発災期 | 復旧・復興期 |
|---|---|---|---|---|
| 対策・目的 | 予防対策 | 準備 | 応急対応 | 復旧・復興対策 |
| 行政の役割 | 啓発活動<br>防災計画の策定<br>防災教育<br>避難訓練 | 災害対策本部の設置<br>情報の収集<br>災害情報の発出<br>避難勧告の発出<br>避難所の開設 | 被害の把握<br>救助活動<br>食料・水等の供給<br>避難所の運営 | ライフラインの復旧<br>仮設住宅の供給<br>罹災証明書の発行<br>復興計画の策定 |
| 行政にとって必要な情報 | 被害想定<br>防災計画<br>マニュアル | 災害因<br>被害予測<br>要因招集 | 避難情報の招集・伝達<br>要員招集<br>職員の安否<br>他機関への応援要請<br>他機関との活動調整 | ライフライン等の復旧<br>情報対応策の広報 |
| 住民にとって必要な情報 | 啓発情報 | 予警報<br>災害因 | 災害因<br>避難勧告<br>行動指示<br>被害情報<br>安否 | 生活情報<br>行政の災害対応 |

出典）中村功「災害情報とメディア」大矢根淳ほか編『災害社会学入門』シリーズ災害と社会 1，弘文堂，2007 を一部修正.

**災害時要支援者**
災害発生時において自力では避難できない住民のうち、特に支援を要する人のことを指す。災害対策基本法では災害時要支援者の名簿を作成し、災害時の避難体制を構築することが義務づけられている。

**「災害時要援護者」の名称変更**
以前は災害時に配慮を要する人を「災害時要援護者」と呼んでいた。災害対策基本法の改正に伴い、2015（平成27）年4月1日から、高齢者、障害者、乳幼児、妊婦など、災害時において特に配慮を要する人を「要配慮者」と呼び、その内災害等が発生、発生する恐れのある場合に、自ら避難することが困難であるため、円滑かつ迅速な避難の確保などの支援を要する人を「避難行動要支援者」と呼ぶこととなった。

**災害時要支援者**とは、高齢者、障害者、妊婦、外国人、乳幼児など要配慮者のうち、災害発生時において特に支援を要する人のことを指す。2013（平成25）年の災害対策基本法の一部改正では、災害時要支援者の名簿を作成することが基礎自治体に義務づけられた[14]。平常時から避難支援において必要となる情報を関係者間で共有するとともに、発災時にその名簿を用いて避難支援を行うことが求められている。

また、東日本大震災では、行政による地域防災計画だけでは不十分であったという認識から、2013年に地区防災計画制度が立案された。これは地方自治体の下位に位置づけられるものであり、おおむね小学校区程度の範囲で防災計画が立案される。その中に災害時要配慮者の支援体制を盛り込むことが目指される。とはいえ、そのような地区防災計画の立案は義務ではなく、国などからの支援があるわけではない。各地区での防災計画立案をどのように促していくかが大きな課題である。

また自治体の危機管理対応として、ハザードマップを作成している。これは、水害や津波などの自然災害による被害を地形や地盤の特徴を踏まえて想定し、その被害範囲を地図化したものである。ハザードマップには被害想定区域や避難経路、避難場所などが掲載されている。最近ではどの自治体のホームページにもハザードマップが掲載されており、各世帯における災害時の避難計画を立てる上で欠かせないものとなっている。

# B. 災害と情報伝達

ハード面での防災・減災の取組みは進められているが、どうしても限界がある。そのため住民に災害情報を提供し、避難を促す情報を提供することが重要となる。自治体が災害時の危機管理体制を構築していたとしても、その情報が住民に伝達されていなければ意味がない。そのため、避難情報をどのように伝えるかは非常に大きな課題である。

避難情報の発出に関しては、ハザードごとに異なる。地震の際には緊急地震速報が、津波の際には津波警報が発令されるが、地震の場合には発災直前に伝達されるのに対し、津波や風水害は発災まで多少の時間があり、避難行動につなげることができる。とはいえ、すべての災害情報が速やかに住民に伝達されるとは限らない。東日本大震災では地震によって防災無線機が故障したり、停電で使えなくなった。テレビや携帯電話も停電によって使えなくなる。技術が発達してもすべて対応できるとは限らない。

また、避難情報が対象者に伝わったからといって、その人が避難行動をとるかは別の問題である。警報が発せられた際の避難率は大災害を経験し

ても高まらない。それは、異常であることを認めようとしない**正常性バイアス**や、避難指示が空振りになることへの影響として生じる「オオカミ少年効果」などが考えられるが、それ以外にも避難しない理由がある。先ほども述べた災害時要配慮者は、自分の力だけではなかなか避難できない。仮に自力で移動できたとしても、移動に時間がかかるようなら避難をためらうだろう。そもそも日本語が不自由な外国人は適切な情報を受けることができない。避難計画の中では、そのような要配慮者の存在を含めた上で、情報の伝達、避難支援の体制を組み込む必要がある[15]。

　避難勧告や指示など避難情報以外にも、住民が必要とする情報はたくさんある。**表14-1**には災害の各段階において住民、行政組織にとって必要な情報も示している。各段階で住民にとって必要な情報をどのように行政が伝えていくのか、平常時から考えておく必要がある。

**正常性バイアス**
心理学の用語で、人が予期しない出来事（たとえば大津波が来る、など）に遭遇しても、その危険性を認めようとせず、「あり得ない」という先入観で片付けてしまう心のメカニズムのことである。

# C. 防災教育

　防災・減災が行政の取組みだけでは解決できないということは、平常時から災害に対する住民の意識を高め、適切に避難できるよう、防災教育を行うことが求められる。**防災教育**においては、①ハザード（災害因）に関する知識、②各種情報伝達方法（警報の種類など）に関する知識、③災害時の行動（避難行動）に関する知識、が組み合わされて伝達されることが求められる。

　防災教育のわかりやすい具体例は避難訓練だろう。実際、東日本大震災の被災地である三陸沿岸の小中学校では、津波を念頭においた避難訓練を繰り返し実施してきた。そのため東日本大震災では、一部の例外を除いて小中学校の管理下において児童の死者は出ていない。

　ただし防災教育は学校における避難訓練だけに限られない。たとえば防災クロスロードというゲームを用いた防災教育もあれば、「防災さんぽ」と称して家族で避難経路の点検を行うワークショップ型の防災教育もある。このような防災教育は各地域で実践が積み重ねられており、自分たちの地域のレベルに合わせて適切な方法を実践することが求められている[16]。防災教育自体は学校に限られる話ではない。行政や一般地域住民を含めて災害や防災に関する知識を蓄積していくことが求められる。

　もう1つ重要なのは、そのような防災教育の中にこれまでの災害の記憶をどう組み込むのか、という点である。大災害の記憶を伝えるアーカイブ施設があり、そこでは語り部の講話を含めて災害に関する情報を知ることができる。また、東日本大震災の被災地では震災遺構として被災した建物

**防災教育**
disaster resilience education

が保存されている。そもそも日本では昔から災害の記憶を石碑などに記して後世に伝えてきた。そのような先人たちのメッセージを次世代に伝承していくためのしくみづくりが求められている。

注)
(1) 林春男『いのちを守る地震防災学』岩波書店，2003.
(2) ワイズナー，B. ほか著／岡田憲夫監訳／渡辺正幸・石渡幹夫・諏訪義雄ほか訳『防災学原論』築地書館，2010.
(3) 浦野正樹「災害研究のアクチュアリティ─災害の脆弱性／復元＝回復力パラダイムを軸として」環境社会学会編『環境社会学研究』16 巻，2012.
(4) 今野裕昭「被災者の生活再建の社会過程」吉原直樹編『防災の社会学』第 2 版，東信堂，2014.
(5) 吉川忠寛「復旧・復興の諸類型」浦野正樹・大矢根淳・吉川忠寛編『復興コミュニティ論入門』シリーズ災害と社会 2，弘文堂，2007.
(6) 村井雅清『災害ボランティアの心構え』ソフトバンク新書，2011.
(7) 舩橋晴俊「『生活環境の破壊』としての原発震災と地域再生のための『第三の道』」日本環境会議編『環境と公害』43（3），2014.
(8) 除本理史『公害から福島を考える─地域の再生をめざして』岩波書店，2016.
(9) 田村圭子ほか「阪神・淡路大震災被災者の生活再建課題とその基本構造の外的妥当性に関する研究」地域安全学会編『地域安全学会論文集』2，2000.
(10) 津久井進『大災害と法』岩波書店，2012.
(11) 塩崎賢明『復興〈災害〉─阪神・淡路大震災と東日本大震災』岩波書店，2014
(12) 額田勲『孤独死─被災地で考える人間の復興』岩波書店，2013.
(13) 津久井進『災害ケースマネジメントガイドブック』合同出版，2020.
(14) 鍵屋一『図解よくわかる自治体の地域防災・危機管理のしくみ』学陽書房，2019.
(15) 片田敏孝『人が死なない防災』集英社，2012.
(16) 諏訪清二『防災教育の不思議な力─子ども・学校・地域を変える』岩波書店，2015.

■ 理解を深めるための参考文献
● 大矢根淳ほか編『災害社会学入門』シリーズ災害と社会 1，弘文堂，2007.
　災害社会学における基本的な用語が整理されており、ここで紹介できなかった用語も含めて災害に関する研究を体系的に学習する上で必読文献である。
● 山本薫子・高木竜輔・佐藤彰彦・山下祐介『原発避難者の声を聞く─復興政策の何が問題か』岩波書店，2015.
　福島第一原発事故による避難者の声を整理し、解説したもの。災害による生活破壊の内容をわかりやすく理解することができる。
● 塩崎賢明『復興〈災害〉─阪神・淡路大震災と東日本大震災』岩波書店，2014.
　阪神・淡路大震災からの復興過程において生じた課題を「復興災害」として提示した本。復興政策が被災者の生活再建を困難にしている様子を学ぶことができる。

# 第15章 グローバリゼーション

現代社会の最も重要な社会変化の１つであるグローバリゼーションについて学ぶ。まず、基本概念および関連する議論を概観し、分析枠組みを提供する。次に、統計データを参照しながらグローバリゼーションの現状を把握したうえで、エスニシティ、国民国家、移民およびグローバル・エイジングを現在進行形の社会課題として取り上げる。

## 1

グローバリゼーションは、ヒト・モノ・資本・情報などの移動が地球規模で展開する過程である。世界システム論や文化帝国主義論を概観し、グローバリゼーションについての考え方を理解する。

## 2

実際に、いつからどの程度グローバリゼーションが進行しているのか。国連や世界銀行などの統計データを参照しつつ、現状および将来予測を把握する。

## 3

地球規模の人の移動が活発化することによってもたらされる、エスニシティ、国民国家、移民の問題を取り上げ、世界的な動向と日本の現状について理解する。

## 4

地球規模で進行する高齢化であるグローバル・エイジングの現状と課題を確認し、長期化する老後の生活の質の向上を目指すアクティブ・エイジング概念について理解する。

# 1. グローバリゼーション

## A. グローバリゼーションとは

**グローバリゼーション**
globalization
グローバル化とも訳される。

**国際化**
internationalization

現代社会において最も重要な社会変化の1つに**グローバリゼーション**がある。現在、グローバリゼーションという言葉の定義は一様ではないが、一般的には、ヒト・モノ・資本・情報などの移動が地球規模で展開する過程を指す。**国際化**という言葉が、すべての人びとが特定の国家の国民として存在し、その上で他国間関係を考えるという含意があるのに対して、グローバリゼーションは国家の枠組みを超えた地球規模の流れを想定した概念である。たとえば、世界各地の地域経済が結びつくようになった経済現象、多国籍企業の国境を越えたビジネス、気候変動や異常気象など地球規模の問題となっている自然環境、世界中の情報が行き交うインターネット、移民問題などについて考える場合、グローバリゼーションという概念が使われる。

**ロバートソン**
Robertson, Roland
1938〜

**ギデンズ**
Giddens, Anthony
1938〜

**ロバートソン**は、グローバリゼーションという概念が「世界の縮小と、ひとつの全体としての世界という意識の増大の双方に言及する」ものであるとしている[1]。つまり、グローバリゼーションは、科学技術の発達によって地球規模の移動・通信が可能になり世界が縮小することのみならず、人びとの世界を捉える感覚が拡大することの両方を意味している。また**ギデンズ**は、「遠く隔たった地域を相互に結びつけていく、そうした世界規模の社会関係が強まっていくこと」とグローバリゼーションを定義している[2]。このように、経済、環境、インターネット、移民といった現象を考えるとき、世界中の人びと、国々、地域間などの相互依存性について考えることが現在では不可欠となっている。

## B. 世界システム論

**ウォーラーステイン**
Wallerstein, Immanuel
1930〜2019

**世界システム論**
world-systems theory

現在のようなグローバリゼーション論に先立ち、**ウォーラーステイン**は『近代世界システム』において**世界システム論**を提唱した[3]。世界システム論は、国を単位として世界を捉える従来的な見方に転換を促し、世界を三層構造（中核・半周辺・周辺）からなる経済的分業体制のシステムとして捉えた。

中核地域は、経済的分業体制において支配的な先進諸国および地域であり、周辺地域から労働力や原材料を搾取し、多くの利益を得ている。またこの地域は、その時代における最先端の科学技術を有しており、経済的・政治的に強大な力をもっている。これに対して周辺地域は、経済的分業体制において原材料の生産に特化した低開発地域であり、中核地域の資本に依存し、安価な労働力や原材料を輸出することで成り立っている。半周辺地域は、中核地域と周辺地域の両方の特徴をあわせもつ中間的な地域である。この地域は、中核地域からは搾取される一方、周辺地域を搾取することで成り立っている。

この世界システムのなかでは、不平等な貿易が行われており、生み出された価値が常に中核地域に吸い上げられていく構造になっている。したがって世界システム論の観点からは、ある途上国の経済発展が進まないのは、その国のやり方に原因があるのではなく、搾取される構造に組み込まれている状況に原因があると捉えられる。大航海時代以降、世界システムは、北西ヨーロッパを中核、北東ヨーロッパや中南米を周辺地域として拡大してきた。その歴史の過程で現れた、中核地域の他の国々をも圧倒するような覇権を「**ヘゲモニー**」という。歴史上、ヘゲモニーを握った国家は、17世紀中ごろのオランダ、19世紀中ごろのイギリス、第2次世界大戦後からベトナム戦争前までのアメリカだとされる[4]。

ヘゲモニー
hegemony

## C. 文化帝国主義

グローバリゼーションの力は、政治経済ばかりではなく文化にも作用し、国境を越える文化が形成される。メディアと通信技術の発達により、ある地域の情報と文化が世界各地に急速に伝播するようになった。たとえば、アメリカのハリウッド映画、日本のマンガ・アニメ・ゲーム、韓国のポップ音楽などである。このような**大衆文化**のグローバリゼーションに対する考え方の1つとして「**文化帝国主義**」がある。1970～80年代に活発化した文化帝国主義論は、政治経済における帝国主義のような支配構造が文化の領域へと適用されていることに対して警鐘を鳴らすものであった。つまり、世界システムにおける中核地域の文化が周辺地域を支配し、従来からある伝統文化や地域文化を破壊あるいは吸収していくことに対する批判であった。文化帝国主義の観点では、グローバリゼーションによる情報の流通が世界各地の文化を均質化・画一化していくと捉えられる。

大衆文化
mass culture

文化帝国主義
cultural imperialism

文化帝国主義論において批判される支配的な文化とは、主として先進諸国の文化、とりわけアメリカを発祥とする文化である。強大な経済力を背

景にアメリカの多国籍企業やメディアが世界中の国々や地域に進出し、マーケットを開拓し、アメリカのライフスタイルや価値観を普及させる。その結果、世界各地の人びとがファストフード、コーヒーショップ、ハリウッド映画、テーマパークなどアメリカ企業が提供する食文化やエンターテインメントを好んで消費するようになる。この意味で文化帝国主義は、**アメリカナイゼーション**という側面をもつ。

アメリカナイゼーション
Americanization

トムリンソン
Tomlinson, John
1949〜

　**トムリンソン**は、文化帝国主義的な言説を分析し、①メディア帝国主義、②国家の言説、③グローバルな資本主義に対する批判、④近代性批判の4つのアプローチに分類している[5]。①はマス・メディアの力によって特定の文化が世界中に普及することに対する批判、②は国内文化が外国文化によって浸食されていくことに対する批判、③は多国籍企業の進出によって主にアメリカの消費文化に画一化されることに対する批判、④は近代化、すなわち資本主義、合理主義、個人主義などの理念が世界中で浸透することに対する批判である。

　いずれの文化帝国主義的な言説も、支配的な文化の強大な普及力と均質化・画一化に力点のある議論であった。これに対して、**カルチュラル・スタディーズ**は、文化の受け手の能動的な読解に着目し、文化帝国主義論を批判した[6]。そこでは、多国籍企業やメディアが生産した文化的商品の受容のされ方が、一方的に押しつけられるものではなく、受け手の文脈によって多様に解釈される可能性が強調されている。実際、文化的商品の世界的な流通は、文化帝国主義論が想定したような単純なものではない。グローバル企業は、製品標準化と同時並行してローカルな市場の多様なニーズに応えられるよう、国や地域ごとに異なる商品を投入する戦略を積極的に採用している[7]。

カルチュラル・スタディーズ
cultural studies

# 2. 国境を越える人・モノ・資本・情報

## A. 人の移動

　グローバリゼーションは、人・モノ・資本・情報などが国境を越えて地球規模で移動する過程のことであった。では実際に、それらの移動は時代とともにどの程度進展しているのだろうか。ここでは、グローバリゼーションの特徴を示す各種統計データを確認する。

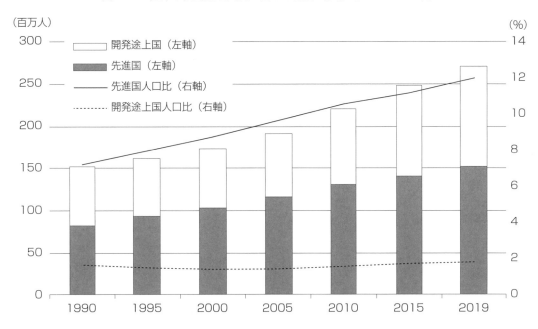

図15-1　世界の移民数と人口に占める割合の推移（1990〜2019年）

（注）「先進国」「開発途上国」は、それぞれ国連の"More Developed Regions"
　　　"Less Developed Regions"に基づく。
出典）国連"International migrant stock 2019"より作成．

　人の移動として真っ先に想起されるのは、**移民**の存在であろう。移民の多くは、相対的に貧困で不安定な地域から豊かで安定的な国への労働移民、その家族、難民である。国連によれば、世界の移民人口は、1990年に約1億5,000万人であったのが、2019年には約2億7,000万人まで増加しており、30年で倍近くになった（**図15-1**）。

　この期間、移民は先進国と開発途上国の両方で一貫して増加し続けてきたが、両者の人口に占める移民の割合は大きく異なる。移民の人口比は、先進国では7.2%から12.0%に増加しているのに対し、開発途上国では2%弱の水準で横ばいに推移している。これは、前者よりも後者の人口増加率が高いためである。このため、移民の増加が先進国社会に与えるインパクトは増大しており、重大な社会問題になっている。

**移民**
migrant

## B. モノの移動

　モノの移動は、貿易の規模で確認することができる。**世界銀行**によれば、世界全体の貿易輸出額は、1970年には4,000億ドルに満たなかったが、2000年代から爆発的に拡大し、2004年には10兆ドル、2011年には20兆

**世界銀行**
World Bank
金融市場の安定、貧困の削減、持続的な成長などを目的として1945年に設立された国際機関。開発途上国への融資や技術支援を行っている。

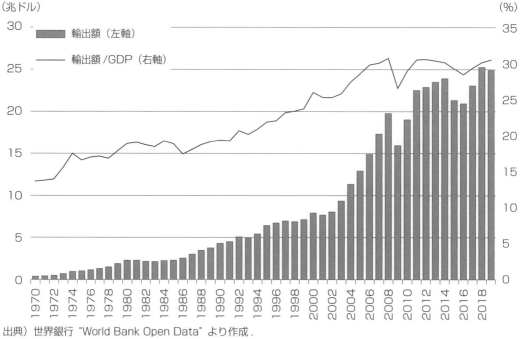

図 15-2　世界の貿易輸出額と GDP に占める割合の推移（1970〜2019 年）

（兆ドル）

- 輸出額（左軸）
- 輸出額／GDP（右軸）

出典）世界銀行 "World Bank Open Data" より作成.

ドルを超えた（**図 15-2**）。輸出額が GDP に占める割合をみても、1970 年には約 14％であったが、2000 年代の中頃から 30％程度を占めるようになった。

こうした 2000 年代における貿易の急拡大は、1995 年の **WTO（世界貿易機関）** 発足、世界的な自由貿易政策の推進、グローバル企業の増加、サプライチェーンの拡大が背景となっている。各国の経済は他国への依存度を強め、私たちが暮らしの中で消費する商品も外国製品が増加している。

**WTO（世界貿易機関）**
**World Trade**
**Organization**
自由貿易の促進を目的として 1995 年に設立された、貿易に関するさまざまな国際ルールの策定・運用を行う国際機関。

## C. 資本の移動

対外直接投資は、海外における現地法人の設立やそれに対する設備投資、海外企業の M&A（合併・買収）を指す。つまり、対外直接投資が大きくなれば、資本が海外に移動し、企業が積極的に海外進出していることを意味する。**UNCTAD（国連貿易開発会議）** によれば、世界の対外直接投資残高は、1980 年に約 5,000 億ドルだったのが、2000 年代から加速度的に増加し、2019 年には約 35 兆ドルに達した（**図 15-3**）。当初は投資残高のほとんどを先進国が占めていたが、2000 年代後半から開発途上国の割合が漸増しており、2019 年には 1/4 を占めるまでになった。2000 年代以降、

**UNCTAD（国連貿易開発会議）**
**United Nations**
**Conference on Trade**
**and Development**
開発途上国の経済発展と経済格差是正を目的として 1963 年に設置された国連の補助機関。

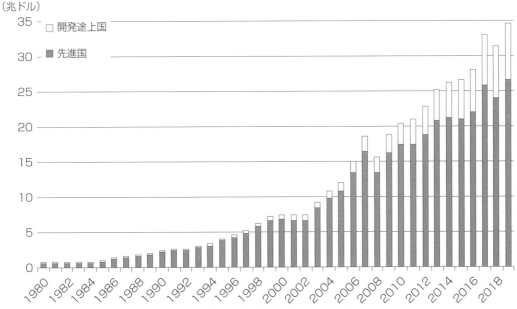

図15-3　世界の対外直接投資残高（1980〜2019年）

（注）「先進国」「開発途上国」は、それぞれ国連M49分類の"Developed Regions"
　　　"Developing Regions"に基づく。
出典）UNCTAD "UNCTADstat" より作成.

先進国企業による生産拠点の海外移転と海外市場への進出が加速した一方、
開発途上国においても経済発展と企業の海外展開が進展している。

# D. 情報の移動

　最後に、情報の移動を象徴的に示す現象として、インターネットの世界
的な動向について確認する。**ITU（国際電気通信連合）** の推計によれば、
2005〜2019年における世界のインターネット利用率は、先進国で53％か
ら87％（1.6倍）、開発途上国では8％から44％（5.5倍）に上昇した（**図
15-4**）。この間に、インターネット接続端末は従来のパソコンにスマート
フォンやタブレットなどが加わり、利用率を押し上げた。

　国際帯域幅も2015年の153テラビット／秒（先進国79、開発途上国
74）から2019年の478テラビット／秒（先進国203、開発途上国275）へ
と急速に拡大した。国際帯域幅は、ある国から海外にデータを伝送するた
めの最大容量であり、国境を越えたデータ流通量に近似する指標である。
2015年は先進国と開発途上国の国際帯域幅は同水準であったが、2019年
は後者の方が大幅に大きくなった。

ITU（国際電気通信連合）
International
Telecommunication
Union
電気通信による平和的関
係、国際協力、経済発展
などの推進を目的として
1865年に設立された万
国電信連合と1908年に
発足した国際無線電信連
合が統合し、1947年に
発足した国連の専門機
関。

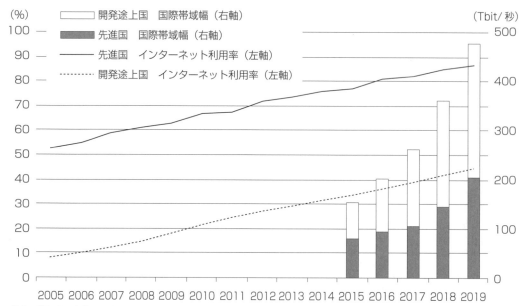

図 15-4　世界のインターネット利用率と国際帯域幅（2005〜2019 年）

（注）　「先進国」「開発途上国」は、それぞれ国連 M49 分類の "Developed Regions"
　　　　" Developing Regions" に基づく。
出典）ITU の推計より作成 .

　以上のように、近年は先進国／開発途上国にかかわらずインターネット
の利用が拡大しており、情報のグローバリゼーションが急速に進展してい
る。

# 3. エスニシティ

## A. 国民国家のゆらぎ

　前節でみたように、地球規模の人の移動が活発化すれば、ある国や地域
の内部において民族的な多様性が高まり、さまざまなルーツをもつエスニ
ック・コミュニティが形成され、多文化社会が成立する。社会学では、言
語、習慣、宗教などの共有された文化、帰属意識をもつ集団を**エスニッ
ク・グループ**と呼び、その社会的・心理的性質を**エスニシティ**と呼ぶ。人
種が肌の色や体格といった身体的特徴で決まるのに対し、エスニシティは
より複雑で多元的な概念である。グローバリゼーションによって、さまざ

エスニック・グループ
ethnic group

エスニシティ
ethnicity

まなエスニシティをもつ集団が共存する多民族社会が形成され、従来の国民国家の枠組みがゆらいでいる。

そもそも**国民国家**とは、ある領域に居住する人びとを「国民」として一元的に統治する近代以降に発展した制度である。近代以前において人びとは、地縁や血縁からなるコミュニティへ帰属しており、多様な文化的アイデンティティをもっていた。しかしひとたび国民国家が成立すると、人びとは国民として自己を定義するようになった。

したがって、国家という枠組み自体は必ずしも確固たるものではない。国家を成立させる要素は、国境線で区切られた一定の領域（領土、領海、領空）、主権、国民である。しかし国家の基盤となる国民は、人種、言語、宗教などの面で多種多様であり、明確に定義することができない。こうしたことから**アンダーソン**は、客観的なものだと思われている「国民」が、実際は人びとの心の中のイメージとして徐々に形成された「**想像の共同体**」であると考えた[(8)]。

国民国家
nation state

アンダーソン
Anderson, Benedict
1936～2015

想像の共同体
imagined communities

## B. 移民の統合

増加する国際人口移動と多民族社会の到来は、移民にどのような義務を課し、どのような権利を与え、どのように統合していくのか、という問題を**ホスト社会**に提起する。移民の統合政策は、いくつかに大別できる。

1つは、移民がホスト社会の言語、習慣、文化などを身につけ同一化していく**同化主義**である。しかし1970年代以降、同化主義的なアプローチは、エスニック・マイノリティの文化を消し去ることや同化できない人びとの排除につながるという倫理的な観点から批判されるようになる[(9)]。同化主義は、時間とともに移民がホスト社会に溶け込んでいく「直線的同化」を前提としていたが、それは必ずしも妥当ではなかった。

こうした流れを受けて発展したのが**多文化主義**である。これは、多様な文化を尊重し、文化的差異に寛容で、多文化が共存する社会を目指すアプローチである。多文化主義的な移民統合政策が定着している国としてカナダ、オーストラリア、スウェーデンなどがある。また、第2次世界大戦後、欧米先進諸国は、労働移民を積極的に受け入れることによって経済復興を目指したが、フランスは同化主義的、イギリスとオランダは多文化主義的な統合政策を採用した。

多文化主義は、さまざまなバリエーションを生みつつも多くの先進国で支持された。しかし1990年代以降、欧米先進諸国は、それまでの移民統合政策の転換を迫られることになる。背景にあったのは、移民人口比率の

ホスト社会
host society

同化主義
assimilationism

多文化主義
multiculturalism

高まりと白人構成比が相対的に低下したこと、当初の目標よりも統合が進まず格差や対立が強まったこと、欧米先進諸国の福祉国家としての再分配能力が低下し移民への社会的給付が負担になったことなどであり、これらの結果として**移民排斥運動**や**原理主義**運動が広まり、各地でテロを発生させるまでになったことである[(10)]。多文化主義は、社会の連帯を阻害し、分断を生むものと批判されるようになった。

　現在、欧米先進諸国は、**市民的統合**アプローチに向かうようになっている。これは、移民を「市民」として統合するために、自文化の保持を尊重しつつも、言語、歴史、文化などホスト社会に関する知識を身につけるよう試験や講習を課す政策である。

# C. 多民族社会としての日本

　戦後日本は「単一民族」国家としてイメージされることが多かった。しかし1980年代以降、国内の外国人居住者は増加しつづけ、日本が多民族社会であることが顕在化している。法務省入国管理局の「登録外国人統計」および「在留外国人統計」によれば、1980（昭和55）年に約78万人だったのが、2019（令和元）年には約293万人にまで達した（**図15-5**）。外国人居住者（または在日外国人）の**国籍**は多様化し、1980年には8割を占めていた韓国・朝鮮国籍の外国人が2005（平成17）年には3割未満に比率を下げ、現在では中国人、ベトナム人、フィリピン人なども多くを占めている。

　1980年代以降から日本に滞在している中国人や日系南米人を中心とした人びとを**ニューカマー**、それ以前から日本に居住している在日韓国・朝鮮人とその子孫を中心とした人びとを**オールドカマー**と呼ぶ。ニューカマーの急増と国籍の多様化の背景には、労働力不足と法改正といった外国人労働者の問題がある。外国人が日本に入国・滞在するためには、**入管法**に定められた29種類の**在留資格**のいずれかに該当しなければならない。当初、日本政府は、高い技能を有する専門職は積極的に受け入れるが、専門的な技能や経験を必要としない分野で働く非熟練労働者の受け入れは行わないという基本方針を採ってきた。しかし1980年代以降、生産年齢人口の減少、若者の高学歴化、日本人による単純労働の敬遠などが要因となってそうした分野での労働力不足が深刻化し、外国人の不法就労が増加した。その多くは就労を認められていない短期滞在、留学、研修などの在留資格で入国し、在留期間が過ぎた後も不法就労の形で単純労働に従事していた。

　こうした背景から、1990（平成2）年に入管法が改正され、海外に居住

移民排斥運動
anti-immigrant
movement

原理主義
fundamentalism

市民的統合
civic integration

国籍
nationality
人が特定の国の構成員であるための資格。

ニューカマー
newcomer

オールドカマー
oldcomer

入管法
正式名称は、「出入国管理及び難民認定法」。

在留資格
resident status

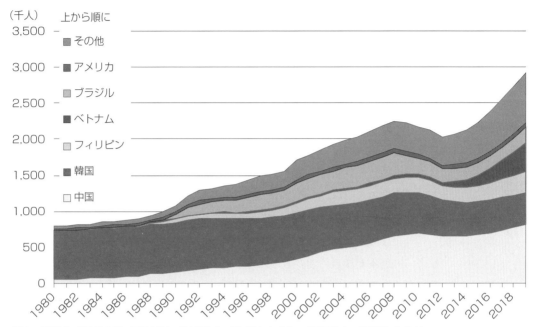

図15-5　在留外国人数の推移（1980〜2019年）

（注）　2011（平成23）年以前は、「中国」に「台湾」を含み、「韓国」に「朝鮮」を含む。
出典）法務省入国管理局「登録外国人統計」（2011年以前）および「在留外国人統計」
　　　（2012年以降）より作成.

する日系3世までが新設された在留資格「定住者」で職種の制限なしに国
内での就労が認められるようになった。これにより、日系ブラジル人や日
系ペルー人など南米からの外国人労働者が1990年代以降に増加し、とり
わけ製造業の拠点がある地方都市に居住した。また、1993（平成5）年に
は技能実習制度が導入され、もともとは途上国の人材育成を目的として設
けられた外国人研修制度を利用して滞在している研修生に対し、研修期間
終了後に就労が許可されるようになった。当初、技能実習生の在留資格は
「研修」および「特定活動」であったが、2009（平成21）年には在留資
格「技能実習」が新設された。

　さらに、2019（令和元）年から在留資格「特定技能」が新設され、人手
不足が深刻な14の産業分野（介護、ビルクリーニング、素形材産業、産
業機械製造業、電気・電子情報関連産業、建設、造船・舶用工業、自動車
整備、航空、宿泊、農業、漁業、飲食料品製造業、外食業）において外国
人労働者の受入れが可能になった。それまでこれらの分野で就労してきた
技能実習生も、「特定技能」に更新することで在留期間を延長することが
できるようになった。

## A. 高齢化する世界

グローバル・エイジング
global ageing

グローバル・エイジングは、地球規模で進行する高齢化のことである。高齢化は、社会、経済、医療などにおける人類の成功を意味すると同時に、従来の人口構造を前提としたさまざまな社会制度に大きな転換を迫る変化である。周知のように、日本では、以前から少子高齢化が重大な社会問題として認識され、膨張しつづける社会保障費とその財源の確保は、政策上の最重要課題の1つとされてきた。しかし21世紀において高齢化は、日本のみならず世界全体が経験する社会変化となりつつある。

国連の推計によれば、世界の高齢化率（総人口に占める65歳以上人口の割合）の推定値は、1950年の5.1%から、2020年には9.3%まで上昇し、2050年の予測値は15.9%に達する見込みである（**図15-6**）。2018年、世界

図 15-6　世界の高齢化率の推移（1950〜2050 年）

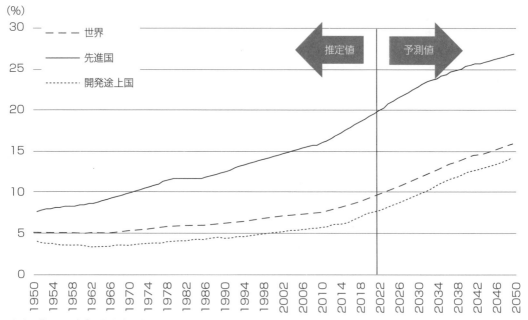

（注）「先進国」「開発途上国」は、それぞれ国連の "More Developed Regions"
　　　 "Less Developed Regions" に基づく。
出典）国連 "World Population Prospect 2019" より作成.

の65歳以上人口が、5歳未満人口を統計史上はじめて超過した。先進国の高齢化は急速に進行しており、高齢化率が2020年の19.3％から2050年の26.9％にまで上昇することが予測されている。2020年時点で高齢化率が28.7％の日本を筆頭に、多くのヨーロッパ諸国では高齢化率が2割を超えている。しかし、若い世代が多い人口構造をもつ開発途上国においても徐々に高齢化が進んでいる。開発途上国における高齢化率は、2020年の7.4％から2050年には14.2％に達すると予測されている。

## B. 長期化する老後とアクティブ・エイジング

　人口規模とその年齢構成は、出生率、死亡率、国際移住の3つによって決定される。過去半世紀にわたり、出生率が低下し、出生時平均余命とその後の生存率が改善したことによって高齢化がもたらされた。さらに、若い世代が働き手として国際移住することもグローバル・エイジングに影響している。若者の移出は、出身国の高齢化を助長するが、移住先の高齢化を一時的に遅らせる。しかし移住者がその移住先にとどまれば、当然加齢化し、移住先の高齢化の要因となる。

　一般に、高齢者は、①社会保障（公的年金、公的医療保険、介護保険など）、②家族などからの援助、③自分の資産、④自分の労働所得から老後の生活費を賄っているが、国や地域によってその比重は異なる。国連によれば、ヨーロッパやラテンアメリカでは①が、南アジアや東南アジアでは③の比重が高い一方、多くの高所得国では①と③の2つが老後の主要な資金源となっている[11]。今後グローバル・エイジングが進んだ場合、ヨーロッパやラテンアメリカのように社会保障に大きく依存する地域では、税制と給付のバランスを変更しなければ財政圧力が強くなる。一方、南アジアや東南アジアのように自分の資産に依存している地域では、個人やその家族が若いうちに老後の生活費を確保しておかなければならない。

　グローバル・エイジングを背景として、WHOは2002年に開催された国際連合高齢者問題世界会議においてアクティブ・エイジングという概念を提唱している。**アクティブ・エイジング**とは、「人々が歳を重ねても生活の質が向上するように、健康、参加、安全の機会を最適化するプロセス」である[12]。つまり、高齢者が、身体的活動や働くことができるというばかりではなく、さまざまな社会参加を継続していけることを意味している。その目的は、すべての高齢者が健康寿命を伸ばし、老後の生活の質を向上させることである。ここでの「健康」には、身体的健康だけではなく精神的健康や社会福祉も含まれるため、精神的健康や社会的なつながり

アクティブ・エイジング
active ageing

227

を促進する政策が求められる。また、アクティブ・エイジングでは、老後に自律性（自分をコントロールし、どのように生きるか自分で決める自律性）および自立性（ひとりで生活できる自立性）を維持することが重視されている。

注)
(1) ロバートソン，R. 著／阿部美哉訳『グローバリゼーション―地球文化の社会理論』東京大学出版会，1997.
(2) ギデンズ，A. 著／松尾精文・小幡正敏訳『近代とはいかなる時代か？―モダニティの帰結』而立書房，1993.
(3) ウォーラーステイン，I. 著／川北稔訳『近代世界システムⅠ―農業資本主義と「ヨーロッパ世界経済」の成立』名古屋大学出版会，2013.
(4) 川北稔『世界システム論講義―ヨーロッパと近代世界』ちくま学芸文庫，2016.
(5) トムリンソン，J. 著／片岡信訳『文化帝国主義』青土社，1997.
(6) 伊藤守「グローバル化とメディア空間の再編制―メディア文化のトランスナショナルな移動と消費の諸問題」日本社会学会編『社会学評論』57(4), pp.727-747.
(7) 大場吾郎「グローバルメディアと大衆文化製品」丸山哲央編『現代の社会学―グローバル化のなかで』ミネルヴァ書房，2012, pp.239-253.
(8) アンダーソン，B. 著／白石隆・白石さや訳『想像の共同体―ナショナリズムの起源と流行』リブロポート，1987.
(9) 樽本英樹『よくわかる国際社会学（第2版）』ミネルヴァ書房，2016.
(10) 佐藤成基「国民国家と移民の統合―欧米先進諸国における新たな『ネーション・ビルディング』の模索」日本社会学会編『社会学評論』60（3), pp.348-363.
(11) United Nations, World Population Ageing 2019 Highlights,United Nations Publications, 2020.
(12) WHO 編著／日本生活協同組合連合会医療部会訳『WHO「アクティブ・エイジング」の提唱―その政策的枠組みとまちづくりチェックポイント』萌文社，2007.

**■理解を深めるための参考文献**

●川北稔『世界システム論講義―ヨーロッパと近代世界』ちくま学芸文庫，2016.
　翻訳者による、ウォーラーステインの『近代世界システム』の解説書である。イギリスを中心とする近代世界経済史の流れがわかりやすく、世界システム論を理解するのに役立つ。
●丸山哲央編『現代の社会学―グローバル化のなかで』ミネルヴァ書房，2012.
　通常の社会学のテキストと異なり、グローバリゼーションへの視点を強調した内容になっている。グローバリゼーションという大きな社会変容を捉える新しい社会学的分析が模索されている。
●NHK 取材班『データでよみとく 外国人"依存"ニッポン』光文社新書，2019.
　現在の日本が「移民大国」であり、私たちの日常生活がすでに外国人労働者なしに成り立たなくなっていることが、統計データや日本各地の事例を用いて明らかにされている。

## 新しい貧困

〔new poor〕

バウマン（Bauman, Z.）が自著『新しい貧困』（原著出版は1998年）で提起した、消費社会に移行したがゆえに発生する貧困の概念。新しい貧困は、失業状態にあって福祉を受給しても、また就業していても、消費社会の中で貧困線に到達することのない非消費者を指す。この貧困は、欧米の自由主義経済市場の中で、大企業が規模を縮小し利潤獲得と反比例するかのように、「余剰」人員として労働から排除され続ける人びとの生活水準を指す。

## アノミー

〔anomie〕

社会規範の崩壊・動揺などの社会解体によって生じる行為や欲求の無規範・無規制状態のこと。これを社会学の概念として定式化したのは、デュルケーム（Durkheim, É.）である。

## アーバニズム

〔urbanism〕

都市に特徴的な生活様式のこと。ワース（Wirth, L.）は、都市には人口の規模・密度・異質な構成という特徴のうえに、流動的、匿名的、功利的な人間関係や組織、集団への二重所属といった生活様式が作り出されるとした。

## アファーマティブ・アクション

〔affirmative action〕

積極的差別解消策のこと。黒人やヒスパニック、女性など歴史的、系統的に差別を受けてきたマイノリティ・グループに対して、雇用や就学等においてクオータ制（割当制）などの優遇措置を行うこと。

## アンダークラス

〔underclass〕

最下層階級。下層階級よりも下位の人びと、ならびに階級構成の外側に置かれている人びとをいう。主に長期失業者や短期雇用の低賃金労働者を指し、その多くは移民労働者、少数民族、高齢女性などの社会的マイノリティから成る。

## アンペイド・ワーク

〔unpaid work〕

収入を伴わない無給の労働。国連は無償労働を2つに分けている。1つは農業の無給労働や路上販売などの非正規労働、もう1つは育児・家事・介護・地域活動などの労働である。後者はイリイチ（Illich, I.）のいうシャドウ・ワーク（shadow work）と重なっている。

## 逸脱

〔deviance〕

一般に、社会的なきまりや基準をはずれた行いのこと。言い換えれば、「その共同体や社会のかなりの数の人びとが受け入れている所与の規範ないし一連の規範に同調しないこと」である。

## 一般化された他者

〔generalized other〕

ミード（Mead, G. H.）の自我形成論の中で展開された概念。直接的な相互作用を超えたところにある集団や社会の、自分の行為に対する規範的な反応を先取りして行為できるようになること。

## 印象操作

〔impression management〕

229

相手の顔色をうかがいながら、自分を実際以上の存在として呈示し、より優れたものとして印象づけようとすること。ゴフマン（Goffman, E.）が『行為と演技』（1959）において詳述した。

## インフォーマルな組織

〔informal group〕

仲間集団のように、公式な組織の内部に自然発生してくる非公式な小集団のこと。一定の相互行為の様式やものの見方が生まれ、それに固有な秩序や掟をもつことになる。ホーソン実験の結果を通してその重要性が指摘された。

## ヴェーバー

〔Weber, Max 1864-1920〕

ドイツの代表的社会学者。社会的行為を社会学的分析の基礎単位とし、行為の動機の意味を理解することが、社会学的研究の根本であるとした。著書には『プロテスタンティズムの倫理と資本主義の精神』（1904 〜 1905）がある。

## ヴェーバーの官僚制

ヴェーバー（Weber, M.）によれば、近代官僚制は、合法的支配の秩序を基礎として、大規模な組織の支配を合理的・能率的に進めるための制度であり、①規則によって秩序づけられた職務の配分、②上下関係のはっきりした職階制、③文書による事務処理、④専門職訓練、専門職知識を備えた専門職員（テクノクラート）の任用によって作用するとされる。

## エイジズム

〔ageism〕

年齢差別を意味するが、狭義のエイジズムは「高齢者に対する差別」を指す。高齢であることを理由に、能力のないものとみなしたり、人格を無視したりする態度、行動あるいは制度。雇用における年齢制限なども含まれる。

## エコロジー

〔ecology〕

環境と生物との相互関係を調べる学問であり生態学と訳される。1960 年代末から欧米諸国で、環境破壊や生態系の危機を憂い、環境との共存を重視する人びとをエコロジスト、その人たちによる社会運動をエコロジー運動と呼ぶようになった。

## エコロジー的近代化論

〔ecological modernization theory〕

エコロジー的近代化論は、主にヨーロッパの環境社会学者たちによって 1990 年代以降に構築されてきた、現代環境社会学の主要な理論の 1 つである。この理論の基本的な考え方は、経済発展と環境保護はトレードオフの関係にはなく、むしろ、「エコロジー的」、つまり「環境にやさしい」「エコ」な技術やビジネスの発展こそが社会の経済発展をもたらしていく、というものである。

## SSM 調査

〔social stratification and social mobility〕

社会階層と社会移動に関して継続的に実施されている全国規模の標本調査。1955（昭和 30）年以来 10 年ごとに実施されており、基本的な調査項目には職業（本人と親）、学歴、収入、階層意識などがある。その他家族関係、耐久消費財の保有など内容を少しずつ変えながら調査している。

## SDGs（持続可能な開発目標）

〔sustainable development goals〕

「誰一人取り残さない（leave no one behind）」持続可能でよりよい社会の実現を目指す世界共通の目標である。2015 年の国連サミットにおいてすべての加盟国が合意した「持続可能な開発のための2030 アジェンダ」の中で掲げられた。2030 年を達成年限とし、17 のゴールと 169 のターゲットから構成されている。SDGs については、国や地方自治体、企業だけでなく、市民一人ひとりが自分にできることが求められる。

## エスニシティ

〔ethnicity〕

エスニック集団への帰属の状態とエスニック集団の自己意識を指す。言語をはじめ特定の文化的・社会的な特性に基づく集団分類基準であり、同時にそのような特性に基づく集団の主観的な結束意志を指

す。

## エスノセントリズム
〔ethnocentrism〕
自民族中心主義。自己の属する民族やエスニック集団の生活様式や思考方法などを自明視し、他の民族、エスニック集団のそれを劣ったもの、特殊なものとみなす状態のことをいう。

## NPO法人（特定非営利活動法人）
〔non-profit organization〕
会費、寄付、ボランティアなどの資源を用い、営利を目的としないで公益的な活動を担う民間の団体。民間の営利を目的とする会社、法と税によって公共的な活動をする政府とは区別された法人概念。

## エリクソンのライフサイクル論
エリクソンは、人生の8つの時期とそれぞれの発達課題を明示し、独自の発達段階論を展開した。乳児期における基本的信頼、幼児前期の自律性、幼児後期の積極性、児童期の勤勉性、青年期の同一性、初期成年期の親密性、成年期の生殖性、成熟期の自己統合とその発達課題を挙げ、家族関係を中核に、ダイナミックな心理・社会的発達論を、螺旋階段上の円環（サイクル）のイメージで繰り広げた。

## オグバーン
〔Ogburn, William Fielding 1886-1959〕
『社会変動論』（1922）のなかで、技術の進歩による物質文化の変化は、価値やイデオロギーのような非物質文化の変化よりはるかに速いスピードで進むので、両者の間にはギャップが生じ、文化遅滞という現象が生ずると述べている。

## 階層（社会階層）
階層とは、資産、所得、職業、社会的威信など、資源配分の不平等によって生じる序列を、何らかの方法で区分けしたとき、同じ区分けに入る人びととの集合のことであり、社会全体がどのように序列化しているかを明らかにしていこうとするもの。

## 鏡に映った自我
〔looking-glass self〕
クーリー（Cooley, C. H.）の用いた言葉で、他者という鏡に映し出された自己という意味。日常生活のなかで自己が周りの他者にどう映っているか、他者がどう評価しているかを想像して作りあげられたもの。これに沿って自己アイデンティティも形成される。

## 核家族
〔nuclear family〕
結婚している一組の男女および彼らの未婚の子女で構成される家族形態を指す。アメリカの人類学者マードック（Murdock, G. P.）は、250におよぶ民族誌学的資料の分析から抽出した3つの家族形態のうちで、最も基本的であり、他の2つの形態（複婚家族、拡大家族）の核になっているものとして核家族と命名した。

## 拡大家族
〔extended family〕
核家族が血縁紐帯によって拡大された家族形態をいう。典型的には、核家族が世代間で結合する直系家族、世代内で結合する複合家族が相当する。また、同居はしていないが世代間、世代内であたかも拡大家族のように緊密な交流がある場合に、これを「修正拡大家族」（modified extended family）と呼ぶ。

## 過疎化
大きな人口移動により住民が減少し、その地域が生活条件の確保と経済活動の再生産に支障をきたすこと。生活水準および生産機能の維持が困難になる。過疎地域においては、若年層の人口流出により地域人口が高齢化し、高齢者問題が深刻になり、地域の生産機能も低下する。なお、わが国の市部の人口が郡部の人口を上回ったのは1955（昭和30）年、人口集中地区（DIDという。「国勢調査」で用いる用語で1960〔昭和35〕年より使用されている）の比率が50％を超えたのは1970（昭和45）年である。

## 過疎関連法
1970（昭和45）年、過疎地域対策緊急措置法。
1980（昭和55）年、過疎地域振興特別措置法。
1990（平成2）年、過疎地域活性化特別措置法。
2000（平成12）年、過疎地域自立促進特別措置法。

## 家族形態

〔family forms〕

現に存在する家族の規模、構成、続柄。家族形態の分類方法には、家族を構成するメンバーの数による分類と同居する世代の数による分類、または同居する家族員の続柄による分類とがある。

## 家族周期

家族の形成から消滅までの規則的な推移のこと。結婚、子の誕生と成長、定年退職など家族成員の経験する出来事を契機にいくつかの段階を設定し、そのライフサイクルを把握する立場。

## 家族周期の変化

1920（大正9）年に結婚した夫婦と1992（平成4）年に結婚した夫婦の家族周期を比べてみると、最も目立つ変化は、①子どもの養育期間の短縮、②老後の伸長、③「空の巣期」＝エンプティ・ネスト（子どもの独立後、老夫婦のみで暮らす期間）の伸長（夫婦家族の形態の場合）、④3世代同居期間の伸長（直系家族の形態の場合）である。

## 家族と世帯

家族は現実の生活単位と一致しない場合があるので、行政や家族調査などは世帯を単位として行っている。世帯とは、「住居および生計をともにする集団」と定義され、住居空間や家計をともにする限り、ルームメイトや使用人といった非親族も世帯員である。

## 家族の機能

個人の欲求充足に焦点を合わせた場合、家族機能は次の4種に大別できる。①生命維持機能、②生活維持機能、③パーソナリティ機能：パーソンズ（Parsons, T.）は、家族にとって本質的な機能として、子どもの基礎的な社会化と成人のパーソナリティの安定化を挙げている、④ケア機能。

## 家族の定義

森岡清美による定義「夫婦・親子・きょうだいなど少数の近親者を主要な成員とし、成員相互の深い感情的かかわりあいで結ばれた、幸福（well-being）追求の集団である」としている。ただし、これらの要件をすべて充足する必要はなく、夫婦の一方を欠く父子のみや母子のみであっても、親または子あるいは双方を欠く夫婦のみであっても、血縁関係を欠く養親子であっても家族に含まれる。

## 過疎地域自立促進特別措置法

「過疎地域自立促進特別措置法」により政府が「国勢調査」をもとに、人口減少率や高齢化率と青年の比率、財政力を指標にして、市町村単位で過疎地域を指定している。2000（平成12）〜2009（平成21）年度の10年間の時限立法（過疎関連法の1つ）。2010（平成22）年には、「改正過疎地域自立促進特別措置法」が施行。

## 寡頭制支配の鉄則

ドイツの社会学者ミヘルスがドイツ社会民主党の研究から引き出した命題。組織構成員の平等と民主的な組織運営を原則にしているにもかかわらず、その組織が指導者の状況に応じた判断とその判断に対する一般構成員の服従を不可欠とする戦闘集団であるため、必然的に寡頭制支配（集団や組織は少数者による多数者の支配を必然とするという法則）が生じることを実証した。

## 環境正義

〔environmental justice〕

環境正義の語は、狭義には主として米国社会における「環境人種差別」撤廃運動を指す言葉として用いられる。より広義には、環境負荷や環境リスクが国内外の社会的経済的政治的格差などに基づき、社会的弱者や後進地域に転嫁されたり、偏って分布する状況の不当性を訴え、環境問題の解決と社会正義や公正性の達成を求める環境運動のクレームを指す。

## 環境問題

一般的に人間の事業活動や生活活動における環境への働きかけの結果、公害問題や生態系の破壊が発生。多方面にわたりグローバル化している。自然的・物理的環境の悪化は、環境問題。社会的・文化的環境の変化は社会問題。環境問題が社会問題に転化することが多い。

## 感情操作
〔emotion management〕
組織から期待される役割と自分自身との間に葛藤が起きた時、感情の発生や表現を操作的にコントロールすること。人前では悲しみを押し殺したり、怒りを笑顔でかわしたりすることが感情操作である。ゴフマン（Goffman, E.）の用語。

## 感情労働
〔emotional labor〕
接客労働や対人サービス労働において要求される「感情」を分析するための概念としてホックシールド（Hochschild, A.）らによって1970年代に考案された。サービス業があふれる現代社会では、笑顔や元気さといった本来は商品でないものが、事実上売られている。「笑顔」「元気な声」——こういった感情をコントロールする必要のある労働を、ホックシールドは「感情労働」と呼んだ。

## 完全失業率
労働力人口（就業者と完全失業者の合計）に占める完全失業者の割合のことをいう。完全失業率（％）＝完全失業者／労働力人口×100によって算出する。就業者、完全失業者の定義は、客観的に就業・失業の実態を把握するため、ILO（国際労働機関）の定めた国際基準に準拠している。

## 機能的要件
〔functional requisite〕
社会や集団を1つのシステムと見なした場合、システムを維持していくためにはどうしても満たさなければならない条件があり、その条件はすべてのシステムにおいて同一である、とパーソンズ（Persons, T.）は考えた。彼はこの条件を機能的要件と呼び、AGIL の4文字で表現した。A は Adaptation（適応）、G は Goal-attainment（目標達成）、I は Integration（統合）、L は Latency（潜在性）のことであり、この4つの機能要件に応じて、システムは4つの下位システムに分化していくとした。

## 規範
〔norm〕
規範とは、人びとが従わなければならない社会にある無数のルールのことである。規範は、行為をコントロールすることによって、社会の秩序をもたらす役割を果たしている。行為に対する拘束力の強さという点で、おおよそ慣習、習律、法の3種類に分けることができる。

## 逆機能
〔dysfunction〕
個人や集団や社会について設定される目的に対する貢献という観点からみて、プラスの貢献をする場合に順機能、逆に阻害するようなマイナスの貢献をする場合に逆機能という。円高は、海外旅行者には順機能だが、輸出業者には逆機能である。

## 業績主義／属性主義
人類学者のリントン（Linton, R.）は、他者に関する判断がその人が何であるか（身分、家柄、性別、年齢等）に基づいて行われる場合を「属性（ascription）主義」と呼び、何ができるか、何をなしえたかに基づいて行われる場合を「業績（achievement）主義」と呼んだ。

## 競争移動／庇護移動
〔contest mobility/sponsored mobility〕
競争移動は、公正なルール下での競争による上昇移動を理想視する規範とその規範に基づく移動パターンのことであり、庇護移動は、既成エリートがエリートたるものの基準を設定し、その基準に合う次世代の者を早期に選抜し、その選抜以後の上昇移動を保障することをよしとする規範とその規範に基づく移動パターンのことである。

## 京都議定書
1997（平成9）年、地球温暖化防止京都会議で採択。先進国の温室効果ガス排出量について、法的拘束力のある数値的約束を各国ごとに設定。日本は1998（平成10）年署名。

## 近代化
〔modernization〕
近代社会の社会変動のこと。歴史上、封建社会から資本主義社会への移行過程をいい、産業化、工業

化、都市化、大衆化、合理化、官僚制化等、さまざまな社会変動を伴う。

## グローバリゼーション

〔globalization〕

情報（化）社会の進展により、国家という枠組みを前提としないで、地球規模で単一的システムが構築されつつある方向・現象。

## 結節機関

〔nodal organization〕

鈴木榮太郎（1894-1966）が都市の系列的な秩序を明らかにするために提起した概念。人びとが利用する各種の機関や組織体（官公庁、企業）のことであり、こうした機関や組織体は特定地域に集中する傾向があり、またその機関や組織体は都市規模に応じて序列化される。

## ゲマインシャフト／ゲゼルシャフト

テンニース（Tönnies, F.）が『ゲマインシャフトとゲゼルシャフト』（1887）で提示した概念。前者は、他者と感情的に結合して共同生活を送ろうとする生得的な本質意志から生じる集団で、全人格的な結びつきが特徴。後者は、何らかの目的を達成するために共同で生活しようとする理性的な選択意志から形成される集団で、打算的・契約的な結びつきを特徴とする。

## 権威主義的パーソナリティ

〔authoritarian personality〕

ファシズムを支えたドイツ下層中産階級に典型的にみられた社会的性格のことで、それは自分より上位の者に対する服従、自分より下位の者に対する軽蔑によって特徴づけられる。

## 限界集落

〔marginal settlements〕

大野晃は、過疎化・高齢化の進む過疎町村の集落のなかで、高齢化率50％以上の集落を人口の再生産が困難で住民生活の維持が難しい集落として「限界集落」と名付けた。

## 交換理論

〔exchange theory〕

相互作用を何かと何かの交換として見てみようとする立場がある。これを交換理論という。個人間、集団間の社会過程を、報酬（物質的なものだけでなく精神的なものを含む）の交換過程とみなし、そこから安定した社会関係が成立するための条件や、権力が発生するメカニズムの解明、規範や制度の生成過程等を解明しようとする社会理論。

## 合計特殊出生率

その年次の女性の各年齢（15～49歳）別出生率を合計したもの（その年の出生率）で、昭和40年代は、第2次ベビーブーム期を含め、ほぼ2.1台で推移していた。その後は2005（平成17）年に最低の1.26を記録したが、2015（平成27）年には1.45まで上昇した。そして2016（平成28）年以降は再び低下傾向となり、2019（令和元）年には1.36、前年の1.42から0.06ポイント下がった。なお、2019年の「人口動態統計」から母の年齢（5歳階級）別に出生数をみると、15～44歳の各階級および50歳以上では前年より減少したが、14歳以下および45～49歳では増加した。また、同年の合計特殊出生率の内訳は、すべての年齢階級で前年より低下したが、30～34歳の階級が最も高くなっている。

## 幸福度指標

幸福度を具体的に見えるように各種指標で表したものである。すなわち、個々人の「幸福」をある程度、地域、時系列で比較可能にした物差しであり、評価のためのツールである。内閣府では、「国民生活選好度調査」、「生活の質に関する調査」、「国民生活に関する世論調査」を通じて、個人の幸福感の現状や主観的幸福度について調査を行っている。2019（平成31）年の「満足度・生活の質に関する調査」をみると、総合主観満足度の平均点は5.89点、女性、60歳以降などで満足度が高くなっている。世帯年収・資産別、健康状態、頼りになる人の数やボランティア活動の頻度、趣味や生きがいの有無などの項目で満足度を調査している。

## 国勢調査における世帯

1920（大正 9）年の調査から 1980（昭和 55）年まで用いられた普通世帯と準世帯という区分に代えて、1985（昭和 60）年の「国勢調査」から、一般世帯と施設等の世帯に分けている。一般世帯とは、普通世帯に間借り・下宿・独身寮の単身者を加えたもののことで、施設等の世帯とは、学生寮・社会施設・矯正施設などの居住者のことである。

## 国民生活基礎調査における世帯

住居および生計をともにする者の集まりまたは独立して住居を維持し、もしくは独立して生計を営む単身者をいう。「世帯員」とは、世帯を構成する各人をいう。なお、調査日現在、一時的に不在の者はその世帯の世帯員としているが、単身赴任している者、遊学中の者、社会福祉施設に入所している者などは世帯員から除いている。「世帯構造」には、単独世帯、核家族世帯（夫婦のみの世帯、夫婦と未婚の子のみの世帯、ひとり親と未婚の子のみの世帯）、三世代世帯、その他の世帯がある。

## 国連「人間環境宣言」

1972 年、国連人間環境会議がストックホルムで開かれ、先進国、発展途上国および国際機関により、初めて共通の問題として環境問題が論議され、「人間環境宣言」と「行動計画」が採択された。

## 互酬性

〔reciprocity〕

他人に何かをもらったり、逆にあげたりするとき、その返礼として何かをあげたり、もらったりするということが社会関係の基本的部分に認められる。この自分と他人との間に生じる「返礼」の相互行為を互酬性（互恵性）という。一般的互酬性、均衡的互酬性、否定的互酬性がある。

## ゴフマン

〔Goffman, Erving Manual 1922–1982〕

アメリカの社会学者。行為を劇場における演技であるかのように捉えた『行為と演技』（1959）をはじめ、『アサイラム』（1961）、『スティグマの社会学』（1963）など多くの著書があり、〈印象操作〉〈役割距離〉〈儀礼的無関心〉など独自のキーワードを駆使して、行為者の外面的なふるまいが、秩序を維持しつつ、アイデンティティを構成していくさまを分析した。

## コーホート

〔cohort〕

人生において同一の重大な出来事を一定の暦年時間に経験した人口集団を指す。出生コーホート（同時出生集団）が有名である。

## コーポレート・ガバナンス

〔corporate governance〕

「企業統治」と訳される。企業の経営を監視する仕組み。

## コミュニケーションの情報化

コンピュータを中心とした通信技術の発達により、①情報を相互に伝達するコミュニケーションの電子メディアを介する比重が高まること、②情報ネットワークが形成されていくこと、③光ファイバー網や衛星通信の実用化によりネットワークが高度化することをいう。

## コミュニティ／アソシエーション

〔community/association〕

アメリカの社会学者マッキーヴァー（MacIver, R. M.）の用語。コミュニティは同じところに住み、同じようなライフスタイルを持ち、われわれ感情を共有している集団のことで、近隣社会、村落、都市、国民社会へと広がっていく。アソシエーションは人びとが自分の個別的な関心を満たすために人為的に作り出す集団で企業、学校、教会、労働組合、国家などがこれにあたる。

## コミュニティ・オーガニゼーション

ソーシャルワークの技術の 1 つで、間接援助技術に位置づけられる。地域を対象とする援助であることから地域援助技術ともいう。この定義は変遷しており、「ニード・資源調整説」「インターグループワーク説」「地域組織化説」「地域開発・社会計画・ソーシャル・アクションの 3 つのモデル」などが挙げられる。

## 婚姻件数と婚姻率の推移

婚姻件数は、昭和20年代の後半から30年ごろにかけて約70万組前後の水準を維持していたが、その後、漸増傾向を示し、1970（昭和45）年には100万組を突破して戦後第2の結婚ブームのきざしをみせ、1974（昭和49）年まで100万組台を維持した。このブームの原因は、戦後の第1次ベビーブーム期に出生した人びとが結婚期に入ったことによるものである。その後、婚姻件数は1987（昭和62）年まで減少傾向であった。近年は横ばいからやや減少傾向で推移しており、2019（令和元）年の「人口動態統計」をみると、婚姻件数は59万9007組、婚姻率（人口千対）は4.8で前年の4.7より上昇した。

## コント

〔Comte, Auguste 1798-1857〕

「実証哲学」としての社会学を学問的に位置づけ、社会学の祖とされる。彼は、人間精神が歴史的に神学的、形而上学的、実証的段階へと進化するに伴って、社会の仕組み（秩序＝構造）は軍事的、法律的、産業的段階に発展するという三段階の法則を唱えた。

## コーンハウザーの社会類型

コーンハウザー（Kornhauser, M.）は、政治権力を持つエリートが一般民衆を操作する可能性と、逆に一般民衆がエリートをコントロールできる可能性という2つの尺度を組み合わせて、全体社会の4つの類型を考えた。前者と後者のいずれも高いのが大衆社会であるとした。

## コンパクトシティ

集約都市（コンパクトシティ）。都市機能の近接化による歩いて暮らせる集約型まちづくりの実現に向け、拡散した都市機能を集約させ、生活圏の再構築を進めていく。医療・福祉施設、教育文化施設等の都市のコアとなる施設の集約地域への移転の促進と、移転跡地の都市的土地利用からの転換を促進するために、国土交通省は2013（平成25）年度に集約都市形成支援事業を創設した。

## 最低生活費

ラウントリー（Rowntree, S.）は労働者が肉体的に再生産できる生活水準を、栄養学を基礎とした食料を中心に検討を行った後に、これを実際の商品価格に換算し、最低生活費を算定した。彼はこれを「貧困線」として、普通の労働者が一生のうち3度この最低生活費のラインを下回る可能性を示して、大きな衝撃を与えた。

## 裁判員制度

2009（平成21）年5月21日から始まり、国民に刑事手続のうち地方裁判所で行われる刑事裁判に参加してもらい、被告人が有罪かどうか、有罪の場合どのような刑にするのかを裁判官と一緒に決めてもらう制度である。裁判に参加することによって、国民の視点、感覚が、裁判の内容に反映されることになり、その結果、裁判が身近になり、国民の司法に対する理解と信頼が深まることが期待されている。

## 差別

〔discrimination〕

偏見に基づいてある集団に属するとされる人たちを社会的に不利に取り扱うとき、そこに差別の問題が生じる。その種の集団区分としては、民族・人種・思想・信条・身分・性別・職業・収入・居住地・障害などが指摘されている。

## 産業化・工業化

〔industrialization〕

近代化の主に経済的側面（工場生産への移行）に注目する。産業革命以来の工業の発展によってもたらされた、さまざまな社会変動。

## ジェンダー

〔gender〕

男女を区別し、性別を意味する言葉。セックスが男女の生物学的・解剖学的な差異を示すのに対して、ジェンダーは社会的・文化的性格をもつ性別を表す概念である。

## ジェンダー・エンパワメント指数

女性が積極的に経済界や政治活動に参加し、意思決

定に参加できるかどうかを測定するもの。具体的には女性の所得と、専門職・技術職、行政職・管理職、国会議員それぞれに占める女性割合を用いて算出する。国連や行政で測定。

## ジェンダー・セグレゲーション
〔gender segregation〕
さまざまな場面において女性差別の要因となるような男女の生活空間の分離をいう。セグレゲーションとは、社会・制度・施設などが人や団体を分離・隔離すること、またある人種・社会層などに対して差別待遇すること。

## ジェンダー・トラック
教育制度のなかに見いだされる差別的構造をいう。1970年代にセクシズムとして告発された社会現象の1つで、女性の職業分野における進出が就業段階よりも手前の教育期ですでに構造化されていること。

## ジェンダー・フリー
ジェンダーがもたらす制度的・心理的バリアを外して自由になること。日本で、主として教育分野において用いられるようになった表現。

## 自我（じが）
〔self ; ego〕
知覚や思考、行為などを行う主体のこと。クーリー（Cooley, C. H.）によれば、他者の認識と評価についての想像とそれに関する自己の感情によって形成され、ミード（Mead, G. H.）によれば社会的経験と社会的活動の過程における他者との関わりによって生まれてくるという。

## 資源動員論（しげんどういんろん）
〔resource mobilization theory〕
社会運動の形成・発展・衰退を、当該の運動体が動員可能な社会的諸資源の量や戦略の適合性によって説明しようとする考え方。1970年代前後からアメリカで、それまでのシカゴ学派系の集合行動論や、「一般化された信念」の存在を強調するスメルサー（Smelser, N. J.）の集合行動論を批判することによって、自らの理論的立場を確立しようとするもの。

## 市場（しじょう）
〔market〕
一般的には、商品交換が行われる場を意味し、市や市場、各種の取引所などのように、商品の売り手と買い手とが直接・間接に接触して取引をする特定の具体的な場所を指しているが、世界市場、国内市場などのように、一定の商品に対する需要と供給とが相対して価格と取引量が決定される抽象的な場をも意味している。

## 自然村（しぜんそん）
鈴木榮太郎が提起した概念。農民生活をめぐる多様な社会関係や集団が累積し、村の精神という規範意識によって秩序づけられた自然発生的な村落。町村制によって行政上の区画として設置された行政村と対比させられる。

## 持続可能な開発（じぞくかのうなかいはつ）
〔sustainable development〕
将来の世代が自らのニーズ充足能力を損なうことなく、現代の世代のニーズを満たすような開発。1972年、国連「人間環境宣言」採択。1982年、ナイロビ会議では環境に対する脅威は浪費的消費のほか貧困によっても増大するという共通認識が形づくられた。

## 児童虐待（じどうぎゃくたい）
〔child abuse and neglect〕
2000（平成12）年に「児童虐待防止法」（「児童虐待の防止等に関する法律」）が制定された。同法では、身体的虐待、性的虐待、ネグレクト、心理的虐待の4類型を定義している。また、近年増加傾向にある児童虐待の主たる虐待者の現状について2018（平成30）年度「福祉行政報告例」をみると、「実母」（47.0％）、「実夫」（41.0％）などといったように、実母が虐待の加害者となる割合が約5割を占めている。

## ジニ係数（けいすう）
〔Gini coefficient〕
所得分布の不平等の尺度として、最もよく用いられている。所得水準のすべての組合せを考え、その差

の絶対値を人員比率で加重平均し、平均所得で除したものの半分を示している。ジニ係数の尺度は、0から1までの値で示される。貧富の格差がない平等状態は0で示され、そこから不平等状態が拡大すれば1の値に近づく指標である。

## 自分自身との相互作用
〔interaction with oneself〕

ブルーマー（Blumer, H. G.）の用語。人間は自我をもつことによって、自分自身と相互作用を行うようになる。それは他者との社会的相互作用を通じて生み出される。自分自身との相互作用の展開によって、人間は他者の期待や社会の規範に対して働きかけることができ、主体的行為を形成できるようになる。

## シミュラークル
〔simulacre〕

シミュラークルとは、原像という特権的な実体をもたない模像の群れの1つのことである。一般に模像やコピーは原像やオリジナルをもっているが、模像と原像が同時発生的であると、模像と原像が区別のつかない状態となる。その場合、一方が他方に対してそのシミュラークルであるという。

## 社会移動
〔social mobility〕

異なる時点間で社会成員が、世代間あるいは世代内でその社会的地位を移動すること。社会的地位の指標としては主として職業を用い、2時点間の地位の比較によって、上昇移動や下降移動という移動パターンや移動距離あるいは社会全体における社会移動量などが測定される。社会移動は、職業構造の変動などの外在的条件から生じる強制移動（構造移動）と、移動機会の多寡によって生じる純粋移動とに区別される。

## 社会化
〔socialization〕

個人が他の人びとや集団との相互作用を通して、自己の所属する社会にふさわしい価値や知識、技能、行動などを習得する過程。

## 社会関係資本
〔social capital〕

電気、水道や道路といった都市基盤のようなハード面での資本を意味するのではなく、人間関係の豊かさのことを社会の資本として捉えるソフト面での概念である。人びとの協調行動が活発化することにより、社会の効率性を高めることができるという考え方のもとで、社会の信頼関係、規範、ネットワークといった社会組織の重要性を説く概念である。

## 社会システム
〔social system〕

社会を構成しているミクロ的要素としての行為が、相互に関連しあうことによってマクロ的全体としての固有の特性をつくりあげていることを概念的に表示する、社会的全体性の秩序形式である。ミクロ－マクロ、部分－全体という対比は常に相対的なものであるから、何が全体であるかについて絶対的な基準があるわけではない。全体概念といえども、原則として、よりいっそう大きな全体の一部であると考えることができる。

## 社会指標
〔social indicators〕

①個人に関する情報を集計したもの。その社会に固有な性質、環境的側面を表す一連の社会統計。人びとの福祉、生活に寄与する客観的な要因を数量化したもの。②社会システムの諸活動、それによって生じる社会状態の変化・成果を数量化したもの。すなわち社会的資源をいかに配分するか（インプット指標）、それによってどんな成果が上がっているか（アウトプット指標）を示すもの。

## 社会調査
〔social research〕

調査票を用いて大量の対象者について調べる調査票調査（質問紙法）とインタビューや観察などを通じて少数の事例について調べる質的調査（事例調査）とがある。

## 社会的ジレンマ
〔social dilemma〕

個人のレベルでの合理性と、集団・社会レベルでの合理性とが必ずしも一致しないという現象のことであり、個々人が自己利益を追求した結果、社会的に不合理な結果に帰結してしまうこと。人びとが協力行動か非協力行動かの選択を迫られた際、協力行動を選択すると個人的な不利益にも甘んじなければならないため、全員が非協力行動を選択し、破壊的な事態に陥るメカニズムを指す。

## 社会的性格
〔social character〕
ある社会集団、階層の大部分の成員が共有している、性格構造。フロム（Fromm, E.）が『自由からの逃走』（1941）において示した中心概念。職人気質、権威主義、男らしさなどはその例である。

## 社会的地位
〔social status〕
ある社会的場面で、個人が他人との相対的な関係において占める位置を地位という。特に集団や社会の属性によって社会的な特性を付与され、序列的な地位体系が形成された場合、それを社会的地位という。

## 社会的地位の測定方法
①客観的方法：職業・学歴・収入・財産、生活様式等の違いをインデックスとして、客観的にその高さを測定。②主観的方法：所属階層に関する主観的判断、帰属意識を手がかりに社会的地位や所属階層を決定。③相互評価法：地域社会の住民各自の社会的地位の高さや所得階層を相互に評価。

## 社会淘汰
〔social selection〕
自然界の進化における自然淘汰と同様、社会進化の過程においても適者生存の法則が働き、優秀な人間が生き残っていくという社会進化論、社会ダーウィン主義の用語。現在では、一般的に何らかの社会的条件により出生率・死亡率・寿命が影響を受け、変動することも指している。

## シャドウ・ワーク
〔shadow work〕
イリイチ（Illich, I.）は、財とサービスの生産を補足するために産業社会において不可欠であるが、賃金が支払われない労働を、シャドウ・ワークと呼んだ。

## 集合行動
〔collective behavior〕
群衆や公衆など未組織の集合体の行動、また市民運動や革命運動などの社会運動を総称して集合行動と呼ぶ。1920年代にパーク（Park, R. E.）が命名し、ブルーマー（Blumer, H. G.）、ターナー（Turner, R. H.）などによって理論化され、スメルサー（Smelser, N. J.）が社会システム論の立場から体系化した。

## 囚人のジレンマ
〔prisoner's dilemma〕
自分には利益があるが一方で他人を傷つけてしまうような事態のもとで共同的な行為を取るか敵対的行為を取るかの選択をしなければならないような状況のこと。社会的ジレンマの1つである。

## 従属人口指数
国民の扶養負担の重さを表すもので、扶養される側と考えられる年少（0～14歳）人口および老年（65歳以上）人口の、扶養者側とみなされる生産年齢（15～64歳）人口に対する比率をいう。（年少人口＋老年人口）÷生産年齢人口×100によって算出する。

## 重要な他者
〔significant other〕
ミード（Mead, G. H.）の自我形成論のなかの概念。個人を取り巻く人間関係のなかで最も重要な影響を及ぼす人びと。たとえば両親、教師、遊び仲間。

## 主我／客我
ミード（Mead, G. H.）によれば、人間の自我は「主我」（I）と「客我」（Me）の2つの側面から成立している。「客我」とは他者の期待を受け入れることによって形作られる自我の側面である。「主我」とは客我に対する反応であり、自我の積極的側面を表し、人間の個性や独自性を示す。

## 手段的役割／表出的役割

パーソンズ（Parsons, T.）は、家族内の地位と役割の規定要因として性と年齢を挙げ、これに基づく夫婦と親子の役割分化を図式化した。そこにあるのは、職業に従事し家族を社会につなぐ夫・父親の手段的役割と、家事に従事し家族集団内部の調整を図る妻・母親の表出的役割という、男女のそれぞれに生得的に与えられたとする特性を前提にした典型的な性別分業モデルである。

## 準拠集団

〔reference group〕

自分と関連づけることによって態度や意見の変容に影響を受ける集団をいう。一般には、家族、友人集団、近隣集団等の所属集団からなるが、かつて所属した集団、将来所属したい集団等の非所属集団も準拠集団になりうる。

## 情報化社会

〔informational society〕

情報収集・加工・伝達・消費する社会的な仕組みが高度化、多様化し、情報量が巨大化していく過程を情報化、この過程が進行していく社会を情報社会・情報化社会という。

## 職業威信

特定の職業を「立派な職業」と思ったり思わなかったりする職業に対する人びとの主観的な格付け。SSM調査では毎回「職業威信」について調査が実施され、各職業ごとに数値の平均を求めた「職業威信スコア」と呼ぶデータを収集する。

## 女性の就労曲線

M字型曲線。近年谷間の位置が高年齢方向へとシフトし、後半の山が前半の山に匹敵し、M字の谷がやや浅くなっているが、M字が消滅する兆しはない。

## 人口変動による社会の変化

リースマン（Riesman, D.）は、『孤独な群衆』（1950）において、人口が多産多死型から「伝統指向型」、多産少子型から「内部指向型」、少産少子型から「他人指向型」という社会的性格を描いた。現在の少子高齢化は、少産多死型へ移行しており、これに対応する社会や生活のあり方が模索されている。

## ジンメル

〔Simmel, Georg 1858-1918〕

社会学を、固有の方法を持つ特殊科学であるとし、形式社会学を創始した。また、社会とは、人間間の相互作用にあるとし、実体としての社会を否定した。

## 垂直移動／水平移動

ソローキン（Sorokin, P. A.）が社会移動を2種類に分類。階層的に同じレベルの地位間の移動を水平移動、異なるレベルの地位間の移動を垂直移動という。

## スティグマ

〔stigma〕

もともとの意味は奴隷や犯罪者の体に刻まれた徴である。多数派集団において正統とされる文化や規範を欠く少数派集団に対しては、その属性から否定的なレッテルが貼られ、その集団に属する者は正常から逸脱した者とみなされ、他人の軽視と不信をかう。それは被差別的な地位のシンボルという意味で汚点（スティグマ）となり社会的な差別を発生させるとされる。

## ストリート・レベルの官僚制

〔street-level bureaucracy〕

政策執行の職務を通じて、市民と対面的な相互行為を恒常的に行い、そこでの裁量行為が市民の生活の便益や機会を形成あるいは制限する行政機関における官僚制。行政府の中枢で文書処理だけを行う官僚制イメージとの比較で提起された概念でもあり、具体的には、教員、警官、ソーシャルワーカー、判事、窓口公務員などが、その担い手である。

## 成果主義

〔merit based HRM〕

年齢や勤続年数よりも、労働者が担当する職務における比較的短期間の仕事の成果・業績といった基準を重視し、賃金や昇進・昇格などの処遇に反映させ

る企業の人事制度上の仕組みを成果主義と呼ぶ。

---

## 生活様式とライフスタイル
〔way of life; lifestyle; style of life〕
生活様式とは、極めて一般的な概念であるが、第一義的には、生活における諸個人の物質・制度・そして人間などに対する行為の型、パターンのことであり、ライフスタイルは、消費財に対する個人の選好のパターン・型・様式であると規定されている。

---

## 性規範のダブルスタンダード
同じ行為に対する評価が男女で異なり、とりわけ女性には厳しい制裁や制限が加わる傾向がある。

---

## 生殖家族
〔family of procreation〕
多くの人は一生の間に2つの核家族に所属する。1つは自分が生まれ育った核家族であり、定位家族、出生家族（family of orientation）と呼ぶ。それに対して、自分で結婚して作り上げる家族を生殖家族、創設家族と呼ぶ。

---

## 性別分業社会の変容・克服
1975年：「国連・国際婦人年」「国際婦人の10年」、1979年：「女子に対するあらゆる形態の差別の撤廃に関する条約」（女性差別撤廃条約）国連採択、1981（昭和56）年：「男女労働者特に家族的責任を有する労働者の機会均等及び均等待遇に関する条約」（家族的責任条約）、1985（昭和60）年：「男女雇用機会均等法」成立（1986〔昭和61〕年4月施行）、1999（平成11）年：「男女共同参画社会基本法」が成立・施行。2015（平成27）年：「女性の職業生活における活躍の推進に関する法律」（女性活躍推進法）成立。

---

## セクシズム
〔sexism〕
法律・教育・宗教・言語にいたるあらゆる社会制度に浸透し、相互補助的に機能している「制度化された差別」を指す。伝統的な女性運動は法的次元の差別解消を目指していたが、セクシズムはそれを超えて解消されるべきものとされる。

---

## 世俗化
〔secularization〕
世俗化とは、社会や文化の諸領域が宗教の制度や象徴の支配から離脱する過程である。一般的には、宗教や超自然観念が、現世的思考法や科学的見方にとって代わられる過程のことであり、近代化の一側面とされる。

---

## 世代間移動／世代内移動
社会移動では、「誰」と比較して移動したとみなすかによって対象とする移動が異なる。1つは「親」と比較して「自分」の社会階層が移動することを「世代間移動」。もう1つは、「以前の自分」と比較して「現在の自分」の社会階層が移動することを「世代内移動」という。

---

## 世帯構造別にみた世帯数及び平均世帯人員の年次推移
2019（令和元）年の「国民生活基礎調査」によると、世帯総数は5,178万5千世帯、1世帯当たりの平均世帯人員は2.39人となっている。世帯構造をみると、「単独世帯」が1,490万7千世帯（全世帯の28.8%）で最も多く、次いで「夫婦と未婚の子のみの世帯」が1,471万8千世帯（同28.4%）、「夫婦のみの世帯」が1,263万9千世帯（同24.4%）となっている。

---

## 世帯構造別にみた65歳以上の者のいる世帯数の推移
2019（令和元）年の「国民生活基礎調査」によると、65歳以上の者のいる世帯は2,558万4千世帯で、全世帯の49.4%を占めている。これを世帯構造別の構成割合からみると、「夫婦のみの世帯」が32.3%で最も多く、次いで「単独世帯」が28.8%、「親と未婚の子のみの世帯」が20.0%の順となっている。

---

## ゼロサムゲーム／非ゼロサムゲーム
〔zero-sum-game/non-zero-sum-game〕
各行為者がとる戦略（行為の選択肢）の組合せのいかんにかかわらずすべての行為者の利得の和がゼロとなるゲームをゼロサムゲーム、そうでないものを

非ゼロサムゲームという。非ゼロサムゲームでは、ある行為者が利益を得ても他の行為者が損失を被るとは限らないので、そこで行為者間には協力の可能性が生じる。しかし他者との相談は必ずしも可能ではないから、その場合、各行為者は独立して選択を行う。

## 全国総合開発計画
戦後の開発行政の指針であり、国が作る長期の国土開発、社会資本の整備計画であった。国土総合開発法に基づき、1962（昭和 37）年、1969（昭和 44）年、1977（昭和 52）年、1987（昭和 62）年、1998（平成 10）年と 5 次にわたって策定され、地域格差の是正、都市の過大化防止、地域間の均衡ある発展を目的とした計画。2005（平成 17）年国土総合開発法は国土形成計画法へと改正され、開発中心主義からの転換を目指して、国土形成計画を策定することとなった。

## 選択的誘因
社会的ジレンマの解決策については、さまざまな仕組みがつくられ、理論的研究も進められてきた。アメリカの経済学者オルソン（Olson, M.）は、ごみの不法投棄に罰金を科すなど、協力的行動には報酬を、非協力的行動には制裁を与え、協力的行動を選択するほうが合理的であるようにする方法を選択的誘因と呼んだ。

## 創発特性
〔emergent property〕
複数の要素が交じり合い、一定量を超えて蓄積されていくことで、元の要素にはない新たな性質が生成してくることをいう。かつての日本の商家にあった「家風」は家族が生み出す「創発特性」の典型である。

## 第一次集団／第二次集団
〔primary group/secondary group〕
第一次集団は、クーリー（Cooley, C. H.）の用語であり、フェイストゥフェイスの直接的な相互作用をかわし、親密に協同している小規模な集団のこと。家族、遊び仲間、近隣社会などを指している。第二次集団は、一定の目的や利害関心に基づいて意図的に作られた集団のことであり、集団内の人間関係は

合理的で、インパーソナルである。企業や労働組合、政党がその典型である。

## 第一次フェミニズム運動／第二次フェミニズム運動
第一次フェミニズム運動は 19 世紀から 20 世紀初頭の女性解放思想、運動。女性への性別に起因するあらゆる形態の差別や不平等に反対し、その撤廃を目指す思想と運動。第二次フェミニズム運動は 1960年代後半から日常的信念やライフスタイルに組み込まれたあらゆる差別（セクシズム）の批判と克服を目指した。

## 第三の空間
磯村英一の都市社会学の用語。家庭（第一の空間）にも職場（第二の空間）にも属さないような人間関係によって秩序づけられている都市の生活空間。第三の空間の人間関係は瞬間的で非組織的に作られ、都市生活を特徴づける決め手となる。盛り場や交通機関などをいう。

## 第三の波
トフラー（Toffler, A.）はコンピュータネットワークや情報機器の発展を背景とした情報化社会論を提唱する。社会構造に変化を与える基本的要因として技術体系を挙げ、農業革命、産業革命に次ぐ情報革命による脱工業化社会への移行を指摘している。

## 大衆社会論
〔theories of mass society〕
大衆社会とは、社会を構成する人びとが他律的で受動的な市民（大衆）で圧倒的多数を占め、その動向によって方向性が決定されるような全体社会を意味する。現代社会をこのように見る見方を大衆社会論という。

## 脱工業化社会
〔post-industrial society〕
ベル（Bell, D.）によると、脱工業化社会は技術革新の根源が、研究開発に依拠するようになること、社会の比重が、国民総生産や雇用からみて、知識の分野で増大していることである。つまり、脱工業化社会は、大学、研究機関などを中軸構造とする「理論的知識」によって特徴づけられる。したがって、

脱工業化社会の職業・成層構造は、専門職・技術者階層が増加する。

## 男女共同参画社会基本法

男女共同参画社会の実現を 21 世紀の日本の社会を決定する最重要課題と位置づけ、社会のあらゆる分野において、男女共同参画社会の形成の促進に関する施策の推進を図る目的で、1999（平成 11）年に制定された。男女が、お互いにその人権を尊重しながら責任も分かち合い、性別に関わりなく、その個性と能力を十分に発揮できる社会の実現が求められている。

## 地位

〔status〕

地位は生得的地位と獲得的地位に分けることができる。前者は個人の能力や努力に関係なく、血縁、地縁、年齢、性、人種、階級などによって生誕と同時に、もしくは一定年齢で決まり、属性的地位ともいう。後者は個人の能力、努力、業績によって決まり、業績的地位ともいう。

## チャーティスト運動（チャーティズム）と労働者調査

1830 年代初頭の英国では、富裕な産業資本家の対極に貧しい労働者階級が形成され、彼らは団結して組合を作り、普通選挙を要求するチャーティスト運動を展開した。しかし厳しい弾圧を受け 1834 年に「新救貧法」が制定されると、労働者階級はさらに窮乏化を強いられ、生活困窮者は救貧院に収容されて非人間的な扱いを受けた。1842 年にエドウィン・チャドウィックが上院に提出した「英国労働者の衛生状態に関する報告」は、英国労働者が抱える生活環境に関する調査であるが、この報告書が労働者の抱える劣悪な環境に目を向けさせ、国家責任としての環境整備問題を浮き彫りにした。

## 町内会／自治会

日本の都市内において町丁別に設定された住民組織。加入単位は世帯、加入は自動的、機能的には包括的であり、末端行政の補完といった特徴を持つ。1991（平成 3）年の地方自治法改正により、法人格を持つことも可能となった。

## 直系家族制

直系家族制は、1 人の子の家族とだけ同居することを原則とし、何世代も直系的に存続する家族をいう。戦前の日本の家族は直系家族制だった。複数の子の家族と同居する複合家族制もある。

## テクノポリス構想

当時の通産省によって構想された高度技術集積都市。1983（昭和 58）年 7 月 15 日施行の高度技術工業集積地域開発促進法（昭和 58 年 5 月 16 日法律第 35 号）、通称「テクノポリス法」によって制度化、全国 26 の地域が指定された。

## デュルケーム

〔Durkheim, Émile 1858-1917〕

著書に『社会学的方法の規準』（1895）があり、社会分業論などの考えを示し、機械的連帯から有機的連帯に社会変動するとした。それに従って現代社会ではアノミー状況が出現するとし、自殺等の社会病理現象を説明した。

## テンニース

〔Tönnies, Ferdinand 1855-1936〕

ドイツの社会学者。主著には『ゲマインシャフトとゲゼルシャフト』（1887）、『世論の批判』（1922）がある。

## 同心円地帯理論

〔concentric-zone theory〕

アメリカにおけるシカゴ市の都市発展の調査研究により、バージェス（Burgess, E. W.）が導き出した都市の地帯形成の理論。近代都市は、中央ビジネス地区→遷移地帯→労働者住宅地帯→中産階級の住宅地帯→郊外の通勤者地帯へと同心円的に形成・拡大するという都市発展のモデル理論。

## 同族

有賀喜左衛門（1897-1979）が提起した概念。祖先を共有し系譜上の本末を認知しあう本家 - 分家関係。この関係は必ずしも血縁関係に限らない。農村では、分家は地主としての本家に対して労力を提供しつつ土地の一部を小作するという関係にも反映す

る。

## 都市化の三段階説

都市化をクラッセン（Klassen, L. H.）は、①農村地域や海外から都市に人口が流入し、都市が膨張し大都市が形成されていく狭義の都市化の段階、②都市の中心ビジネス地域や工業地域を避けて、ホワイトカラー上層や中産階級を中心に良好な住環境を求めた住民が郊外に移り住む郊外化の段階、③インナー・シティ問題が起こり、郊外も含めて都市圏全体の衰退現象が起こる逆都市化の段階という都市化の三段階説を述べている。

## 都市計画マスタープラン

長期的視点にたった都市の将来像を明確にし、その実現にむけての大きな道筋を明らかにするもの。都市計画区域や複数の都市計画区域を対象とし、都市計画の目標、区域区分の有無、主要な都市計画の決定方針等を定める区域マスタープラン（「都市計画法」6条の2）。市町村の区域を対象とし、より地域に密着した見地から、その創意工夫のもとに、市町村の定める都市計画の方針を定める市町村マスタープラン（「都市計画法」18条の2）、その他に県全域や複数の地域を対象とした広域マスタープランがある。

## ドメスティック・バイオレンス

〔domestic violence〕

夫婦、恋人など親密な関係の中で行われる暴力。DVと略される。暴力は、身体的、心理的、性的、経済的、社会的などさまざまな形で行われる。ストーカー行為も含まれる。夫婦間の暴力は私的なこととみなされ第三者機関の介入が困難であったが、2001（平成13）年に「DV防止法」が施行され、司法の介入が可能となった。

## 内集団／外集団

〔in-group/out-group〕

サムナー（Sumner, W. G.）は、愛着の対象になる集団を内集団（そこに所属し、帰属感や愛着心、われわれ意識をもつ）、それと対比されて嫌悪や軽蔑、場合によっては敵意の対象になる集団を外集団（違和感や敵意をもち、そこに所属する人びとを

「彼ら」としか意識しえない集団）と名づけた。

## ネットワーキング

〔networking〕

1970年代後半から網の目のように、横にゆるやかなつながりを作るという新しいかたちの地域活動や社会運動が広がり始めた。既存の枠組みを超え、平等・複合・分散型の組織形態を指す言葉として使用される。これまで対立してきた異質なもの同士の共存を意味する理念として、さらにはそれを超えて相互の交流、協力による積極的な関係を構築することを指す。

## パーソンズ

〔Parsons, Talcott 1902–1979〕

アメリカの社会学者。彼は「行為理論」において、動機指向と価値指向を対立カテゴリーとしてその中核に位置づけ、社会的行為を構成単位とする「社会システム理論」を構築した。またAGIL図式というシステムモデルを提唱して、家族社会学、経済社会学、政治社会学などにおいて現実問題の分析を行い、諸領域において独創的な貢献を果たした。

## 被害者なき犯罪

〔crime without victim〕

ある者が別の者との直接的な交換において、社会的に承認されていない、しかも法的にも禁止されている商品や個人的サービスを獲得する状況に限定して使用される犯罪社会学の用語の1つ。交換に基づく取引であることと他者に対して明白な害悪がないことが概念の中核である。

## 貧困

一般的には生活を支える基礎的ニーズの不足あるいは欠乏であるといわれるが、時代や社会によってそのあらわれ方は異なる。これまでの貧困論の流れを踏まえれば、絶対的貧困から相対的貧困へ変化し、近年では社会的排除という用語が使用されている。

## 複雑性の縮減

ルーマン（Luhmann, N.）の社会システム理論の基本的な考え方。われわれの体験や行為は可能性の中から選択された1つである。可能性の中から1つを

選びとることで、現実との差異の間に意味が生まれる。「複雑性の縮減」とは、与えられた環境に関して、そこで起こりうる事柄、そこで選択できる可能性を、あらかじめ少数に限定し、システムを維持する選択の戦略をいう。

## フリーライダー
〔free rider〕
コストを負担せず（非協力を選択して）利益のみを享受する人のことをフリーライダー（ただ乗りする人）という。フリーライダーをいかになくすかという問題をフリーライダー問題と呼ぶことがある。

## プロシューマー
〔prosumer〕
プロシューマーとは、消費者（consumer）と生産者（producer）を組み合わせた造語であり、トフラー（Toffler, A.）が著書『第三の波』の中で示した概念であり、消費者が生産に加わることをいう。企業がアンケートなどで、消費者から製品のアイデアなどを募集したりする行為がこれにあたる。

## フロム
〔Fromm, Erich 1900–1980〕
アメリカの精神分析学者。社会学者。新フロイト派の代表者。同一文化に属する大部分の人間に共有された性格構造の核心を「社会的性格」とし、その著書『自由からの逃走』（1941）において、ナチズム、全体主義を批判的に研究した。

## 文化帝国主義
〔cultural imperialism〕
現代の諸国家間における支配と服従の関係を文化の側面で捉える概念であり、第三世界が先進国に対して一方的に文化的な構造的依存関係をもたざるを得ない現状に対する批判から生じた言葉である。

## 文化摩擦
〔culture conflict〕
異文化間の相互行為によって発生する摩擦のうち、文化の差異に関するものを指しており、摩擦とは相互行為がなされている主体の間に、あるいは主体の内部に発生する状態のうち、当の主体にとって不満

とされるべきもののことをいう。

## ホーソン調査（実験）
メーヨー（Mayo, G. E.）やレスリスバーガー（Roethlisberger, F. J.）らは、1927～1932年にかけてホーソン工場で生産能率の実験を行い、労働者の勤労意欲を高めるためには、賃金や照明等の環境だけでなく、職場のインフォーマルな人間関係が重要であるとして、人間関係論の道を開いた。

## ボーダレス化
近代国民国家を確立するうえで必要な要因である国境が、一方では、国境を越える大量の人の移動（難民も含めて）によって低くなる現象。

## ホッブズ問題
〔Hobbesian problem of order〕
人びとが私的な利害関心を合理的に追求する際に、いかにして社会秩序の維持は可能かという問題。「万人の万人に対する闘争状態」が予想される中で、社会秩序がなぜ可能となるのかを問うことをホッブズ問題という。パーソンズがホッブズのなかに発掘した問題である。

## ホームレス
「ホームレスの自立の支援等に関する特別措置法」2条にホームレスは「都市公園、河川、道路、駅舎その他の施設を故なく起居の場所として日常生活を営んでいる者」と規定している。2018（平成30）年1月に厚生労働省が実施した「ホームレスの実態に関する全国調査（概数調査）」によると、全国のホームレスの数は4,977人となっており、2017（平成29）年調査と比べて557人減少している。各都道府県の状況をみると、ホームレス数が最も多かったのは東京都で1,242人、次いで大阪府で1,110人であり、この両都府において全国の約半数を占めている。

## ホモ・ソシオロジクス
ダーレンドルフ（Dahrendorf, R.）の用語で、他者や社会の期待に拘束され、受身的に自己の行為を形成する人間のイメージを指す。個人の個性や独自性、創造性をみない、社会化過剰の人間観で、従来

の社会学において所与とされる役割の担い手を批判的に示したものである。

## ホワイトカラー犯罪
〔white-collar crime〕
サザーランド（Sutherland, E.）が提唱した概念であり、ビジネスと専門的職業に従事している人びとの犯罪行動を指す。社会的地位の高い人物が職業上犯す犯罪であり、違法な行動であると定義した。犯罪は下層階級に集中して発生するという通念が否定され、上・中層の組織的犯罪の顕著さが立証された。

## マイノリティ・グループ
〔minority-group〕
少数者集団。規模が小さく他の成員によって社会からはじき出されている人びとの集団。自ら集団差別の対象になっていると考えている。差別の口実は彼らの身体的あるいは文化的特徴などで、目的は彼らに差別的で不平等な待遇を与えるためである。

## マクルーハン
〔McLuhan, Herbert Marshall 1911-1980〕
カナダの英文学者であり文明批評家であるマクルーハンは、ラジオやテレビのような電子メディアは国境を越えて世界中に情報を伝えることができるため、かつての小さな地域コミュニティにかわってグローバル・ヴィレッジ（地球村）が誕生すると論じた。

## マッキーヴァー
〔MacIver, Robert Morrison 1882-1970〕
アメリカの社会学者。主著『Community（コミュニティ）』（1917）。

## マートン
〔Merton, Robert King 1910-2003〕
マートンは、パーソンズ（Parsons, T.）の全体的・システム論的アプローチに対して、部分的・構造論的アプローチをとり中範囲の理論を提唱。社会学的機能主義を定式化し、順機能、逆機能、顕在的機能、潜在的機能などの概念を導入した。また、アノミーを文化的目標と制度的手段との不整合による社

会解体状況と捉え、社会問題の原因としたことでも有名である。

## マルクス主義階級論
資本主義社会における階級的差別の発生は、生産手段の所有・非所有と労働力の売買の別に由来。資本家階級（ブルジョアジー）と労働者階級（プロレタリアート）の階級差別は利害の対立を生み、階級闘争に至る。

## ミルズ
〔Mills, Charles Wright 1916-1962〕
彼は、その著書『パワーエリート』（1956）で、経済、軍部、政府の３つの制度的領域の頂点にそびえ立つ巨大な権力機構と、底辺に広がる大衆の間に存在する大きな政治的空洞が、権力集中の構造を生み出すとしている。

## メリトクラシー
〔meritcracy〕
ヤング（Michael Young）の用語で、メリット（＝知能＋努力）の支配する社会を意味する。業績的地位の優先する近代民主社会は、属性的地位によって支配される封建社会よりも公平であると考えられてきたが、彼は、『メリトクラシーの興隆』（1958）の中で、このような原理が行き着く先に生じる病理を描いた。教育を通じて支配階級と被支配階級が新たに形成され、その格差は拡大し固定する。

## モラトリアム
〔moratorium〕
本来は経済学用語であり債務の支払いを猶予することの意味である。しかし、心理学においては、エリクソン（Erikson, E. H.）が、青年期は社会的な責任や義務がある程度猶予されていることから、心理社会的モラトリアムと呼んだことで有名になった。

## 役割葛藤
〔role conflict〕
人の社会的行動とそのパターンを役割として捉えると、この役割を構成する諸要素間に矛盾・対立がある結果として行為者に心理的緊張が生じる状態をいう。働く主婦なら仕事と家事と育児、中間管理職な

ら上からの要求と下からの要求といった事態である。

## 役割距離
（やくわりきょり）

ゴフマン（Goffman, E.）の用語で、他者の期待と少しずらしたかたちで行動することをいう。外科医が厳粛であるべき手術室において冗談をいうようなこと。役割距離により、他者の期待からの相対的自由と自己の自律性が確保できるとされる。

## 役割群
（やくわりぐん）

〔role-set〕

人は、ある社会システムに参加し、1つの地位を占めることで、多様な他者と行為を取り結ぶ。たとえば、学校の教師は、学校で校長、ほかの教師、クラスの生徒、その保護者などと相互行為をする。このようにある人が特定の社会的位置を占めていることに伴う「役割関係の総体」を役割群という用語で表す。

## 役割形成
（やくわりけいせい）

ターナー（Turner, R. H.）の用語で、既存の役割規定の枠を超えて、新たな人間行為を展開すること。官僚制や軍隊での行動のように、役割期待や社会の規範にただ従うことは役割取得の特殊的ケースであり、一般には、他者に働きかけ、他者の役割期待を修正・変更・再編成する役割形成が行われている。

## 役割交換
（やくわりこうかん）

〔role exchange〕

心理劇や役割演技における技法として用いられる。たとえば、教師と生徒、男性と女性、夫と妻などが、相互に相手の役割を演じて役割を交換し合うことによって、相手の立場や考え方を具体的な行動を通じて理解し、自分の役割と行動を反省したり、改変することができるようになるといわれる。

## 役割取得
（やくわりしゅとく）

ミード（Mead, G. H.）の用語で、他者からの期待を相手の位置に身をおいて認識し、それを自らのうちに取り入れることで自分の役割行為を形成すること。個人の自我は役割取得によって発展するとされる。

## 予期的社会化（期待的社会化）
（よきてきしゃかいか）（きたいてきしゃかいか）

マートン（Merton, R. K.）が提示した概念で、自分が将来参加するであろう集団や組織の価値や規範、あるいは将来付与されるであろう地位や役割等に関する知識や態度、技能などをあらかじめ学習すること。

## 欲求の階層構造（欲求段階説）
（よっきゅうのかいそうこうぞう）（よっきゅうだんかいせつ）

〔need-hierarchy〕

マズロー（Maslow, A. H.）によって提唱された説。人間は自己実現に向かって成長していくものであるという前提の下、人間の欲求の基底に生理的満足、その上層に安全と安定、所属と愛情、承認と自尊心そして最上層に自己実現があると考えられた。

## ライフコース

〔life course〕

ライフサイクル概念への批判から家族社会学の分野で1970年頃に注目されるようになった。年齢別の役割、経験する出来事、歴史的事件を重視し、個人のさまざまな人生を継続的に明らかにする。

## ライフサイクル

〔life cycle〕

時間的な経過とともに、人間の一生の間に観察される推移を表しており、1930年代頃にその用語が注目された。出生から成長、死に至る流れとして定式化され、段階的なライフステージが設定される。

## ライフサイクル研究における段階設定法と等間隔整理法
（だんかいせっていほう）（とうかんかくせいりほう）

ライフサイクルをどこでどのように区切るのかに関する区分法には、段階設定法と等間隔整理法とがある。段階設定法は、文字通り人の生涯に段階を設定する方法で、たとえば結婚、出産、子育て、子の巣立ち、退職などの区切りの出来事によってライフサイクルの段階を設定する方法である。等間隔整理法とは、たとえば結婚を基点として5年、10年といったようにそれ以降の経過を等間隔の時系列により区分する方法である。

## ライフサイクル論（調査）の有効性

ライフサイクル論とライフコース研究はどちらも人生研究の認識手段として有効性を持ち、両者は相互補完的な関係にある。ライフコース研究は、社会的歴史的産物としての人生の多様な側面を捉えていく手法としての有効性を所持している。他方ライフサイクル論は、人生の諸段階における普遍的な課題や役割の推移、ならびに人びとの普遍的な自己形成の軌跡を捉えていく手法としての有効性を所持している。

## ラベリング

〔labeling〕

ラベリングとは、ある人や行為に対して逸脱のレッテルを貼ることである。レッテルを貼る根拠は社会がつくった規則への違反や標準的な属性からのかけ離れなどであり、他者や社会統制機関、そして自らによってレッテル貼りが行われる。

## 離婚件数と離婚率の推移

離婚件数は、戦前に比較してかなりの高水準を維持しながらも、昭和30年代まではほぼ減少傾向を示してきた。しかし、40年代からは顕著な増加傾向に転じ、1983（昭和58）年には17万9,150組といったんピークを記録した。その後、1988（昭和63）年までは一時減少したものの、1991（平成3）年から2002（平成14）年まで再び増加傾向となっていたが、その後減少傾向となった。2019（令和元）年の「人口動態統計」をみると、離婚件数は20万8,496組で前年より163組増加し、離婚率（人口千対）は1.69で前年の1.68より上昇した。

## リスク社会

〔risk society〕

産業社会の進展によって生じた成功ゆえに、グローバル規模で生命を危険にさらす時限にまでリスクが達し、生活環境や社会の発展にますますリスクが影響を与えるようになる社会のことをいう。この言葉は、1986年にドイツの社会学者ベック（Beck, U.）によって執筆された同名著書（『危険社会』）により社会学に導入され、その年にチェルノブイリ原発事故が起き、リスク社会論は広まった。福島の原発事故も同様にみることができる。

## リースマン

〔Riesman, David 1909-2002〕

彼は、その著書『孤独な群衆』（1950）において、アメリカ社会を大衆社会として把握し、伝統指向型（文化を構成する宗教、慣習、習俗などの規定を受ける）、内部指向型（個人内部の理想や目標に突き動かされる）、他人指向型（他人からの期待や好みに敏感に反応する）という社会的性格の類型を示している。

## 労働

〔labor〕

人間が自然に意識的に働きかけて自分に有用な価値を作り出す行為で、生産要素の1つである。労働は、①目的を持った手段的行為、②働きかける対象を持つ、③道具、機械などの手段を利用するという3つの契機を含む。

## ワーク・ライフ・バランス

〔work-life balance〕

「仕事と生活の調和」と訳される。原点にあるのは出産・育児と仕事の両立であるが、今日では、性別や年齢、未既婚や子の有無にかかわらず、仕事以外の生活と調和した働き方の構築が課題となっている。

## ワース

〔Wirth, Louis 1897-1952〕

ワースは生活様式としてのアーバニズム（都市的生活様式）を発表し、農村と都市は連続しているが、都市の典型を人口の質（規模・密度・異質性）と社会組織と社会意識の3つの面からみていく（三重図式）ことを提唱した。

※石川秀志「国家試験対策用語集」久門道利・杉座秀親編『社会理論と社会システム（第3版）』弘文堂, 2018, pp.249-268に基づき、加筆・修正を加えた。

# 福祉臨床シリーズ編集委員会

| | | |
|---|---|---|
| 小林光俊 | （こばやし　みつとし） | 学校法人　敬心学園　理事長、全国専修学校各種学校総連合会　顧問 |
| 坂野憲司 | （さかの　けんじ） | 日本福祉教育専門学校精神保健福祉研究科　スーパーバイザー |
| 原　葉子 | （はら　ようこ） | 日本福祉教育専門学校社会福祉士養成科　専任講師 |
| 東　康祐 | （ひがし　やすひろ） | 日本福祉教育専門学校社会福祉士養成学科　専任講師 |
| 福田幸夫 | （ふくだ　さちお） | 静岡福祉大学社会福祉学部　教授 |
| 福冨　律 | （ふくとみ　りつ） | 東京家政大学人文学部　専任講師 |
| 古屋龍太 | （ふるや　りゅうた） | 日本社会事業大学大学院福祉マネジメント研究科　教授 |
| 増田康弘 | （ますだ　やすひろ） | 帝京平成大学現代ライフ学部　専任講師 |
| 森山拓也 | （もりやま　たくや） | 城西国際大学福祉総合学部　准教授 |
| 柳澤孝主 | （やなぎさわ　たかしゅ） | 東京保健医療専門職大学リハビリテーション学部　教授 |

# 責任編集　　　　　　　　　　　　　　　　　　　　　　　　　執筆分担

| | | |
|---|---|---|
| 杉座秀親 | （すぎざ　ひでちか） | 尚絅学院大学　名誉教授……………………はじめに、第1章、第2章 |
| 石川雅典 | （いしかわ　まさのり） | 常葉大学社会環境学部　教授……………………………………第6章 |
| 菊池真弓 | （きくち　まゆみ） | 日本大学文理学部　教授………………第5章、第7章、キーワード集 |

# 執筆者 （五十音順）　　　　　　　　　　　　　　　　　　　執筆分担

| | | |
|---|---|---|
| 朝田佳尚 | （あさだ　よしたか） | 京都府立大学公共政策学部　准教授………………………………第10章 |
| 大熊信成 | （おおくま　のぶなり） | 佐野日本大学短期大学総合キャリア教育学科　教授……………第9章 |
| 関根　薫 | （せきね　かおる） | 皇學館大学現代日本社会学部　教授……………………………第4章 |
| 高木俊之 | （たかぎ　としゆき） | 東海大学教養学部　准教授…………………………………………第3章 |
| 高木竜輔 | （たかき　りょうすけ） | 尚絅学院大学総合人間科学系社会部門　准教授…………第13章、第14章 |
| 立道信吾 | （たつみち　しんご） | 日本大学大学院文学研究科社会学専攻／文理学部社会学科　教授 |
| | | ………………………………………………………………………第11章 |
| 鶴田禎人 | （つるた　よしと） | 同朋大学社会福祉学部　准教授…………………………………第8章 |
| 寺島拓幸 | （てらしま　たくゆき） | 文京学院大学人間学部　准教授…………………………………第15章 |
| 原　葉子 | （はら　ようこ） | 日本福祉教育専門学校社会福祉士養成科　専任講師……………第12章 |

社会学と社会システム
【新・社会福祉士シリーズ3】

2021（令和3）年4月15日　初　版1刷発行

編　者　杉座秀親・石川雅典・菊池真弓

発行者　鯉渕友南

発行所　株式
　　　　会社　弘文堂　　101-0062　東京都千代田区神田駿河台1の7
　　　　　　　　　　　　TEL 03(3294)4801　　振替 00120-6-53909
　　　　　　　　　　　　https://www.koubundou.co.jp

装　丁　水木喜美男

印　刷　三美印刷

製　本　井上製本所

© 2021 Hidechika Sugiza, et al.　Printed in Japan

JCOPY　〈(社) 出版者著作権管理機構　委託出版物〉
本書の無断複写は著作権法上での例外を除き禁じられています。複写される場合は、
そのつど事前に、(社) 出版者著作権管理機構（電話 03-5244-5088、FAX 03-5244-
5089、e-mail: info@jcopy.or.jp）の許諾を得てください。
また本書を代行業者等の第三者に依頼してスキャンやデジタル化することは、たと
え個人や家庭内の利用であっても一切認められておりません。

ISBN978-4-335-61208-4

# 新・社会福祉士シリーズ 全22巻

福祉臨床シリーズ編集委員会/編

**2021年度からスタートする新たな教育カリキュラムに対応！**

新・社会福祉士シリーズ 1
医学概論

## シリーズの特徴

社会福祉士の新カリキュラムに合致した科目編成により、社会福祉問題の拡大に対応できるマンパワーの養成に貢献することを目標とするテキストです。

たえず変動し拡大する社会福祉の臨床現場の視点から、対人援助のあり方、地域福祉や社会福祉制度・政策までをトータルに把握し、それらの相互関連を描き出すことによって、社会福祉を学ぶ者が、社会福祉問題の全体関連性を理解できるようになることを意図しています。

◎ ＝ 精神保健福祉士と共通科目